护理不良事件管理与案例分析

（第二版）

主　编　王晓伟　贾康妹
主　审　赵　毅

中国健康传媒集团
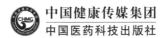
中国医药科技出版社

内 容 提 要

　　这是一本提高护理人员安全意识及专业技能的指导性用书，通过 36 例护理不良事件典型案例分析，对医院范畴内护理不良事件发生的应急处理流程、原因分析、防范措施等进行了详细叙述，以护理不良事件案例分析为主线，集整体性、实用性为一体，对提高护理人员的应急能力、护理安全管理水平，以及临床工作中不良事件防范能力具有积极的作用。本书适合临床一线护士及从事医院管理的医务人员阅读。

图书在版编目（CIP）数据

　　护理不良事件管理与案例分析/王晓伟，贾康妹主编 . —2 版 . —北京：中国医药科技出版社，2021.9

　　ISBN 978 – 7 – 5214 – 2685 – 4

　　Ⅰ. ①护… 　Ⅱ. ①王… 　②贾… 　Ⅲ. ①护理 – 医疗事故 – 案例 　Ⅳ. ①R47

　　中国版本图书馆 CIP 数据核字（2021）第 180619 号

美术编辑 　陈君杞
版式设计 　友全图文

出版　**中国健康传媒集团** | 中国医药科技出版社
地址　北京市海淀区文慧园北路甲 22 号
邮编　100082
电话　发行：010 – 62227427 　邮购：010 – 62236938
网址　www. cmstp. com
规格　710×1000mm $^1/_{16}$
印张　13 $^3/_4$
字数　253 千字
初版　2017 年 6 月第 1 版
版次　2021 年 9 月第 2 版
印次　2024 年 6 月第 4 次印刷
印刷　北京京华铭诚工贸有限公司
经销　全国各地新华书店
书号　ISBN 978 – 7 – 5214 – 2685 – 4
定价　**59. 00 元**

获取新书信息、投稿、为图书纠错，请扫码联系我们。

编委会

前　言

本书自 2017 年出版后，深受广大临床护理工作人员的青睐，能够帮助护理人员在护理过程中为患者提供更优质的护理服务，保证护理安全，杜绝护理不良事件的发生是我们编写此书的初衷。

众所周知，护理工作涉及面广，内容繁杂，不仅要求护理人员熟练掌握各项护理技能及相关知识，而且要求其必须具备较强的观察及沟通能力、应变能力和协调能力，长此以往使护理工作者养成严谨细致的工作习惯，并尽最大努力去保障护理工作的安全。尽管如此仍然无法彻底杜绝工作中不良事件的发生。不良事件不仅会给患者带来痛苦，同时还增加医疗资源的消耗，直接影响医疗质量和医患关系。

自护理工作诞生以来，护理安全始终是护理管理者及临床护理工作人员追求的目标，并贯穿于整个临床护理工作中。有国内学者研究发现低年资（5 年内）护士、初级职称护士护理不良事件的发生率较高，发生的种类主要是管道类、坠床/跌倒类、输液给药类。

导致护理不良事件发生的原因可能有护理人员能力欠缺，安全意识不足；规章制度落实不够；护理管理不到位及护理工作环境设施、患者及其家属的影响。预防不良事件的发生需要提高广大护理人员的安全意识及专业技能，加强培训，加强对不良事件的分析，营造护理安全文化氛围。我们对本书进行修订，旨在能够更好地服务于临床。

此次修订，增加了临床辅诊科室、手术室等专科性较强科室的临床护理不良事件案例，在原有案例基础上，案例的数量、种类更多样化，使低年资护士结合临床工作，能更好地预见不良事件发生，提前做好应急预案。

由于时间仓促，编者水平有限，且护理不良事件仍受到诸多因素影响，本次修订亦难免存在疏漏，恳请广大护理同仁提出宝贵意见。

编　者
2021 年 7 月

目　　录

上篇　护理不良事件管理

第一章　护理不良事件概述

随着现代医学的不断进步和医疗相关法律制度的逐步完善，医疗护理安全问题成为衡量医院管理水平的重要标志，也是医院日常医疗护理的工作重心。护理不良事件的有效管理能够帮助护理人员改善护理质量，避免发生不良事件，为患者的安全提供可靠的保障。

一、定义

1. 不良事件　指与医疗相关的损伤，分为可预防和不可预防两种。可预防的不良事件是指医疗中由于未能防范的差错或设备造成的损伤；不可预防的不良事件是指正确的医疗行为造成的不可预防的损伤。

2. 护理不良事件　各学者观点不一。美国学者将其定义为由护理导致的伤害，使其延长了患者住院时间或导致了残疾，或两者皆有。也有学者将其定义为与护理相关的损伤，即在诊疗护理过程中任何可能影响患者的诊疗结果、增加患者痛苦和负担并可能引发护理纠纷或事故的事件。国内护理专家指出，患者在住院期间发生的跌倒、用药错误、走失、误吸、窒息、烫伤以及其他与患者安全相关的非正常的护理意外事件，均属于护理不良事件。

3. 易混淆定义

（1）护理缺陷：是指在护理活动中，因违反医疗卫生法律、规章和护理规范等造成护理技术、服务、管理等方面的失误。它包括护理事故和差错及未构成差错的缺陷。

（2）医疗（护理）事故：是指医疗机构及其医务人员在医疗活动中，违反医疗卫生管理法律、行政法规、部门规章和诊疗护理规范和常规而过失造成患者人身损害的事故。

（3）护理差错：凡在护理工作中因责任心不强、粗心大意、不按规章制度办事或技术水平低而发生差错、对患者直接或间接产生影响，但未造成严重不良后果者称为护理差错。一般差错是指未对患者造成影响，或对患者有轻度影响，但未造成不良后果者。严重差错是指护理人员的失职行为或技术过失，给患者造成一定的痛苦，延长了治疗时间。

（4）护理缺点：某一环节的错误，被发现后得到及时纠正，并未发生在患者身上（如错抄医嘱，但未执行）的现象，称为护理缺点。

二、分类

护理不良事件的分类有多种划分方法。Kagan 和 Barnoy 将护理不良事件分为过程、知识和技能三大类，其中过程包括管理、观察、实施、交流等方面的错误；知识则指缺乏临床基本知识和技能，或者非标准的理论；技能则指护理工作中诊断和实施决策的错误等。

Cohen 将护理不良事件分为两类：一类是不可预防的不良事件，是指正确的护理行为造成的不可预防的损失；另一类是可预防的不良事件，即护理过程中由未能防范的差错或设备故障造成的损伤。Crespin 等把护理不良事件的内容划分为6 类：患者、药物、剂量、管理、追踪和其他，其中患者方面的错误包括患者信息或者个人行为导致的差错；药物方面则是产品混淆、药物疗效、成分、使用期等错误；剂量方面包括剂量遗漏、缺少或过量等；管理方面包括护理路径、护理时间、管理频率以及过期医嘱这几大错误；追踪方面包括监控、化验和文书方面的错误。

三、不良事件的等级划分

在不良事件的分级中，Cohen 等根据不良事件的严重程度和特征分为 5 级，即轻度、中度、重度、威胁生命和死亡。我国医院大多参照香港医院管理局关于《不良事件管理办法》中的分级标准制定出了《护理不良事件分级标准》。

0 级：事件在执行前被制止；

Ⅰ级：事件发生并已执行，但未造成伤害；

Ⅱ级：轻微伤害，生命体征未改变，需进行临床观察及轻微处理；

Ⅲ级：中度伤害，部分生命体征有改变，需进一步临床观察及简单处理；

Ⅳ级：重度伤害，生命体征明显改变，需提升护理级别及紧急处理；

Ⅴ级：永久性功能丧失；

Ⅵ级：死亡。

四、常见原因分析的理论和实践基础

（一）理论基础

1. 从个人角度 出现错误的主要原因在于人们的心理失常，如遗忘、注意力不集中、缺乏积极性、粗心大意、疏忽、轻率等引起的，防范错误的对策是处罚犯错误的人。

2. 从系统角度　出现差错的原因主要在于系统而非个人，因此错误发生后，防范错误的对策是从组织机构的角度，系统设计防范错误的机制，减少犯错的环境和机会。护理管理者在分析和处理不良事件时，要大力倡导和运用"系统管理观"的管理理论。

（二）实践基础

对不良事件进行原因分析的实践基础是护理不良事件数据的上报。国内外学者就医护人员上报的态度和行为研究了相关测评工具。

1. 给药错误报告量表　该量表由 Wakefield 等研制，是目前应用最广泛的量表，可用于了解影响护士上报不良事件的因素。该量表涉及 3 个领域，包括为什么错误会发生、错误未被上报的原因和错误实际上报率。实证研究表明，该量表具有比较好的信、效度，克伦巴赫（Cronbach）α 系数 ≥ 0.70，重测信度相关系数 ≥ 0.67。

2. 临床不良事件报告量表　英国利兹大学 Wilson 等于 2003 年研制了 RoCAES量表，用于研究医护人员对不良事件上报的态度，包括背景资料、不良事件的经过、上报态度 3 个部分。量表信度较高，克伦巴赫 α 系数 ≥ 0.83，Spearman 相关系数 ≥ 0.65。其结构与理论设想相符，具有较高的结构效度。

3. 医护人员差错上报调查问卷　该问卷主要包括场景描述、认知态度自我评价，运用开放式提问、人口学资料调查方法，研究医务人员差错上报调查意识以及影响因素，可用于研究医生、护士及药剂师对差错的上报态度。但该表尚未有基于大量、翔实资料验证的权威信、效度评估。

五、原因分析模型、方法和工具

（一）分析模型

1. 瑞士奶酪模型　英国心理学家 Reason 于 1990 年提出以系统观为理论基础的瑞士奶酪模型，认为几乎所有医疗不良事件的发生与组织影响、不安全的监督、不安全行为的前兆、不安全的行为 4 个层面的防御缺陷有关。Reason 将防御缺陷分为显性失败（个体因素）和潜在条件（组织系统因素），前者是指直接接触患者或操作系统的个人所发生的不安全行为，可表现为疏忽、失误及违反操作规程等。后者是容易使人出错的条件或环境，包括管理制度不严、人力不足、装置和设备的维护不足、工作程序不合理等。Vicent 据此细化提出了患者安全因素框架，构建了 7 个方面因素模型。国外将其作为医疗不良事件分析的主要模型，通过解决各层面的不安全因素来预防不良事件的发生。国内尚缺乏瑞士奶酪模型应用于护理不良事件原因分析的相关报告。

2. SHEL 模型 20 世纪末，日本医疗事故委员会提出了 SHEL 模型，认为医疗事故的形成主要受以下 4 个方面的影响，包括软件部分（soft，S）；硬件部分（hard，H）；临床环境（environment，E）；当事人及他人（litigant，L）。其中软件部分包括个人业务不熟、能力不足、责任心不强、违反制度流程、技术不过关、查对不认真、交接不清、缺乏预见性、粗心疏忽等；硬件部分为工作的场所和设施，包括病区布局不合理、安全设施不牢固、护理设施不足等；临床环境方面包括护理人力不足、工作流程有缺陷、管理不到位、地面湿滑、未放置警示标识等；当事人及他人方面包括事件原因中涉及的其他工作人员把关不力、陪护知识缺乏、患者病情严重及不合作等。国外研究将该模型用于分析医疗行业微系统，例如急诊室、手术室等发生的不良事件。国内 SHEL 模式多应用于精神科护理和外科护理不良事件的原因分析，护理管理者结合科室临床护理特点，针对上述 4 个要素，找出存在不安全的因素并制订出相应改进措施，取得了良好的效果，显著减少了护理不良事件的发生。

3. EDIT 模型 2004 年，在人因可靠性分析（human reliability analysis，HRA）的基础上，Inoue 建立起适用于评估医疗不良事件的错误类型（error，E）、不良事件发生的直接原因（又称行为形成因素，direct threat，DT）和间接危险（又称系统因素，indirect threat，IT）的模型。其中直接原因包括环境设备因素、工作环境因素、训练因素、个人因素、团队因素和机器因素；系统因素包括国家文化、制度文化、专业文化、患者相关信息、医院管理和工作人员管理方面的因素，并据此建立相关数据库。

4. 分析模型的比较 SHEL 模型主要是对微系统中人为因素的分析，与瑞士奶酪模型相比，更多地考虑了人之间的交互关系。Vicent 患者安全因素框架是在瑞士奶酪模型的基础上，就组织层面因素建立起来的。SHEL、EDIT 模型均可以对护理不良事件的软件和硬件部分进行分析，SHEL 模型应用于小数量不良事件的分析，在面对大量的护理不良事件的分析时需要用到 EDIT 模型。

（二）分析方法

分析方法应用极广，掌握人群较多，如回顾性分析、前瞻性分析已成为基本的分析方法。

1. 回顾性分析 是根本原因分析法，应用于不良事件原因分析是基于系统框架下进行分析，而非个人定性，包括上报、信息收集、分析、改进四个步骤，也是国内外应用最广泛的分析法。

2. 前瞻性分析 是失效模式和效应分析，可应用于医疗机构防范不良事件机制障碍研究，包括制定主体、组成团队、制度流程、分析危害、拟定计划、反馈6个步骤。国内有学者应用失效模式分析静脉置管感染原因以及改进成效，也取得了一定的成效。

关于两者分析方法效应比较研究较少，但据回顾性分析方法成果来看，分析依据的资料数较少，研究例数多在100例以下，研究价值不高。如袁晓丽等在探讨护士关于不良事件的认知的同时，对研究对象所在医疗机构2年内发生63例不良事件进行调查，以此作为问卷考核内容，其本身便缺乏有效的数据资料支持。

3. 分析方法的比较　FMEA是对护理不良事件风险的前瞻性评估，其优点在于能忽略影响上报的障碍因素，对可能存在的风险因素进行多学科的开放性讨论，评价高风险因素，从而起到警示作用。另有研究表明，FMEA能够扩大用药错误上报内容的范围，但FMEA这种预测能力只能大致评估护理不良事件发生的可能性，忽略了事件的多变性、动态性。RCA回顾性分析方法则是在不良事件发生后对其进行根本原因分析，分享护理不良事件的经验，预防类似事件再次发生，但容易忽略危险因素间复杂的交互作用。回顾性分析方法比前瞻性更具风险性，主要体现在以下两个方面：①不良事件发生以后，由于护士自身因素（例如害怕心理等）隐瞒差错的上报、医院上报制度存在缺陷等原因，导致不良事件上报不足，很多事故经验得不到分享。②某些原本是高风险的差错，在临床工作中可能由于某些原因实际发生率不高，因而被临床护理人员和护理管理者所忽视。

（三）分析工具

1. 流程图　流程图是可用于分析护理警讯事件和流程再造来预防不良事件的发生，评价流程改进的有效性，评估患者结局的可视化工具。在RCA的第一阶段需借助流程图还原事件经过，FMEA的第3个步骤需借助该工具画出流程图，为护理管理者清楚地展示某项护理不良事件的发生过程，找出问题可能出现之处，从而做出决策。

2. 鱼骨图　鱼骨图又称因果图，是用于梳理已知结果与所有可能原因之间关系的分析工具，其图形类似鱼骨。应用RCA时可采用鱼骨图工具识别、分类和呈现事件的近端原因和根本原因。其缺点在于相同的原因可能在不同的分支中多次出现，不利于综合考虑问题发生的原因。

3. 五问法　五问法是通过反复提问，简便快速地揭开问题的表象，达到探究问题根本原因的工具，实际过程中提问的次数可能多于或者少于5次。其步骤为写下指定的问题，提出首次疑问并记录答案，如果该答案不是问题的根本原因，继续提出疑问并记录答案，重复此操作直至找到问题的根本原因。国外学者有将五问法应用于RCA找出护理不良事件的根本原因。其不足之处在于忽略了不良事件发生原因的多重性。

六、报告的重要性

根据国际上有关医疗错误大型流行病学调查研究的结果显示，急性住院患者中 3.5%～16.6% 曾经发生医疗不良事件，其中有 30%～50% 的不良事件被研究者认为应该可以通过系统的介入加以预防和避免。美国哈佛大学公共卫生学院的儿科医生 Leap 教授在《哈佛医学实践》一文中，回顾了 1984 年在纽约州随机选择的 51 家医院急诊治疗中的 30192 例记录，其中有 1133 例（3.7%）有不良事件发生。他指出降低不良事件的发生需要识别其原因，并制定出相应的预防措施。通过报告不良事件，可以及时分享信息，发现安全隐患，从而有效减少对患者的伤害，避免医疗差错与纠纷；同时，医疗不良事件的全面报告，有利于卫生行政主管部门对管辖区域内医疗纠纷或事故的发生率及处理情况有个宏观的认识，分析发生的原因及处理的合理性，从而制定行之有效的控制措施。

七、护理不良事件研究进展

护理不良事件的发生，在世界各国普遍存在，也是近些年来护理管理者的工作重心。美国是最早开展医院护理不良事件原因分析研究的国家，美国医学研究机构（institute of medicine，IOM）在 1999 年出版的报告中指出，美国每年死于可以预防的医疗差错人数在 4.4 万～9.8 万，超过交通事故、乳腺癌和艾滋病的死亡人数。

国外对于护理不良事件的管理发展较早，几乎各家医院都建立了护理不良事件报告系统（incident reporting systems，IRS），报告途径开始多样化，从以前的纸质报告系统变为网络报告、电话报告、书面报告等。其中，在网络报告系统中，当事人可以直接登录系统对事件的发生进行汇报，同时其他医务人员可以登录 IRS 查阅不良事件的发生情况，从中互相学习。美国医学研究机构于 1999 年公布了《To Err is Human》（人非圣贤，孰能无过）的报告以后，为促进医疗安全，克林顿政府专门成立美国质量机构间协调特派组，并制定了《患者安全法案》。其中一个重要的措施，就是通过在全国范围内建立医疗差错报告制度，及时获取导致死亡和严重伤害的不良事件的信息。目前，美国的医院几乎都有医疗差错和不良事件内部报告系统。英国于 2001 年成立了国家患者安全机构，负责收集、分析全国的不良医疗事件，并负责教育培训的推广与医疗服务活动的质量改善。澳大利亚政府于 2000 年成立健康照护安全与质量委员会，负责统筹全国患者安全与医疗质量的改善工作，建立医疗不良事件通报系统，并协助排除有碍医疗安全环境的障碍。2004 年，提出安全文化包括四个方面，即报告文化、公平文化、弹性文化和学习文化，提倡"系统和非惩罚的环境"。IRS采用匿名的形式，当事人上报事件后，不会出现个人信息的公布，也不用担忧受到处罚，因此报告方式从传统强制性报告，转变为自愿报告和奖励性报告。Feijter等研究中运用了IRS系统，上报内容包括不良事件种类、严重程度、发生地以及防范措施这五大方面，研究发现通过IRS的实施，患者的满意度大大提高。为了减少不良事件发生率，IRS系统会结合电子化的医嘱系统（computerized physician order entry systems，CPOE）、临床决策支持系统（clinical decision support systems，CDSS）和条形码系统（bar - coding systems）等，方便了临床的护理工作，也减少了不良事件的发生。针对护理不良事件报告，建立早期预警反应系统（early warning alert and response system，EWARS），通过网络或者手机等媒介进行运用，对每周收集的不良事件进行分析后，计划出各类不良事件预防和发生早期的应急处理措施，使对患者的危害最小化。同时医疗机构要求制定执行口头医嘱和电话医嘱的流程，这些做法完善了安全管理措施，确保了临床护理工作的安全。

随着我国政府及卫生行政部门对有关医疗质量与安全管理的条例、法规、标准等的出台，医疗机构对护理不良事件管理也逐步规范。2011年1月，原卫生部颁布《医疗质量安全事件报告暂行规定》，其中重点强调医疗不良事件收集的重要性，提升了不良事件上报的价值；同年4月，原卫生部开发医疗质量安全事件信息报告系统，并自5月1日在各级卫生行政部门和医疗机构统一施行。《三级医院评审标准实施细则（2011年版）》，明确要求医院要有主动报告护理安全（不良）事件与隐患信息的制度，要有成因分析及改进机制。目前，我国不良事件的上报正走向规范化，上报途径和内容也越来越完善，国内针对不良事件的文献报道越来越多。不可否认我国医疗机构对护理不良事件管理正稳步发展，但目前护理不良事件报告尚无权威的鉴定部门。信息标准化，加之不良事件的反馈效果不明显，也极大地影响了我国护理不良事件的管理。因此，建立统一标准的护理不良事件上报平台，提高上报积极性，提高反馈率是目前我国护理专家一起努力的方向。

（贾康妹　李慧莉）

第二章　护理不良事件的类型

护理不良事件是在护理过程中发生的，是不在计划内的未预计到的或通常不希望发生的事件，不良事件的发生率是衡量医院管理水平的重要标志，可以综合地反映护理人员的工作态度、技术水平和管理水平。护理不良事件对患者和医院二者都会产生十分不利的影响，使住院患者对医院的满意率降低，医院的财政收入降低、影响医院的效率以及信誉。不良事件会影响到患者的正常生活水平，增加患者的痛苦、费用以及住院时间，增加医疗纠纷。不同类型的不良事件对患者造成不同方面的影响。

1. 使用药物错误 早在 20 世纪七十年代就有研究表明，在综合医院中 36% 的住院患者、ICU 中 13% 的住院患者遭受过不良事件所导致的损伤，其中绝大多数是药物治疗的结果。用药错误可能会引起患者病情加重及一系列不良反应，轻者无效、过敏，严重者会导致患者直接死亡，引起医患纠纷。

2. 各种意外事件

（1）管路滑脱：会影响引流液不能及时排出，呼吸道不畅通，加重疾病对患者造成的伤害，还会增加二次置管的难度，如胃管、尿管、各种引流管道置管不成功；同时意外拔管过程中可能导致管路断裂、体内滞留等不良事件而增加患者的痛苦。

（2）呼吸机意外：呼吸机管路漏气、堵塞、氧浓度不够、突然断电都会导致患者缺血缺氧性脑病，严重者危及生命。

（3）静脉输液意外：输液速度过快会导致慢性心脏病患者负荷加重，诱发心脏病的复发；过慢会影响药效，导致治疗效果不佳。静脉炎会导致患者血管内膜增生、管腔变窄、血流缓慢，周围皮肤可呈现充血性红斑，有时伴有水肿。化疗药物、高危药物外渗会导致注射部位充血、疼痛、肿胀，甚至破溃、坏死，增加患者后续治疗时血管穿刺的难度及影响血管的恢复，导致治疗效果不佳，降低关节活动能力。

（4）跌倒、坠床：轻者无症状，重者有骨折、肌肉韧带损伤甚至危及患者生命等，延长患者出院时间，增加患者住院费用。

（5）误吸：误吸可导致吸入性肺炎，呼吸频率、深度异常，严重者堵塞气道，影响呼吸，甚至引起患者窒息。

（6）分娩意外：出现分娩意外时会导致胎儿缺血缺氧，产妇大出血，产妇和胎儿遭受生命危机，导致家属恐慌和对医疗服务的质疑，从而出现投诉、纠纷、医闹事件。

（7）患者约束意外：约束部位皮肤受损、皮肤瘀斑、肢体末端水肿、神经臂丛麻痹、压疮，增加患者痛苦，影响患者的恢复效果。

（8）院内自杀、走失：院内自杀和走失的患者都可能有精神类问题和猝死的意外，如类似事件发生都会影响家属的情绪而产生纠纷。

（9）体温计破碎：体温计破碎可能会发生锐器伤，如果外泄的汞未及时和正确处理可能导致汞中毒。急性汞中毒最初症状仅是口中有金属味，连续吸入则会引起头痛、发热、恶心、咳嗽、胸痛、呼吸困难、牙龈肿痛等症状，严重者可出现急性肾小管坏死、全身皮肤红色斑丘疹等。

（10）烫伤：烫伤是由高温液体、高温固体或高温蒸汽等所致的皮肤损伤。局部烫伤程度按标准分为：Ⅰ度，仅表皮外层损伤，未伤及真皮层，产生红斑，皮肤变红，并有火辣辣的刺痛感；Ⅱ度，表皮和部分真皮损伤，产生水疱，皮肤发红、表面潮湿、肿胀和疼痛均较Ⅰ度严重；Ⅲ度，整层皮肤和皮下组织均受到破坏，组织坏死，皮肤剥脱，皮肤呈白色或焦黑，由于神经末梢被破坏，一般疼痛反而减轻。烫伤不仅给患者带来痛苦、增加费用、延长住院时间，同时也增加了护理人员的工作量。

（11）冻伤：过度用冷可造成皮肤坏死，持续用冷1小时以上会产生全身的反应。冷疗部位错误可引起冻疮。Ⅰ度损伤在表皮层，称红斑性冻伤，早期皮肤苍白麻木；Ⅱ度损伤达真皮层，称水疱性冻疮，除充血和水肿外有水疱生成；Ⅲ度损伤达皮肤全层并累及皮下组织，皮肤呈青紫、紫红或青蓝色；Ⅳ度损伤除皮肤、皮下组织外受冻深度达肌肉和骨骼，皮肤呈苍白色、青灰色、蓝紫色甚至紫黑色。

（12）压疮：压疮会导致皮肤、肌肉和皮下组织的局限性损伤。它不仅会降低患者的生活质量，而且会大量消耗医药护理费用，增加患者的痛苦和经济负担，影响患者疾病的康复。

（13）针刺伤：针刺伤可能造成皮肤深层破损和出血，患者针刺伤的发生在增加患者痛苦的同时会存在感染的风险，同时会降低患者和家属对医院的满意度，给医患关系带来负面影响。

3. 识别错误

（1）手术患者部位识别错误：识别错误是对患者产生伤害的严重错误，造成严重医疗责任事故，影响患者对医护的信任。

（2）患者识别错误：增加了其他患者的痛苦，延误了真正患者的病情治疗，影响了工作质量与治疗效果。

4. 抽错标本、标本丢失　发生此类意外会导致医生延误诊断病情，增加穿刺抽血次数，增加工作量，影响患者需要急诊手术的时间，错过最佳治疗时间。

5. 医疗材料故障、医疗仪器故障　无法及时监测患者的生命体征，不利于医护对患者的观察，延误重症患者的抢救。

第三章 护理不良事件发生的因素

一、护理管理因素

（1）护理管理制度不完善，部分规章制度不健全、未落实。如护理单元缺乏风险管理（压疮、跌倒、坠床、管道滑脱、突发事件）的防范措施及处理预案，使护士遇到护理风险无章可循，对潜在的不安全因素缺乏预见性，随意性较大，存在安全隐患。

（2）质量管理体系不健全、执行力度不够、管理措施不到位、质量监控不力，约束力不强、奖惩不分明、绩效工资分配不合理等都是造成护理不安全的重要因素。

（3）人力资源配置不合理，护士的婚假、产假、外出进修、学术交流以及科室的频繁加床等因素，均会导致护理人员绝对或相对不足，各医院因人员缺乏倡导的弹性排班也是导致护理不安全的重要因素。而当护理人员少、工作任务重、超负荷工作时，护理人员身心疲惫，容易造成工作责任心不强，注意力不集中，服务不到位，是构成医院不安全因素的重要原因。

（4）对护士教育培训不重视，主要表现在仅注重护士的工作完成而忽视护士的在职培训，对护士的业务培训不到位、缺乏针对性。

二、护理人员因素

发生护理不良事件的责任护士多集中在低年资、低学历、低职称护理人员中，原因可能为他们是承担临床护理工作的主体，其业务水平低、评估不到位、风险意识不强、沟通效果不佳。有统计表明在不良事件中，1~4年内的护士发生不良事件所占比例最高。导致这一现象的原因是年轻护士个人技术不熟练、经验不足、法律意识淡漠、对护理安全的重要性认识不足，对护理工作核心制度执行力差，对患者发生的病情变化不能及时判断和采取相应措施，加之与患者沟通能力欠缺，使本应贯穿于整个住院期间的健康教育流于形式，宣教不当或忽略宣教，预见性不足；另外一个重要因素是患者对年轻护理人员的信任度偏低，不能积极配合参与，均可导致护理不良事件的发生。

1. 安全意识淡薄 护理安全应始终贯穿护理服务的各个环节和全过程，往往在极其简单或微不足道的临床活动中存在着不安全隐患。在日常工作中，有些护理人员安全意识薄弱，一旦发生护理不良事件，就会给患者和家属带来痛苦或无法挽回的损失。

2. 护理知识水平低　新入职护士由于临床护理工作繁杂，且对患者的病情、心理等估计不足，解释工作不到位，自我保护能力欠缺，易发生护理差错。随着新技术、新项目大量引进与开发，护理技术复杂程度高、护理技术能力要求高的操作越来越多，不仅给护理人员带来较大的工作压力，而且可能导致护理工作中技术方面的风险加大，从而影响护理安全。

3. 缺乏责任心　极个别护士不热爱本职工作，导致对患者漠不关心，对病情的发展缺乏主动性和预见性。观察不细致、不到位等导致不良事件的发生。

4. 未认真执行护理核心制度　如分级护理制度；医嘱管理制度；查对制度；护理值班、交接班制度；危重患者抢救配合制度；护理安全管理制度；护理不良事件主动报告制度及健康教育制度等。在医院发生的不良事件中给药类不良事件位居第一，与查对制度、患者身份识别制度等执行不到位有关。护士在操作中不严格执行"三查八对"制度，出现给药品种错误、给药途径错误、给药时间错误、给药剂量错误、漏给药等情况发生。

5. 不重视护理文书书写　在《医疗事故处理条例》中规定，患者有权复印护理病历。护理文书是具有法律效力的证明材料，它客观地反映了患者在住院期间的护理全过程。因此，护理文书必须遵守真实性、科学性、完整性和及时性，与医疗文书同步记录，遵照医嘱、护理常规及时、准确地做好各项记录，禁止漏记、错记、涂改或主观臆造等。要求字迹清晰、工整、表述准确、语句通顺。如护理记录不能体现护理行为，护士实施的护理措施及随后出现的效果评价的内容欠缺，护理记录不全，不能完全反映出患者的病情变化及治疗护理经过等，给医疗安全埋了下隐患。

6. 护患沟通不良　个别护士缺乏良好沟通技巧，健康教育流于形式；患者对年轻护理人员的信任度偏低；另外，患者及家属理解不到位，导致遵医行为差异等也易造成不良事件的发生。

7. 法律观念淡薄　不了解"医疗风险无处不在"而忽视了医疗护理活动这一特殊的职业特性，对一些谈话、告知及医疗护理活动等不能及时记录，对签名不慎重，对一些治疗护理活动在不确定的情况下随意签名，以上原因很容易引起护患纠纷。法制意识淡薄，自我保护意识不强，护士只注重解决患者的健康问题，而忽视工作中潜在的法律问题，缺乏对护理风险的认知能力，对可能引发的护理纠纷认识不足。如对患者实施治疗和护理时，没有履行告知义务，忽视了患者的知情同意权；不注意保护患者隐私，随意谈起患者的病情及转归等，造成护理纠纷隐患。

三、物质因素

1. 设备方面 护理设备是完成护理工作的重要工具，如果设备缺乏、性能不良、不配套或对新引进设备不了解，特别是急救物品器材不到位或故障，都会影响护理技术的正常发挥，影响抢救及治疗工作。抢救患者时出现药品过期、器械故障，会贻误抢救时机。同时在抢救患者过程中，家属围观，医护人员语言不规范，甚至互相抱怨，以至存在的缺陷均暴露在患者家属面前。

2. 物品方面 护理物品质量差或数量不足，也是不安全的因素之一，如使用化学冰袋导致的冻伤；患者在院内转运或外出检查期间，使用转运工具不当或维护不到位导致的意外，如轮椅推翻、平车轮子脱落等导致患者跌倒、坠床；长期卧床患者未使用防护器具引起的患者肢体废用性萎缩等。

四、环境因素

1. 设施及布局 医院的基础设施，病区物品配备和布局不当也存在潜在不安全因素。如急救室的位置，病室插线板的位置，病房内设施及物品摆放凌乱、床脚未锁止、床尾摇床手柄未归位或走廊内有障碍物、地面湿滑、果皮乱弃等均易导致患者跌倒的发生；家属擅自使用热水袋为患者保暖、热敷而发生烫伤，特别是肢体偏瘫者更易发生烫伤。

2. 环境污染 环境污染所致的不安全因素，常见于消毒隔离不严格导致的院内交叉感染（体温计消毒、毛巾湿扫）。

五、其他

由于社会的发展和人们生活水平的提高，患者对医院的医疗质量和服务要求也逐渐提高。个别媒体片面报道医疗纠纷，使患者对医院失去信任，加大护理工作的难度。老年患者是不良事件的易发人群，意识障碍或老年痴呆等因素是不良事件发生的高危因素，个别患者出现不遵医行为，不配合治疗和护理，如不遵守医院规章制度，未经允许擅自离开病区；擅自改变护理人员调节好的输液速度；擅自滥用偏方及药物等；部分患者出现自杀意念和准自杀行为。某些患者或家属价值观改变，素质修养欠缺，易对护理人员无故挑剔、刁难，严重损害护理人员的人格尊严，将护理人员置于不利的局面，影响护理工作的完成，导致不良事件的发生。

第四章 护理不良事件报告制度及流程

一、护理不良事件的报告制度

发生不良事件后，根据不良事件的类别及级别做好报告工作，紧急情况即刻电话报告，然后再书面报告，具体程序如下。

（一）0级、Ⅰ级不良事件的报告制度

0级、Ⅰ级护理不良事件为隐患事件，为了落实不良事件的前瞻性管理，此类事件的处理部门主要在科室及相应的职能部门，报告处理方法如下。

（1）护士在日常工作中出现0级、Ⅰ级护理不良事件后由当事人或发现人立即报告科室护士长、主任。

（2）公共设施事件及医疗设备器械事件要同时报告相关的职能科室（保障部门、药剂科等）。

（3）科室组织全体护士讨论分析，针对事件制定、落实防范措施。

（4）科室自行检查并填写《护理隐患登记本》，护士长每月底召开护士会议，汇总并分析护理不良事件，排查工作中的安全隐患并制定前瞻性整改措施，组织分析讲评。

（二）Ⅱ级、Ⅲ级不良事件的报告制度

Ⅱ级、Ⅲ级不良事件的处理部门为科室、护理部。报告处理方法如下。

（1）发生护理安全事件后当事人应立即报告主管医师积极采取补救措施，以减少或消除护理不良事件所造成的不良后果。

（2）当事人及时上报科室护士长，科室护士长立即口头报告片区总护士长及科室主任，之后登录护理综合信息系统，在规定时间内填写《护理安全（缺陷、意外、不良）事件主动报告单》，报告护理部相关负责专项工作人员，根据不良事件的严重程度逐级向部门领导报告。

（3）院外带入及院内发生压疮、输液不良反应、针刺伤，填写各专项报告单，一式两份，科室保留一份。发生压疮报告片区总护士长，发生输液不良反应报告药理科；发生输血不良反应报告输血科，针刺伤及其他感染事件报告感染控制科。

（4）护理质量管理委员会根据事件的性质，对是否主动报告、报告的先后顺序以及事件是否得到持续质量改进等方面，给予报告的个人或科室一定的奖惩建议。有意隐瞒者将按照情节轻重给予处理。

（5）发生严重不良事件后的各种有关记录及造成安全事件的药品、器械等均应妥善保管，不得擅自涂改、销毁，以备鉴定。

（6）护士长应及时组织本护理单元护理人员进行讨论（护理部相关负责人员参加），分析导致安全事件发生的原因、性质，并提出切实可行的改进措施。

（7）护理质量管理委员会对发生的护理安全事件，定期组织相关人员进行分析和定性，并制定相关事件的质量持续改进措施或建议进行可操作性流程改进。

（8）在不良事件发生后的一个月内，护理部相关负责人员对科室提出改进措施的落实情况进行督察。

（三）Ⅳ级、Ⅴ级、Ⅵ级护理不良事件的报告制度

Ⅳ级、Ⅴ级、Ⅵ级护理不良事件的处理部门包括科室、护理部、医疗服务质量监控科、办公室。报告处理方法同Ⅱ级、Ⅲ级护理不良事件报告制度及流程，但增加以下内容：6 小时内报告医疗服务质量监控科、办公室，必要时报告分管领导；有投诉纠纷时由护理部、医疗服务质量监控科进行事件调查，按医院医疗投诉纠纷处理程序处理；医院安全管理委员会讨论分析和提出重大整改意见，护理部督促科室落实处理意见，追踪整改效果。

二、护理不良事件的报告流程

护理不良事件报告流程

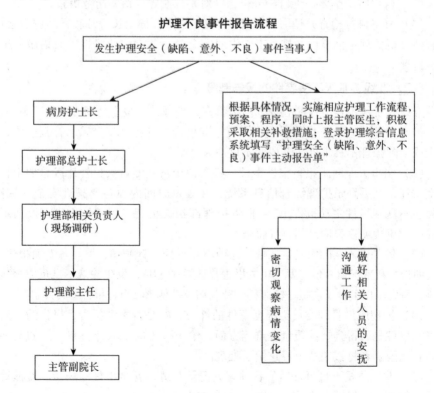

护理不良事件报告单

填报科室： 主动报告□是 □否（1.投诉 2.他人报告 3.质量检查发现）

1. 入院日期： 年 月 日 发生时间

2. 安全事件类型（在下面项目内打勾）

□使用药物错误 □化疗、高危药物外渗 □呼吸机意外 □静脉输液意外 □跌倒

□坠床 □误吸 □烫伤 □手术患者/部位识别错误 □患者识别错误 □分娩意外

□院内自杀/走失 □抽错标本 □标本丢失 □患者识别错误 □患者约束意外

□医疗材料故障 □医疗仪器故障 □各种管路滑脱

□其他事件：非上列异常事件

3. 护理安全事件发生后诊断

4. 患者基本资料：床号： 姓名： 性别： 年龄：

住院号： 入院诊断：

类别	护理安全事件发生前	护理安全事件发生后
生命体征	血压 mmHg 脉搏 次/分 呼吸 次/分 体温 ℃	血压 mmHg 脉搏 次/分 呼吸 次/分 体温 ℃
精神状态	□神志清 □有定向力 □无定向力 □不安 □昏迷 □半昏迷 □其他	□神志清 □有定向力 □无定向力 □不安 □昏迷 □半昏迷 □其他
活动	□独立 □辅助支持 □轮椅 □限制在床 □家属陪护 □护工陪护 □其他	□独立 □辅助支持 □轮椅 □限制在床 □家属陪护 □护工陪护 □其他
残疾	□无 □听力下降 □行动不便 □视力缺损 □其他	□无 □听力下降 □行动不便 □视力缺损 □其他
其他		

5. 护理安全事件前采取的特殊预防措施：□无 □陪床 □告知 □床上护栏 □标识
□躁动约束 □评估 □其他：

6. 护理安全事件发生地点：□门诊 □急诊 □病房 □厕所 □走廊 □治疗室 □换药室 □其他

7. 护理安全事件发生时护士在病区的活动：□做治疗护理 □交接班 □巡视病房
□做护理文书 □其他：

8. 护理安全事件发生时处理方法：

□立即通知医生于 时 分通知医生；医生于 时 分查看患者

□立即通知护士长□72 小时内报护理部总护士长（造成严重后果的事件6 小时上报）

□加强护理防范措施□其他：

9. 科室讨论分析、提出改进措施：

当事人签字： 科室护士长签字： 报告时间：

护理部意见：（可附页）

第五章　护理不良事件预案

一、患者跌倒应急预案

（1）当患者突然摔倒时，护士立即到患者身边，检查患者摔伤情况，通知医生判断患者的神志、受伤部位及伤情程度，并初步判断摔伤原因或病因。

（2）对疑有骨折或肌肉、韧带损伤的患者，根据摔伤的部位和伤情采取相应的搬运患者方法，将患者抬至病床，请医生对患者进行检查，必要时遵医嘱 X 光片检查及其他治疗。

（3）对于摔伤头部，出现意识障碍等危及生命的情况时，评估患者后，应将患者轻抬至病床，严密观察病情变化，注意瞳孔、神志、呼吸、血压等生命体征的变化情况，通知医生，迅速采取相应的急救措施。

（4）受伤程度较轻者，可搀扶或用轮椅将患者送回病床，嘱其卧床休息，安慰患者，并测量血压、脉搏，根据病情做进一步的检查和治疗。

（5）对于皮肤出现瘀斑者进行局部冷敷；皮肤擦伤渗血者用碘伏消毒，用无菌敷料包扎；出血较多或有伤口者先用无菌敷料压迫止血，再由医生酌情进行伤口清创缝合。创面较大，伤口较深者遵医嘱注射破伤风抗毒素。

（6）每 30 分钟巡视患者 1 次，及时观察采取措施后的效果，直到病情稳定。

（7）准确、及时书写护理记录，认真交班。

（8）向患者了解当时摔倒的情景，帮助患者分析跌倒的原因，向患者做好宣教指导，提高患者的自我防范意识，尽可能避免再次摔伤。

（9）检查病房设施，不断改进完善，杜绝不安全隐患。

患者跌倒应急处理流程

```
患者跌倒 → 立即到患者身边检查伤情 → 通知医生评估病情 → 正确方式搬运
                                                            ↓
应密切观察意识、瞳孔、呼吸 ← 如头部摔伤 ← 必要时行X线检查 ← 至病床上
    ↓
生命体征发生变化应立即通知医生采取相应急救 → 伤情较轻者卧床休息    皮肤瘀斑等局部损伤对症处理    创面严重遵医嘱注射破伤风抗毒素
                                                                                    ↓
分析不安全因素 ← 上报总护士长 ← 填写不良事件报告单 ← 认真交班 ← 加强巡视
```

二、患者坠床应急预案

（1）对于有意识不清并躁动不安的患者，应加床档，并有家属陪伴。

（2）对于极度躁动的患者，报告医生遵医嘱给予镇静剂，同时可应用约束带实施保护性约束，但要注意动作轻柔，经常检查局部皮肤，避免对患者造成损伤。

（3）在床上活动的患者，嘱其活动时要小心，做力所能及的事情，如有需要可以让护士帮助。

（4）对于有可能发生病情变化的患者，要认真做好健康宣教，告诉患者不做体位突然变化的动作，以免引起血压快速变化，造成一过性脑供血不足，引起晕厥等症状，易于发生危险。

（5）教会患者一旦出现不适症状，最好先不要活动，应用信号灯告诉医护人员，给予必要的处理措施。

（6）一旦患者不慎发生坠床，护士应立即到患者身边，通知医生检查患者坠床时的着力点，迅速查看全身状况和局部受伤情况，初步判断有无危及生命的症状及骨折或肌肉、韧带损伤等情况。

（7）配合医生对患者进行检查，根据伤情采取必要的急救措施。

（8）每30分钟巡视患者一次，直至病情稳定。巡视中严密观察病情变化，发现病情变化，及时向医生汇报。

（9）及时、准确记录病情变化，认真做好交接班。

三、管道滑脱应急预案

发现引流管滑脱立即协助患者保持合适体位，安慰患者同时采取必要的紧急措施，用无菌纱布敷盖引流口处，不可自行将脱落导管送回，通知值班医生，观察患者生命体征，协助医生根据病情采取相应的应对措施。

（1）停止引流，处理局部伤口，继续观察患者的生命体征，观察引流局部情况，保留脱落的引流袋，记录引流液的颜色、量，做好护理记录，若有不良后果填写《护理不良事件报告单》上报护理部，总结不安全因素，杜绝类似隐患。

（2）若继续引流需立即更新置入引流管。

管道滑脱应急处理流程

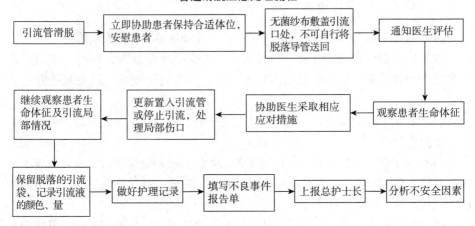

四、气管插管意外拔管应急预案

发生意外拔管时立即报告医生，安慰患者立即协助患者保持合适体位，紧急处理开放气道，给予简易呼吸器辅助呼吸或面罩吸氧，观察呼吸情况。如患者呼吸急促，SPO_2 及其他生命体征变化，做好护理记录，若有不良后果填写《护理不良事件报告单》上报护理部，总结不安全因素，杜绝类似隐患。

气管插管意外拔管应急流程

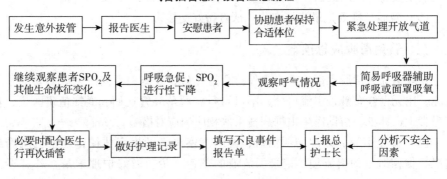

五、患者有自杀倾向的应急预案

（1）发现患者有自杀念头时，应立即向上级领导汇报。

（2）通知医生。

（3）没收锐利的物品，锁好门窗，防止意外。

（4）通知家属，要求 24 小时陪护，不得离开。

（5）详细交接班，做好相关记录，多关心患者，准确掌握患者的心理状态。

六、患者自杀后的应急预案

（1）发现患者自杀，应通知医生立即赴现场，查看患者是否有抢救的可能并立即抢救。

（2）保护现场（病房及病房外现场）。

（3）通知医务部或医院总值班室，服从领导安排处理。

（4）通知家属，做好相关记录。

七、发生输液反应的应急预案

（1）患者发生输液反应时，应立即停止所输液体并保留，改换其他液体和输液器。同时报告医生并遵医嘱给药，情况严重者应就地抢救。

（2）建立护理记录，记录患者的生命体征、一般情况和抢救过程。

（3）发生输液反应及时报告医院感染管理科、供应室、护理部、药剂科。

（4）将保留输液器和药液送至药剂科化验检查。如若患者或其家属对输液反应提出质疑，应按实物封存程序对实物进行封存。

八、住院患者应用化疗药物出现外渗的应急预案

（1）应立即停止给患者输注化疗药物，拔出静脉针，并报告经治医生和护士长。

（2）护士应及时了解化疗药物的名称、剂量、输注的方法，评估患者药物外渗的穿刺部位、面积，外渗药物的量，皮肤的颜色、温度，疼痛的性质。

（3）护理人员准确评估外渗药液的损失量，如损失量超过原药量的10%，在重新输注时应遵医嘱补足损失量。

（4）出现化疗药物外渗时应立即做皮下封闭。护理人员要了解患者对普鲁卡因有无过敏史。根据对患者评估的结果，护士或值班医生指导护士即刻应用0.5%的普鲁卡因给患者做皮下封闭。

（5）对于药物外渗轻度者，第一天行皮下封闭2次，两次间隔6~8小时为宜，第二天1~2次，以后酌情处理。同时要将过程记录在护理记录中。

（6）对于药物外渗严重者，第一天行皮下封闭3~4次，第二、三天各2次，时间间隔以6~8小时为宜，以后酌情处理。护士应每天严密观察患者皮肤药物外渗处的情况，如皮肤颜色、温度、弹性、疼痛的程度等变化，做好护理记录。

（7）渗出24小时内局部选用33%硫酸镁湿冷敷：纱布浸湿硫酸镁溶液，以不滴水为宜；湿敷面积超过外渗部位外围2~3厘米，湿敷时间应保持在24小时

以上。

（8）渗出 24 小时后局部也可中药外敷：将如意金黄散调成糊状，敷于外渗部位，用皮肤膜覆盖于中药之上，防止中药水分丢失影响治疗效果。敷药时间应保持 24 小时以上。

（9）外敷时，注意保持患者衣物、床单位的清洁、干燥。

（10）患者自己感到外渗部位有灼伤感时，遵医嘱用冷敷。禁止使用任何方式的热敷。

（11）因药物外渗局部有破溃、感染时，应报告医生及时给予清创、换药处理。

（12）抬高患肢，减轻因药液外渗引起的肢体肿胀。下肢药液外渗时，应让患者卧床休息，床尾抬高 15°，上肢药液外渗，可用绷带悬吊上肢，尽量减轻肢体负担。

（13）外渗部位未痊愈前，禁止在外渗区域周围及远心端再行各种穿刺注射。

（14）护士在整个化疗药外渗处理过程中，要关心体贴患者，做好与患者的沟通工作，减轻患者的恐惧、不安情绪，以取得患者的合作。

九、药物引起的过敏性休克风险预案

（一）过敏反应防护措施

（1）护理人员给患者应用药物前应询问患者是否有该药物过敏史，凡有过敏史者禁忌做该药物的过敏试验。

（2）遵医嘱按要求做过敏试验，正确实施药物过敏试验，过敏试验药液的配制、皮内注入剂量及试验结果判断都应按要求正确操作，过敏试验阳性者禁用。

（3）该药试验结果阳性或对该药有过敏史的患者，禁用此药。同时在该患者医嘱单、体温单上注明过敏药物名称，在床头挂过敏试验阳性标志条，并告知患者及其家属。

（4）经药物过敏试验后凡接受该药物治疗的患者，停用此药 24 小时以上，应重做过敏试验，方可再次用药。

（5）抗生素类药物应现用现配，特别是青霉素水溶液在室温下极易分解产生过敏反应，治疗盘内备肾上腺素 1 支。药物过敏试验阳性，第一次注射后观察 20～30 分钟，注意观察巡视患者有无过敏反应，以防发生迟发过敏反应。

（二）过敏性休克急救措施

（1）患者一旦发生过敏性休克，立即停止使用引起过敏的药物，就地抢救，并迅速报告医生。

（2）立即平卧，遵医嘱皮下注射肾上腺素 0.5～1mg，小儿酌减，如症状不缓解，每隔 30 分钟再皮下注射或静脉注射 0.5mg，直至脱离危险期，注意保暖。

（3）改善过敏患者缺氧症状，给予氧气吸入，呼吸抑制时应遵医嘱给予人工呼吸。喉头水肿影响呼吸时，应立即准备气管插管，必要时配合施行气管切开。

（4）迅速建立静脉通路，补充血容量，必要时建立两条静脉通路。遵医嘱应用晶体液、升压药维持血压，应用氨茶碱解除支气管痉挛，给予呼吸兴奋剂兴奋呼吸，此外还可以给予抗组织胺及皮质激素类药物。

（5）发生心脏骤停，立即进行胸外按压、人工呼吸等心肺复苏的抢救措施。

（6）观察与记录，密切观察患者的意识、体温、脉搏、呼吸、血压、尿量及其他临床变化，患者未脱离危险前不宜搬动。

（7）按法律条例所规定的 6 小时内及时、准确地记录抢救过程。

十、用药错误防范措施与应急预案

（一）用药差错的常见类型

医生处方不当，包括药名、剂量、剂型、浓度、途径、次数、用法等项错误；算错剂量，未按医嘱剂量给药，而将药物剂量加倍、增大或减少；随意给药，所用的药物未经医生允许；给药途径或次数错误，未遵循医嘱；用药剂型错误；给药时间错误；备药方法错误；药物服用方法错误；使用了变质的药物；其他用药错误。

（二）防范措施

为了预防临床用药差错的发生，要认真做到"五准确"及"五不执行"。

1. 五准确

（1）药名准确：对不明白或疑有错误的医嘱，必须询问清楚，自己不熟悉的药物要仔细阅读标签、药品说明书或向有关专家咨询，以掌握正确用法。

（2）患者准确：给药前认真核对患者床头牌，并呼唤姓名做进一步证实。用药记录及卡片上患者姓名必须保持一致，确切无疑方可给药。

（3）剂量准确：必须熟悉处方所用缩写及医院所用量具的量度，对处方剂量有怀疑时一定询问清楚。药物剂量计算务必仔细认真，并按规定找第二人核对计算结果。

（4）途径准确：严格遵守每一种给药途径所规定的操作规程，对处方指定的给药途径有疑问必须找医生澄清，绝对不能假定别人不会错。

（5）时间准确：对给药时间不适当的医嘱要大胆向医生指出，不要犹豫，除非在特殊情况下，一般不得少给一次剂量或推迟给药时间，须做好记录并及时报告医生。

2. 五不执行 口头医嘱不执行（除外抢救时）；医嘱不全不执行；医嘱不清不执行；用药时间、剂量不准不执行；自备药无医嘱不执行。

（三）预防用药差错的其他措施

（1）绝不机械地执行医嘱，在获得患者和药物的有关信息后，认为医嘱用药不正确或不安全可拒绝给药。当然，此事应与上级护理专家、医生等共同讨论研究，并记录于护理记录单中。

（2）执行"三次查对法"，即在看治疗单时查、备药时查和发药时查。

（3）注意倾听患者意见，一旦患者对所给药物提出疑问，认真澄清患者的疑问是有效预防用药差错的一项重要措施。

（4）熟知所在医院有关用药的各项规定及程序，对在临床实践中发现的不妥之处及时上报以便进一步修正。

（5）对摆药室严格加强管理，所分发的药物必须专人负责，以防用药差错的发生。

（6）吸取教训，总结经验。

十一、患者发生误吸的应急预案

（1）住院患者因误吸而发生病情变化后，护理人员要根据患者具体情况进行抢救处理。当患者处于神志清楚时：取站立身体前倾位，医护人员一手抱住上腹部，另一手拍背；当患者处于昏迷状态时：可让患者处于仰卧位，头偏向一侧，医护人员按压腹部，同时用负压吸引器进行吸引；也可让患者处于俯卧位，医护人员进行拍背。在抢救过程中要观察误吸患者面色、呼吸、神志等情况，并请旁边的患者或家属帮助呼叫其他医务人员。

（2）其他医务人员应迅速备好负压吸引用物（负压吸引器、吸痰管、0.9%氯化钠溶液、开口器、喉镜等），遵医嘱给误吸患者行负压吸引，快速吸出口鼻及呼吸道内吸入的异物。

（3）通知专科医生准备专用取异物器械。

（4）患者出现神志不清、呼吸心跳停止时，应立即进行胸外按压、气管插管、机械通气、心电监护等心肺复苏抢救措施，遵医嘱给予抢救用药。

（5）给患者进行心肺复苏，直至患者出现自主呼吸和心跳。

（6）及时采取脑复苏措施，给予患者头戴冰帽保护脑细胞，护理人员根据医嘱给予患者脑细胞活性剂、脱水剂等。

（7）护理人员应严密观察患者生命体征、神志和瞳孔变化，及时报告医生采取措施。

（8）患者病情好转，神志清楚，生命体征逐渐平稳后，护理人员应给患者：①清洁口腔，整理床单位，更换脏床单及衣物；②安慰患者及家属，给患者提供心理护理服务；③按"病历书写规范"规定，在抢救结束后6小时内，据实、准确地记录抢救过程。

（9）待患者病情完全平稳后，向患者详细了解发生误吸的原因，制定有效的预防措施，尽可能地防止以后再发生类似的问题和情况。

十二、患者发生躁动的应急预案

（1）立即采取安全保护措施，专人看护，安装床档，必要时采用保护性约束，防止患者误伤或自伤。

（2）护理人员应寻找躁动原因，及时通知医生，给予相应的处理。

（3）密切观察患者病情，注意观察意识及生命体征的变化，保持呼吸道通畅。

（4）对麻醉恢复期出现躁动的患者，还应与家属进行沟通，以减轻他们的紧张心理，取得其合作。

（5）对于昏迷患者意识逐渐好转过程中出现的躁动，要经常呼唤患者，了解其意识恢复程度。

（6）对患者加强生活护理，增加患者舒适感，减少不良因素对患者的刺激。

（7）注意保持环境安静，减少声音对患者的不良刺激。

（8）护理人员对于躁动患者实施保护性约束时，要注意动作轻柔，以免对患者造成损伤，同时要经常观察被约束患者的肢体颜色。

十三、患者出现精神症状的应急预案

（1）护理人员首先应了解病情，做到心中有数，及时向医生汇报和通知其家属。患者出现精神症状期间，要有家属陪伴。

（2）在兴奋和有伤人企图的患者面前，护士应做到冷静、沉着、大胆，同时也要注意自我防护，防止被患者咬伤、打伤等意外事情的发生，对患者采取保护性约束，防止伤及他人和自伤。

（3）对于躁动患者按"发生躁动的应急预案"实施。

（4）护士在语言态度上要尊重患者，以消除患者的恐惧和敌对情绪。

（5）对患者用物要严格管理，如刀子、剪子、热水杯等易造成自伤和伤人的物品禁止放在患者处。

（6）吃药时要看着患者咽下，经检查确认后方可离去，最好在患者吃第一口饭时喂药，以免患者将药藏在手里或颊部，当工作人员离去后吐出。

（7）测量体温时应有专人始终守护在患者身旁，以免造假或将体温表作为伤害性物品。

（8）饮食以无骨、无刺为宜，防止暴食，必要时协助患者进食。入量不足者根据病情给予鼻饲；进食时注意避免发生误吸、呛咳，防止发生吸入性肺炎。

（9）从生活上关心体贴患者，对患者的合理要求要尽量满足；对不合理的要求，要耐心解释。精神障碍患者一般疑心较大，在言谈话语中一定要诚恳、热情。切记：不要当着患者的面与其他人交头接耳说话，以免引起患者的猜疑。

（郝雪梅　赵晓辉）

下篇 护理不良事件案例分析

案例一 跌 倒

跌倒是指患者突发、不自主的、非故意的体位改变，倒在地上或更低的平面上。跌倒往往导致患者机体创伤，功能状态衰退，生活质量明显下降，同时延长住院时间和增加医疗、护理费用，甚至危及生命。跌倒是医院内发生的最为常见的不良事件。很多国家已经或正在把住院患者跌倒率作为临床护理质量控制的一项指标。预防住院患者跌倒一直是临床护理人员探索的课题之一。

【举例】

案例 1

1. 患者一般情况 患者，男性，85 岁。诊断：脑梗死，因左侧肢体力弱半年由急诊轮椅推行入科，来时神志清，精神一般，活动能力较差。医嘱：一级护理，低盐低脂饮食。入院后护理查体：患者活动能力弱，跌倒危险评分 7 分，属高危人群，床旁悬挂防跌倒标识，嘱患者活动时需他人协助，遇有需求告知护士或陪护给予帮助，并向患者及家属交代注意事项和进行健康教育指导。

2. 事件发生经过 患者于 12：30 于病房外走廊在家属陪同下，因站立不稳跌倒，护士立即赶至现场查看患者，并通知值班医生及护士长。医生于 12：32 赶至现场检查患者伤情，患者主诉左侧臀部疼痛。查体发现患者左侧臀部有 4cm×6cm 瘀青，测量生命体征：体温：36.3℃，脉搏：92 次/分，血压：122/78mmHg，协助患者返回病房卧床休息，遵医嘱由本科人员及家属陪同急诊行左侧臀部 X 线检查，请骨科医生急会诊。会诊结果：左侧股骨颈骨折，遂转至骨科病房行进一步治疗。

3. 本案例原因分析

（1）患者高龄、体弱、行动不便、平衡能力差。

（2）患者对自身能力认知过高，对发生跌倒的风险认识较差。

（3）患者严重违拗，不听取医护人员及家属的意见和建议。

（4）病区地面湿滑，光线不足，未采取必要的安全防范措施。

（5）护理人员虽有风险意识，但经验不足，与患者缺乏有效沟通。

案例2

1. 患者一般情况 患者，女性，38 岁。诊断：消化道出血，因黑便 1 天由门诊步行入科，入院时神志清，自理能力、心理状态良好。医嘱：二级护理，普食。入院后护理查体：患者活动能力一般，体质虚弱，轻度贫血貌，血红蛋白：77g/L，跌倒危险评分 1 分，属低危人群，床旁悬挂防跌倒标识，向患者及家属交代注意事项，告知患者卧床休息，避免剧烈活动等健康教育指导，并嘱患者如有需求告知护士给予帮助。

2. 事件发生经过 下午15：30护士于床旁进行交接班，患者正在进行静脉补液治疗未诉不适。17：00 查房时嘱其卧床，尽量减少床下活动。17：20 护士于其他病房进行治疗时，见患者正在与餐厅人员于走廊餐车旁订餐，回病房时突然跌倒在地，护士立即赶至患者床旁并报告值班医生。值班医生于17：25 至床旁检查患者伤情，将患者抬至床上，患者神志清，但出现逆行性遗忘。测量生命体征：体温：36.5℃，脉搏：76 次/分，血压：100/40mmHg，血糖：9mmol/L。遵医嘱甲级心电监护，扩容补液治疗。17：30 患者记忆恢复，诉头颅枕部疼痛，查看未见明显瘀青，继续观察未做特殊处理。

3. 本案例原因分析

（1）患者不明原因消化道出血，血红蛋白 77g/L。

（2）正值月经期，在原有消化道出血的基础上又有一定量的血容量丢失。

（3）患者拟行结肠镜检查，在肠道清洁准备过程中，由于排便次数增多导致体质虚弱。

（4）患者认为自己年轻，活动能力较强，对自身疾病认识不足。

【应急处理流程】

患者跌倒→护士立即至患者身旁查看受伤部位情况→通知医生评估病情→将患者扶行至床上→密切观察意识、瞳孔及生命体征的变化→嘱患者卧床休息→必要时行 X 线检查→生命体征发生变化应通知医生采取相应措施→加强巡视→认真交班→填写《护理不良事件报告单》上报。

【原因分析】

1. 患者自身因素

（1）年龄因素：婴幼儿、老年人是跌倒高危人群。高龄患者对自身能力估计过高，对危险性认识不足，随着年龄的增长，生理功能减退、反应能力降低、行动迟缓，容易发生跌倒。有相关文献报道，患者年龄越大，发生跌倒的可能性就越大。

（2）疾病因素：①平衡功能障碍，包括步态异常、肌无力等。②运动系统功能障碍，包括骨关节损伤及肌肉功能障碍都可能导致跌倒。③视力损伤，视觉是重要的感觉器官，在平衡方面发挥着重要作用，包括各种视力残疾、视力减退等都可能导致跌倒的风险增加。④认知障碍，包括注意力障碍以及智力障碍、癫痫等。⑤直立性低血压与晕厥，它受不同系统疾病影响，包括心血管系统、脑血管系统疾病等。⑥其他因素，如贫血、眩晕、疼痛和骨质疏松等都可能导致跌倒。

（3）药物因素：药物治疗对相关疾病的跌倒影响具有双重性。药物使用适当可有效控制原发病，减少跌倒的发生；而非适应证、剂量不足或过量以及药物副作用均可能导致跌倒的发生。如降压、降糖、止痛、镇静催眠药物的服用，甚至多种药物混合使用等都可能影响患者的精神状态、平衡功能、血糖、血压，从而导致跌倒的发生。

2. 护理人员因素

（1）护理人员对跌倒潜在的风险防范意识不强，对跌倒高风险患者缺乏全面、针对性的评估，同时护理人员缺乏跌倒相关知识的培训。健康宣教知识能力不足，导致不能对跌倒高危患者进行全面的针对性指导。健康宣教不到位会使患者因个体差异对宣教知识掌握、理解程度存在差异，导致遵医行为不一，造成安全措施落实不到位。

（2）护理人力资源不足，护理人员长时间连续工作，倒班次数较多，长期处于过度疲劳状态，工作期间注意力下降，对潜在风险缺乏预警性。有文献报道：住院患者跌倒主要发生在夜间、午后及晨起三个时间段，此时间段值班护士人员少、工作量相对较大，因此精力和注意力不能相对集中导致对患者的关注度下降，加之低年资护理人员在队伍中所占比例较高，临床工作经验不足，也成为影响患者安全的重要因素之一。

3. 环境因素

（1）自然环境：雨雪天气、坡道、道路障碍、光线不足等。

（2）病区环境：①病房光线过强或过暗，地面湿滑，警示标识不明显。②病房物品放置无序或不合理，呼叫器使用不方便。③病床过高，病床护栏使用功能不稳定，病床制动功能丧失，卫生间防跌倒设备不完善等。

（3）设施因素：卫生间缺乏防滑垫，楼梯护栏、扶手不稳定等。

4. 陪护因素　有调查显示，陪护对患者跌倒相关风险的认识只有36% ~ 65%，这与陪护文化程度低、跌倒相关知识缺乏、对跌倒风险认识不足及护理人员宣教不到位有关。

【防范措施】

（1）认真筛查高危跌倒患者，对高龄（＞65岁）、存在跌倒病史及风险的患者进行护理干预。住院患者作息时间有一定的规律性，护理人员应对其发生跌倒的高峰时段引起重视，加强护理巡视，有针对性地进行健康教育指导，以减少住院患者跌倒的发生率。

（2）由于部分患者存在自我认识欠缺及自尊心强等特点，护理人员在入院宣教中应特别注重安全引导，强化安全的重要性及注意事项，强调不能单独、擅自活动，特别是对存在跌倒高危风险的患者，要加强患者住院期间的安全巡视。对存在情绪不稳、焦虑、抑郁的患者要给予心理疏导，协助家庭给予社会支持，转移其注意力，以降低跌倒的可能。

（3）重视风险评估：首先，对新入院患者必须进行全面的护理评估，包括年龄、精神、神志、既往史、跌倒史、平衡能力；其次，对住院患者定期进行评估，以便及时发现存在高危风险的人群，采取个体化的护理干预；最后，提高护理人员防止跌倒发生的风险意识，对可能发生跌倒的危险因素及时采取护理干预，以取得患者及家属的理解和配合。

（4）加强健康宣教力度：健康宣教是降低跌倒发生的有效途径之一。提高患者及家属预防跌倒的风险意识，明确跌倒带来的危害以及不良后果，让患者掌握跌倒的防范要点，从而减少跌倒的发生。由于受文化程度、理解能力等个体差异的影响，护理人员对跌倒高危患者要有针对性地进行宣教，可采用多种形式，如口头宣教、文字宣传册或图片、视频等，对认知能力差的患者可进行反复多次的强化指导。

（5）加强护理人员跌倒相关知识的培训：护理人员受年资、工作经验等方面的影响，对跌倒相关知识掌握存在差异，往往对跌倒的概念掌握不清晰。例如，患者在住院期间发生跌倒，倒于椅子、病床、扶杆等处，虽未跌倒在地面，但也属于跌倒的范畴。此外，患者在院内虽发生跌倒，但没有任何损伤，护士往往认为不属于跌倒不良事件而不予以重视。应定期展开对护理人员跌倒相关知识的培训，将知识转化到临床护理工作中，护理人员应正确指导患者服用药物，密切观察药物不良反应，尽可能限制使用可能引起跌倒的药物，以减少跌倒等不良事件的发生。

（6）加强医院环境安全建设，改善医院相关配套设施：病区布局要合理、安全，光线适宜，夜间开启地灯；加强保洁人员安全教育，地面积水及时清理，放置防滑警示标牌；卫生间铺设防滑垫，浴室、坐便器旁安装扶手、呼叫器；调节床位高度要适宜，妥善固定床脚刹车；定期对病房安全设备进行检查、维修。

（7）加强护理人力资源配置：护士配备是否合理，直接影响到患者的安全和护理质量。对易发生跌倒的特殊时段实行弹性排班，加强夜间护理人员的合理配置，加强巡视，以消除安全隐患。

（8）对陪护人员进行安全教育指导，强化其安全隐患防范意识，让陪护人员充分了解患者的需求，将护理安全贯穿于整个陪护工作中。

住院患者发生跌倒是由潜在危险因素导致的，通过护理干预可以得到有效地减少和控制。预防跌倒是护理人员重要的职责之一，因此护理人员要重视对患者的全面评估，提高自身护理能力，加强风险意识的养成，从而降低跌倒的发生率和致死率。

（陈婕　谢惠）

案例二　坠　床

坠床是住院患者常见的安全问题，不但影响患者的身心健康和生活自理能力，增加患者及家庭的痛苦和负担，更会成为医疗纠纷的隐患。防范住院患者意外坠床是医院护理质量管理中的一个重要方面。近年来，因患者住院期间坠床后致伤、致死导致的医疗费用增加和医患纠纷屡见不鲜，因而坠床越来越受到医院管理者的高度重视。因此预防患者坠床已成为护理人员迫切需要解决的重要问题之一。

【举例】

案例1

1. 患者一般情况　患者，男性，65岁。诊断：蛛网膜下腔出血，患者主因头痛呕吐8小时、发热7小时，由急诊平车推入神经外科。护理查体：患者意识清楚，双侧瞳孔等大等圆，对光反射灵敏，四肢肌力正常，精神差，活动能力较差，体温：38.0℃，脉搏：86次/分，呼吸：18次/分，血压：130/80mmHg。主诉头痛，既往有动脉瘤病史。医嘱：一级护理，普食，卧床，陪护一人。自理能力评估分值70分，坠床评分为4分，给予患者及家属进行健康教育指导，告知患者卧床，如有需求告知陪护或使用呼叫系统告知护士给予帮助，拉起双侧床档，床尾悬挂坠床警示标识，以预防患者起床、翻身时不慎坠床。

2. 事件发生经过　患者入院第2天夜间23∶50护士交接班巡视病房时，患者处于安静睡眠状态，双侧床档呈立起状态，陪护于陪护椅休息。0∶05患者想小

· 29 ·

便，见陪护（其子）睡眠中不忍唤醒，担心打开床头灯会打扰同病室患者休息，由床头和床档之间的空隙处自行俯身寻找床下便器，起身时突因上肢发软，发生坠床。坠床发生后护士立即赶至床旁，发现患者坐于地上，立即报告医生。值班医生给予患者查体，患者意识清楚，四肢关节活动正常，前额轻微肿胀，测量生命体征：体温：37.5℃，脉搏：82 次/分，呼吸：18 次/分，血压：135/80mmHg。患者未诉头晕及疼痛，将患者抬至床上，遵医嘱给予患者行头颅 CT 检查，检查结果示：未见外伤后改变，安全返回病房，嘱患者卧床休息，继续观察患者生命体征的变化，安抚患者入睡。

3. 本案例原因分析

（1）患者因高龄、疾病原因导致身体虚弱、活动无耐力、活动能力差。

（2）患者对疾病认识不足，对自身能力认知过高，对发生坠床风险认识较差。

（3）床档设置欠合理，床档长度不够。

（4）护理人员虽有风险意识，但经验不足，与患者缺乏有效沟通。

案例2

1. 患者一般情况　患者，女性，66 岁。诊断：多发性脑梗死，患者主因左侧肢体力弱 7 小时收住院治疗。既往有高血压、糖尿病，否认药物过敏史，无家族史。医嘱：一级护理，低盐低脂饮食。

2. 事件发生经过　患者第 2 天预约心内科心脏起搏器检查，患者由两名家属陪同，家属拒绝科室护检同去，自行推平车前往心内科检查，在出电梯时，由于平车出现故障，车轮焊接口断裂，导致患者由平车坠下。家属立即通知主管医生、护士长，到达现场后立即为患者检查伤情，患者主诉心慌，请心内科医师对患者进行会诊并监测心脏起搏器情况，请骨科会诊，行 X 线检查未见异常，更换平车将患者推回病房，嘱患者卧床休息，局部疼痛处给予速消灵喷洒，密切观察患者，耐心倾听患者主诉，填写不良事件报告单，记录护理记录单并认真交接班。

3. 本案例原因分析

（1）对患者使用的交通用具，如平车、轮椅是否存在质量问题或是否损坏要定期进行检查及维修。

（2）责任护士及患者家属对可能发生的安全风险评估不够。

（3）护士对患者家属使用平车的方法指导不够，导致其使用平车的方法不当，也是平车坠床的原因之一。

【应急处理流程】

患者坠床→护士立即到现场检查患者伤情→通知医生评估患者→检查患者坠床时的着力点→以正确的方式将患者搬至床上→严密观察患者意识、瞳孔、生命体征的变化→必要时行 X 线或 CT 检查→嘱卧床休息→加强巡视、严密观察病情变化→认真交接班→填写《护理不良事件报告单》→报告总护士长→分析不安全因素→质量持续改进。

【原因分析】

1. 患者自身因素　有研究表明随着年龄的增长，跌倒和坠床的发生率也增加。这可能与老年患者各器官因年龄增长而退化，体质虚弱如认知能力减退及感觉反应能力不佳、感觉平衡及应急能力低下，活动能力差有关。发生意外伤害的住院患者中诊断为循环系统疾病的占比最高（46.43%），其中以脑血管疾病居多。神经外科住院患者由于病情危急，存在精神状况不良、视力视野受损、肢体活动能力障碍，以及受药物使用情况、既往病史、看护人员的技能水平等因素影响，住院期间易发生坠床等意外事件。患者和家属安全意识不强，依从性差，患者对自己能力评估超高，认为自己有能力完成一些工作，不愿麻烦家人及护理人员导致坠床。

2. 护理人员因素

（1）护理人员对坠床风险识别和评估能力不足。部分护理人员对坠床的关注程度不够，预防坠床的积极性不高，对坠床造成的风险认识不足，缺乏全面、正确和针对性的评估能力，对预防坠床的相关知识掌握不足。

（2）护士主动巡视不够。由于连续工作时间长，倒班次数多，护士长期处于过度疲劳的状态，对潜在风险缺乏预警性，巡视不及时，巡视有效性不够，交接班流于形式，欠缺发现问题的能力。

（3）健康教育缺乏针对性，宣教效果不佳。护理人员对患者坠床健康教育的时间多集中在患者刚入院时，而此时患者和家属内心焦虑，更多的精力集中在疾病的诊疗和适应病区陌生的环境上，同时接受大量的医护信息，健康宣教的效果往往并不理想，同时因护理人员的水平层级不一致，宣教往往缺乏个性化，导致部分患者的依从性差。

3. 药物因素　作用于患者中枢神经系统的药物，特别是镇静催眠药、抗精神病药和麻醉镇痛药，被公认为是发生坠床跌倒的显著因素。每个人对药物的耐受性和敏感性不同，用药后可能产生眩晕、低血压等不良反应，也是诱发坠床的危险因素。

4. 环境因素

（1）病房光线过暗，警示标识不明显。

（2）病房物品放置无序或不合理，呼叫器使用不方便。据相关数据报道床上取物不便占坠床总发生率的 62.96%。

（3）病床高低度不适合，床档使用功能不稳定，床脚刹车失灵，维修不及时。

5. 陪护因素 陪护人员缺乏足够的信心和耐心。陪护人员对患者坠床危险的认知度不高，对患者的安全防范缺乏经验，以及缺乏对患者相关疾病知识的了解。部分患者家属工作忙，照顾人员不固定，文化层次不一，临时照护的心理也使他们产生侥幸的心理。

【防范措施】

1. 提高对患者坠床风险的识别和评估能力 风险识别是风险管理的第一步，是对潜在的、客观存在的各种护理风险进行系统、连续识别和归类。因此提高护士的风险识别和评估能力至关重要。责任护士应熟练掌握坠床的风险评估方法，在患者入院后收集资料，包括年龄、意识、既往史、药物使用情况、精神状态、有无坠床史，有无听觉、视觉、感觉平衡障碍，有无肢体活动障碍等；并注重个性化评估和连续、动态评估，住院期间至少每周评估一次，遇病情变化、手术、特殊检查等情况随时进行评估。

2. 加强健康宣教力度 健康宣教是降低坠床发生的有效途径之一，入院宣教应使患者熟悉床单位和病房各类设施，知道如何得到援助。通过示范使患者和家属熟悉呼叫系统的使用方法。加强对患者和家属的安全教育，包括坠床原因、最大伤害程度及安全活动注意事项等，指导高危患者改变体位时应动作缓慢。此外，责任护士应根据患者情况制定适合患者本人的健康教育内容，使用口头宣教、视频、宣传图册、悬挂警示标识等多种宣教方式，将患者常用物品置于患者视野内且易于拿取的范围内。掌握患者的心理状态，如本案例患者不愿麻烦家人和护士，应做好针对性的心理疏导。护士对患者的健康教育需要不断反复强化，尤其是对于存在跌倒/坠床高危因素的患者，否则教育内容容易被患者忘记，更无法转化为实际行动。

3. 建立健全规章制度，加强护理人员培训 建立健全规章制度是护理安全的保障，提高护理人员的安全意识是安全管理的重要措施。加强护士的职业道德教育，使护士树立以人为本的服务理念，增强护士的工作责任心；组织护士学习相关的法律法规，如《医疗事故处理条例》《护士条例》，提高护士的法律意识，做到对患者及工作人员的双重负责，保障医疗活动安全。通过安全教育使护士从被动接受管理到主动维护护理安全，形成良好的"安全文化"氛围。定期对护理人员进行坠床的危险因素、预防措施及沟通交流技巧等相关知识进行培训，并应用到护理工作中。定期组织开展不良事件分享活动，组织不良事件应急预案演练培训，使预案知晓率达到100%。

4. 指导患者服药　护理人员必须指导患者正确服用降压药、镇静药、止痛药等药物，告知患者药物作用、注意事项、服药时间，密切观察药物不良反应，尽可能减少因药物不良反应导致的坠床等不良意外事件的发生。

5. 加强多部门合作，保障病区环境安全　改善医院配套设施，病房布置简洁、合理，光线适宜，夜间开启地灯；调节床的高度适宜，固定好床脚刹车，病床设置床档合理、牢固、有效，定期对病房安全配套设备进行检查、维修。

6. 提高护理人力资源配置的合理性　护士配备是否合理，直接影响到患者的安全和护理质量。有研究表明较高的护理人员配置水平有利于降低跌倒/坠床发生率。对易发生坠床的特殊时段应增加人力，主动做好基础护理及生活护理，清晨及夜间是患者坠床最危险的时段，护士应该有的放矢重点巡视，同时做好宣教，让家属及陪护人员主动配合护士共同完成患者的生活自理需要。

7. 加强陪护指导　除告知陪护防坠床相关知识外，还应合理安排、指导家属协助患者入睡前如厕，将陪护椅置于患者健侧，以便患者自行下床时及时发现；指导患者正确使用外出检查用具，在使用前应先检查轮椅、平车的安全性能；加强陪护人员的安全隐患防范意识，加强沟通，培养彼此默契，让陪护人员充分了解患者需求，将护理安全落实到整个陪护工作中，来降低住院患者坠床的发生率，提高患者的安全系数，促进恢复。

（徐小飞　龚丽娟）

案例三　走　　失

　　走失是指住院患者在完成住院手续后至完成出院手续前，或门诊及急诊患者于医院就诊期间，未经主管医生同意，因各种原因发生的出走、失踪事件。走失给患者的人身安全带来很大风险，也常由此引发医疗纠纷。因此，采取有效的防范措施对降低走失发生率、保障患者的生命安全、规避医疗纠纷具有重要意义。

【举例】

案例1

1. 患者一般情况　患者，男性，78岁。诊断：脑挫裂伤。患者主因车祸伤后意识障碍、呕吐、躁动6小时入院。医嘱：一级护理，陪住一人。入院经积极治疗后患者病情趋于稳定，偶有胡言乱语、骂人等精神症状，多次拒绝接受治疗，要求回家。主管医生曾多次通知家属和肇事方并与之交待病情。患者病情基本稳定，可办理出院，给予口服药对症治疗。患者家属以车祸肇事方赔偿事宜未谈妥为由而拒绝为患者办理出院手续，后医生多次通知家属及肇事方均不接电话。

2. 事件发生经过　患者住院期间陪护不听护士劝阻多次私自带患者离开病区，被护士发现后打电话唤回，护士长把陪护情况通知家属及肇事方，对方均不予理睬。中午11：20责任护士帮助患者打饭，11：40下班前巡视病房；饭后12：00陪护嘱患者先行从安全通道门下楼，陪护随后再下楼；12：30值班护士巡视时不见患者，马上报告病区护士长并与陪护寻找患者，13：50仍未找到；护士长安排除值班护士外其余护士分别寻找，并报告上级领导部门。期间，全体护士连夜寻找患者，于次日中午11：45在北京朝阳区楼梓庄管理服务站找到患者，13：00携其安返病房。

3. 本案例原因分析

(1) 主观因素：①患者病情稳定后，有胡言乱语等精神症状，多次拒绝接受治疗要求回家，但是家属拒绝为其办理出院手续。患者无家人陪伴，主观幸福感降低，对家庭成员缺乏信任，精神遭受重创。②患者脑挫裂伤后病情复杂，由于受神经系统病变引起意识、精神、视觉和认知功能障碍，加之住院期间周围环境的突然改变，住院患者发生走失的概率相对较高。

(2) 客观因素：①该患者走失时间发生在中午用餐、午休时段，病区对外开放，探视人员增多，人员流动较大，此期间是护理人员交接班时间，交接工作繁忙，是巡视的空档期，特别是在分餐时病区比较混乱，个别患者走失不易被发现。②在住院期间患者陪护不听护士劝阻，多次私自携患者离开病区，医护人员虽多次劝说警告，但是均未引起足够的重视。

(3) 护理因素：①该患者在住院期间有安全隐患和行为异常，护理人员没有引起足够的重视和警惕。值班护士知其曾经有出走的经历，在午间用餐时间未对其加强巡视，导致患者成功出走。②病区环境设置不合理，安全通道没落锁，患者可随意、随时出入病区。此例患者走失与病区环境的不安全有关。

案例2

1. 患者一般情况　患者，女性，50岁，主因反复上腹部灼痛纳差1年余、加重3月入院，护理查体患者右腿有瘸行，无疼痛，精神好，对答自如，生活完全自理。胃镜检查显示浅表性萎缩性胃炎。遵医嘱给予：二级护理，抑酸保护胃黏膜，活血化瘀及对症支持治疗。

2. 事件发生经过　入院第三天凌晨1：40护士巡视病房时患者卧床休息，晨4：30患者曾诉睡眠不好，5：30护士发现该患者不在病房，5：40再次巡视患者仍未在病房，查找走廊、洗碗间、卫生间均未见该患者，立即报告值班医生。值班医生电话联系患者本人无人接听，联系家属诉未见患者，立即报告科室主任、护士长，上报医院保卫处，在医院周边展开寻找未果。于8：20患者家属来电，患者因夜间不能正常入眠而自行回家。于10：30家属将患者带回病房。

3. 本案例原因分析

（1）患者因为住院环境发生改变，家人不在身边陪伴，主观幸福感不强，导致夜间不能正常入睡，从而导致情绪低落。

（2）护士的评估识别能力不足。护理人员在患者入院第一天，对患者的心理状况评估不足，未能及时与患者及家属沟通。

（3）病区环境设置不合理，夜间患者出走的通道没有及时上锁或有人员看管，患者可以随意出入病区。

【应急处理流程】

发现患者走失→立即报告病区主任、护士长→在病区及周围寻找患者→联系家属帮助寻找→与家属一起分析患者走失原因及可能去的地方→报保卫科、医院总值班室→由保卫科组织人员在医院范围搜寻→必要时报警协助搜寻→寻找到患者后，立即携带患者返回病房→检查生命体征、意识、有无受伤等→填写《护理不良事件报告单》上报护理部→科室讨论事情发生经过，提出整改措施。

【原因分析】

走失是住院患者较常见的不良事件之一，一旦患者走失，其生命安全会受到威胁，并且将产生严重后果、引发医疗纠纷。但是患者群体存在错综复杂性、多变性和差异性，给其安全管理造成一定的困难。

1. 患者自身因素

（1）住院患者文化程度低是患者发生走失的原因之一。由于文化程度不高，对住院病区的环境结构不了解，外出检查时不知如何返回而发生走失。

（2）老龄患者偏多，有报道显示 50 岁以上的患者走失率占 62.5%。由于老年患者年事已高，子女大都不在身边，再加上疾病困扰，难免产生空虚、失落、无聊和惆怅等心理，会有不同程度的抑郁表现，更容易产生心理危机。这些都是老年患者更容易发生走失的基础，他们最需要寻求精神、情感方面的慰藉。

（3）患者面对陌生的人群和环境，会对住院的生活和环境产生不适应。住院期间除检查、治疗外，无其他活动项目，住院期间要求患者在有限范围内进行活动，患者感到生活单调、苦闷，受拘束和限制，不自由而出走，继而发生走失。

2. 护理人员因素

（1）个别医护人员说话模式化，工作方法简单，使患者产生厌倦心理，入院时医护人员未详细向患者介绍住院环境，或未按时巡视患者也是造成患者走失的原因。

（2）护理评估不全面，多数护理人员等到发生走失后才想对策，及时、有效的护理评估尤为重要。健康教育是护士针对住院患者的生理、心理、文化、社会的适应能力而进行的，是通过向患者传授所患疾病的有关医学、护理方面的知识与技能，调动患者积极参与自我护理保健达到恢复健康的目的。

（3）护理人员在工作中对院内规章制度的执行与落实往往不到位，如在对患者身份识别制度的落实中，腕带的佩戴常因为患者不配合或家属不同意等外围因素而执行不到位，也是导致患者发生走失不能及时找回的因素之一。腕带的正确佩戴，能够有效地防止患者发生走失或一旦走失后及时找回，避免不良后果的发生。

3. 环境因素　住院患者未着统一的患者服装，患者的身份无特定的标识与区分，因而当患者走出医院大门时门卫工作人员不能及时、有效地识别患者的身份，是患者发生走失或走失后不能及时找回的一个不可忽视的原因。

4. 疾病因素　有脑功能和精神障碍的患者可能更容易发生走失，因为其症状有意识障碍、行为紊乱、兴奋躁动、话多或缄默、哭笑无常、违拗、木僵、恐怖性幻觉、妄想、痴笑和精神幼稚等，可伴有抽搐发作，其外走后危险更大。

5. 陪护因素　目前，陪护人员文化水平高低不平，以初中毕业者最为多见，其中最主要的不足即为学历水平普遍较低，风险安全意识不强，在病房陪护觉着无聊，甚至会协助患者出走。

【防范措施】

（1）构建安全住院环境：医院建筑应增加醒目、简明标示，特别标注与患者日常生活密切相关的设施，告知患者及家属所在科室及医院各职能部门的位置，必要时发放简明地图，入院时进行详细讲解。

（2）建立健全护理走失风险预案及应急处理预案：风险管理是指对患者、工作人员、探视者可能产生伤害的潜在风险进行识别、评估并采取正确的行动。应正确、及时评估每位住院患者的危险因素，确立高危人群，重点观察，重点交班，重点防护。责任护士必须做到心中有数，落实各项防范措施，如对高危患者佩戴腕带、床头悬挂"防走失"警示标识等。科室根据具体情况结合保卫部门组织开展"住院患者走失应急预案演练"，可提高医护人员应对患者走失事件的处理能力。

（3）加强护理人员安全培训，不断提高护理人员的整体素质：科室可通过多种形式、多种途径的教育培训方式，如对典型案例进行分析讨论，学习相关法律法规文件等，使每位护理人员明确患者的权利和义务，强化护士管理意识、安全意识，提高安全工作的预见性和预防性，从而保证患者的身心健康，对各种不安全因素进行有效控制，减少质量缺陷的发生。

（4）加强护患沟通：现运行的责任制整体护理模式要求为患者提供全面、全程、无缝隙的护理服务，要求责任护士与患者及家属建立良好的护患关系，根据患者疾病、生理、心理等情况分析其发生走失危险的相关因素，及时、有效地与家属做好沟通，讲解走失的原因、不良后果、防范对策，做到信息传递对等、及时、全面、有效。

（5）宣教防走失知识：入院第一天责任护士应向走失高危患者及陪护讲述患者走失高危的原因、不良后果及应该采取的预防措施等，如协助患者严格按要求穿病号服、佩戴腕带标识，患者离科检查时应有人陪伴，并向医护人员告知去向等。第二天责任护士或护士长强化指导，直至患者及陪护人员能复述防走失的具体方法。

（6）分析走失危险因素：针对走失危险因素，科室行政主任、护士长、住院医师及护理骨干集中进行分析，从疾病种类、病区环境、护理工作流程与指引、规章制度的落实等方面制定细节化管理措施，并在病区组织实施，由科室护士长或责任护士检查及监督。

（7）规范护士行为，培养风险意识：变被动护理为主动护理，强化护理工作的预见性。在临床护理工作中，利用早交班、护理质量安全分析会，护士长对护士进行安全意识教育，使护理人员认识到细节管理的重要性，并实现于临床护理工作中，使重视细节成为工作习惯；对有出走倾向的患者应主动与其接触，掌握其思想动态。

（8）患者安全细节管理：患者身份识别细节化：佩戴塑胶腕带，腕带上有医院名称、患者姓名、年龄、所在科室及电话号码。患者着统一病号服，患者外出检查、治疗时必须有家属或工作人员陪同，确保患者的安全。

（9）完善高危患者走失风险评估：健全管理制度，加强医护人员及家属的警觉意识是有效预防患者走失的前提。在住院患者中，由于精神异常而发生的意外事件中，走失是最常见现象之一。因此，护士长应不断查找预防走失管理中的薄弱环节，能敏锐地识别并及时收集科室现存和潜在的走失风险信息，召开护理安全形势分析会，明确重点防范环节，提出有针对性的措施，制定并不断完善预防走失管理规范及配套的一系列管理制度，包括走失预防措施、走失处理预案、走失事件呈报流程等，同时对护士进行预防走失相关知识的培训，做到人人掌握。

（10）新入院、午休和凌晨是走失发生的高危时间段。护士应加强巡视，对有明显出走危险的患者要严加防范，提醒家属或陪伴不能睡得过沉。晚间熄灯后应将走廊、安全通道、病房门窗锁好，防止患者走失。对出走欲望强烈的患者，应将其活动控制在工作人员视线范围内，必要时派专人护理，班班交接。如发现患者行为异常，要提高警惕，一旦发生走失，应沉着、冷静，立即通知家属、医护人员、保卫及相关部门共同寻找。

（11）加强对医护人员的教育：教育医护人员强化安全意识，定期进行安全教育和安全检查。加强对患者的管理，端正服务态度，满足患者合理要求，对患者做到耐心、体贴、关怀、鼓励，而不是歧视、恐吓。对文化教育水平较低的患者，更要注意用通俗易懂的语言与其交流，在谈话方式、方法上注意技巧，让患者信任护理人员，遵守医院规章制度，促进护患关系和谐。对于出走归院的患者，要慎重对待，做好心理护理、重点交班，防止再次发生走失。

（徐燕　王会接）

案例四　自　　杀

自杀是人类十大死亡原因之一。全世界每年有 40 万～60 万人死于自杀，其中青少年自杀率逐年上升。导致自杀的因素是多方面的，重点是自杀的预防。自杀是一种由于自身意识的动作或行为所造成的死亡，而自杀会对家庭、社会、医院造成负面影响，甚至是医疗护理纠纷。随着癌症患者发病率的增高，癌症患者成为自杀的高危人群。有资料显示癌症患者的自杀死亡率为 1%～25%，因此，分析患者的自杀原因，采取积极预防措施，使其不安全因素消灭在萌芽状态，已经势在必行。

【举例】

案例 1

1. 患者一般情况 患者，女性，50 岁。诊断：乳腺癌术后，全身骨转移，为求进一步治疗收住院，入科后患者病情加重，全身疼痛明显，给予患者积极对症治疗，症状明显改善。

2. 事件经过 入科第 5 天 23：50 护士给予患者静脉管路封管时，患者精神状态正常。00：15 护士为其同病室患者做治疗时，患者处于睡眠状态。00：20 护士记录护理文书时，陪护熟睡，患者试图用水果刀割腕自杀。同室患者立即告知护士，护士得知后立即到病房查看患者及其伤口，伤口长约 5cm、深 0.5cm，伤及表皮，立即报告值班医生，遵医嘱给予患者监测生命体征，在正常范围，未诉特殊不适，并请骨科医生会诊，为其清创缝合。

3. 本案例原因分析

（1）主观因素：①患者心理承受能力差，15 年癌症病史导致患者心理脆弱，厌倦生活。②对疼痛认识不正确：患者疼痛未完全缓解，疼痛时不能表达清楚自己的感受，使护士不能及时、有效地解决问题。

（2）客观因素：①患者为乳腺癌术后，全身骨转移，对疾病转危不能接受，心情抑郁，值班护士对患者心理变化掌握不及时，没有给予及时的心理疏导。②夜间值班护士人员较少，与患者沟通交流相对受限，患者孤独寂寞感增加。③家属未引起重视，没有关注到患者心理变化，未及时进行干预。④陪护人员因素：患者发生自杀时，陪护熟睡，未尽到看护患者的职责。

案例 2

1. 患者一般情况 患者，男性，22 岁。诊断：喉癌。10 月 13 日于全麻下行喉部病损切除颈淋巴结清扫术并气管切开术。术后按气管切开术后常规治疗护理，患者病情平稳，未出现不良反应。遵医嘱于 10 月 29 日出院，等待下一步放化疗。

2. 事件发生经过 10 月 29 日出院当天，责任护士为患者做出院宣教后，患者家属陪同患者一起去办理出院手续，途中患者要如厕，家属在外等候，听到异常动静，进入卫生间后强行把门打开，发现患者自行拔出气管套管，出现窒息，面部青紫，立刻呼救，医护人员赶到后及时给予开放气道，重新放置气管套管，遵医嘱给予监测生命体征，体征平稳。

3. 本案例原因分析

（1）患者由于年龄较轻，心理承受力较差，不能接受佩戴气管套管的事实，也无法面对不能正常生活，要长期清洗气管套管的繁琐事项。

（2）患者家属未引起重视，没有关注到患者心理变化，未及时干预。

（3）医护人员对患者心理变化掌握不及时，没有给予及时的心理疏导。

案例 3

1. 患者一般情况 患者，女，56 岁，诊断：2 型糖尿病，为控制血糖收入内分泌科。入院后医嘱给予糖尿病饮食、皮下注射胰岛素降糖治疗。住院期间无家属陪伴，由护工照顾。

2. 事件发生经过 17：00 护士巡视病房，发现患者哭泣，护士追问原因，患者曾在前一日与护工争吵，安慰患者并报告医生，与家属取得联系，17：10 发现患者呼之不应，立即测血糖、测血压，报告科室主任及管床医生，给予心电监护，低流量吸氧，请神经内科会诊，急查生化、心梗五项、凝血，18：05 急诊头颅 CT，18：20 回病房，呼之可应，主诉口服安眠药片数片，19：10 请急诊科医生会诊，给予洗胃。

3. 本案例原因分析

（1）患者常年患有 2 型糖尿病，需终身治疗，睡眠质量差，情绪低落，此次住院经会诊诊断为抑郁症。

（2）患者住院期间无家属陪伴，与护工发生过争吵。

（3）患者入院时自行携带安眠药。

（4）护士未进行风险评估，未发现患者携带安眠药。患者诊断为抑郁症，护士未引起重视，未对患者及家属进行有效宣教。

【应急处理流程】

发现患者有自杀倾向→报告护士长及分管医生→没收危险物品→家属 24 小时监护→详细交接班→密切观察患者心理变化→查找患者自杀原因→做好心理护理→患者自杀→立即通知医生→立即抢救→保护现场→通知医务部或总值班→做好家属的安抚工作。

【原因分析】

1. 患者自身因素

（1）心理因素：影响癌症患者生存质量的因素很多，其中心理因素对患者有显著影响。癌症患者的心理变化类型与自身个性心理特征、病情严重程度有关。心理绝望是导致癌症患者产生自杀意识或行为的首要因素。患有慢性疾病的患者，需长期治疗，对治疗失去信心，虽然生活能自理，但对自己的病况产生恐惧，失去生活的勇气。患者患有抑郁症，据有关数据显示，住院患者有33%的人伴有不同程度的抑郁症，如果这类患者遇到心理应激事件就会想不开而寻求自杀途径得以解脱。

（2）身体因素：癌症患者往往经历手术、放疗、化疗等治疗，但效果通常不明显，还要饱受治疗所带来的各种并发症的痛苦甚至在承受了治疗后的巨大痛苦后，肿瘤仍迅速复发或转移。患者通常丧失治疗信心和活下去的希望，迫切想解除身体上的痛苦，结束生命，于是选择了自杀。

（3）患者自杀存在隐蔽性：患者自杀意愿强烈，会选择不被人注意的时间以及场所来完成。

2. 护理人员因素

（1）医务人员思想重视不够，缺乏医院安全风险防控知识的培训，对自杀流行病学的特点和时间分布、自杀患者的心理特征、自杀风险因素和自杀意识的评估与预防等知识欠缺，对有自杀倾向风险的患者缺乏警惕性，对自杀风险系数高的患者及家属未做好宣教工作及患者的心理疏导工作。

（2）护理人力资源不足，护士连续工作时间长，倒班次数较多，长期处于疲劳状态，工作注意力降低，对潜在风险缺乏警惕性，加之低年资、低职称护士在护理人员中比例较高，经验缺乏也是对自杀患者防范不力的重要因素之一。

3. 家庭因素　有学者认为，家庭关系不和、家庭经济困难可导致患者矛盾心理而造成自杀。由于疾病的特殊性，往往需要消耗家庭成员大量精力和财力，因此家庭经济状况不好的患者，尤其是没有社保来源的患者，常会产生很大的心理负担。他们怕连累家人，再加上无望的治疗、疾病的痛苦，易在无奈、痛苦、恐惧中选择结束生命。

4. 科室管理因素

（1）科室管理者注重业务方面管理，而忽略了患者情感的变化。那些患有严重躯体疾病（特别是不治之症）的老年患者，其绝望感与自杀意念显著相关，是主要的自杀危险因素之一。

（2）科室管理者对医务人员未加强落实科室安全风险知识培训及相关考核，缺乏相应的防控规章制度及落实措施。

（3）科室管理者对住院患者外出及患者自备药物相关管理力度不够。

【防范措施】

针对自杀原因的分析以及暴露出的相关问题，采取以下措施。

1. 加强落实科室安全风险防控知识培训　强化医务人员的防控能力培训，内容包括医院安全风险防控的重要性、自杀预防相关知识、患者自杀应急预案的制定、患者有自杀倾向时和自杀后的应急处理、有关自杀的理论知识、自杀患者的心理疏导、自杀患者危险因素的评估、自杀患者高危人群筛查、患者自杀意向的正确评估等等；对医务人员培训后进行考核，要求其掌握自杀风险评估，提高医务人员对高危人群的关注程度，通过培训提高全体人员对医院安全风险防控措施的执行力，达到有效防控安全风险的目的。

2. 完善病区及患者的管理

（1）加强入院宣教，告知患者住院期间不可以随意外出。

（2）如有强烈要求外出者，必须经主管医生的同意，并签订《离院协议书》。

（3）患者私自外出者应立即与其或家属联系，汇报给医生及总值班，最终达到预防控制自杀的目的。在护理记录上要求入院评估单上设有自杀危险因素评估表，对于入院后评估为高危人群者，向家属告知，需要24小时陪护，加强宣教，并予以签字，班班交接，必要时将高危患者安排靠近护士站的床位，加强巡视，给予更多的关怀，不让患者单独活动，并与家属加强沟通，使患者感到慰藉。

（4）做好药品管理工作，遵医嘱按时按量发放，看服药到口，服后再走，严防藏药或蓄积后一次吞服。妥善保管镇静、镇痛药品及精神类药品，不允许患者私自带此类药物，服用该类药物时护士必须做到看服药到口、服完再走。

（5）加强病区安全防护

①对医院窗户进行特殊设计，安装防护网或减小推开的宽度。

②所有患者入院后更换统一病号服，对自杀高风险患者的皮带、鞋带、围巾、丝袜等由病区统一保存，出院时再交还给患者及家属。病房内禁止有绳索或多余的电线。

③加强对患者家属的培训及教育，尽量不使用玻璃瓶装食品，使用后的易拉罐环需放入锐器盒内，使用中的锐器盒需放置于治疗室或处置间，不能离开护士视野。

④病区不得放置尖头剪刀、绳索等，需使用的剪刀必须为平口剪刀；严格管理水果刀、手术刀之类的利器，患者需使用水果刀时可借用病区备用的水果刀，需在医护人员或家属看护下使用；责任护士严格检查患者及家属自带物品，禁止患者及家属自带刀具、绳索等。

⑤保证监护系统的安全，保证病区门禁及监控系统正常运行，高度关注患者夜间出入病区，必要时医院可在进入院环节增设安检系统。

⑥安排专业人员对建筑设施进行巡查，对室外的电缆线要妥善固定，不能散落乱放；患者使用中的监护仪、输液泵等电线留出患者自由床上活动时合适长度，多余的线路放置于集线套内。

⑦卫生间采取统一的卫生间特制门锁，病区必备的应急箱内存放一把最易打

开门锁的钥匙，并每班清点；医院制定卫生间门被反锁后的开门流程及方法，加强对医院所有员工，包括临时员工的培训，确保所有医务人员能在紧急情况下从容处理。卫生间内淋浴头按不能挂重物设计，安装横梁配饰挂件距离地面高度不超过 1 米。

3. 心理支持

（1）护士应重视收集患者的资料，包括疼痛、呕吐、焦虑、忧郁。制定专科心理护理实施方案和个体化的健康教育，使患者能正确面对一些治疗带来的反应。同时密切关注病情变化，给予必要的支持疗法，尽量减少患者的痛苦，提高其生活质量。

（2）科室有条件培养一名护士成为心理咨询师，及时为患者提供心理咨询，从而疏导患者负性情绪，树立积极的心理防卫机制面对疾病。

（3）鼓励患者树立战胜疾病的信心——介绍治疗成功案例。请开朗、健谈的患者亲自演讲、劝说；患者的立场角度与我们不一样，可以起到事半功倍的效果。

（4）建立良好的社会家庭支持系统，家庭的和谐与稳定是促进患者疾病康复的重要因素，应尽量减少家庭纠纷的发生。作为亲属，对患者不仅要在生活上给予照顾，同时也要在精神上给予关心，提倡精神赡养。鼓励患者要面对现实，合理安排生活，多与社会保持密切联系，按照自己的志趣培养爱好：如种花、钓鱼、书法、摄影、下棋、集邮等分散注意力。针对家庭经济能力差的患者予以募捐，帮助患者向政府部门申请扶贫经济援助，同时向社会招募志愿者，向市民政局及红十字会提出申请，为患者提供更好的照顾，满足患者的心愿。

（5）对于癌症患者应进行规范化癌痛治疗，减轻患者的痛苦。力求做到让患者夜间睡眠无痛，白天休息无痛，日间活动无痛，真正提高患者的生存质量，减轻患者的痛苦。积极听取患者的主诉，及时进行相应的对症处理，减少其在身体上所承受的痛苦。给患者创造一个温馨的环境，保持病房安静舒适，让患者拥有家的感觉。

在住院期间，护士与患者接触最多，是患者与医生之间的桥梁。当患者与医生就某些治疗方面意见不统一时，对医生猜疑、不信任时，护士应及时帮助他们消除误会，使患者及家属保持愉悦的心情，帮助患者提高生活质量，阻止患者自杀行为进一步发展，降低自杀事件的发生。所有医务人员都应明确医院安全风险防控工作中存在的问题及薄弱环节，并采取有效的措施，及时改进，预防类似事件的发生，保障患者的安全。

（赵毅 孙文洁）

案例五 误 吸

误吸是指进食（或非进食）时，有数量不一的食物、口腔分泌物或胃食管反流物等进入到声门以下的气道，而不是像通常那样全部随着吞咽动作顺利地进入到食管。当误吸发生时，健康人会通过咳嗽反射将吸入物咳出，从而避免吸入性肺炎的发生；而老年人随着年龄的增长，呼吸道纤毛活动减少，咳嗽反射敏感性降低，因此发生吸入性肺炎的风险增加。老年人一旦发生吸入性肺炎，常病情危重，而症状又缺乏特异性，易被其他基础疾病所掩盖，不易引起患者、陪护及医护人员的注意，预后很差，病死率很高。因此，对老人尤其是高龄患者，在注重跌倒、坠床等风险评估的同时，进行误吸风险的评估预测，降低吸入性肺炎的发生同样具有重要意义。

【举例】

案例 1

1. 患者一般情况 患者，男性，83 岁，主因血肌酐升高 5 年由门诊轮椅推行收入院，入院时诊断为慢性肾功能不全。入院时查体：体温：36.3℃，心率：94次/分，血压：105/65mmHg，呼吸：20 次/分，神志清楚，精神状态差。医嘱：一级护理，低盐低脂饮食，入院后对患者及家属进行健康指导，嘱患者尽量减少活动，如有需求告知护士给予帮助，加设双侧床档，防止发生跌倒坠床，给予患者宽松棉质的病号衣，每两小时协作患者翻身一次，避免发生压疮。

2. 事件发生经过 患者晚餐时呈 60°半卧位于床上，家属协助进食半流质饮食，用餐期间因与家属说笑发生意外呛咳并导致误吸，同时出现发绀。护士立即通知医生给予患者采取俯卧位，头低足高，叩拍患者背部，咳出部分食物，清理口腔内的呕吐物及痰液，给予患者床旁吸痰、吸氧。吸出食物残渣后患者呛咳及发绀好转，神志清，测量生命体征无异常，给予整理床单位，密切观察生命体征及病情变化。

3. 本案例原因分析

（1）主观因素：患者对误吸发生的风险认知差，进食时应在安静状态下采取半卧位或坐位，集中精力进食，不宜说话，应细嚼慢咽。

（2）客观因素：患者高龄，各器官功能减退，神经末梢感受器的反射功能渐趋迟钝，肌肉变性，咽及食管的蠕动能力减弱，易导致老年人的吞咽功能障碍，导致误吸。

（3）护理人员因素：护士对患者经口进食的能力评估不到位，缺乏防误吸风险的相关知识，对患者进食的注意事项指导和观察不全面。

案例2

1. 患者一般情况 患者，男性，71岁，因心脏骤停、冠心病、心力衰竭收入重症监护病房，来时给予气管插管，于入院后第二日开始给予肠内营养支持，胃管置入长度为55cm，行胃肠减压，胃肠减压<50ml询问患者自述无腹胀，给予营养液100ml鼻饲。入院第三日医生在评估患者并充分吸痰后拔除气管导管，医护人员协助患者取端坐卧位，扣背后患者能自主有效咳痰，遵医嘱给予无创呼吸机辅助呼吸。

2. 事件发生经过 入院后第三日晚间21：00患者主诉饥饿，于21：30行胃肠减压，胃肠减压<20ml，给予肠内营养液150ml鼻饲。患者生命体征平稳，未见呕吐、呛咳等不适，协助翻身叩背，可自主咳嗽咳痰。凌晨4：00患者出现心率快、呼吸困难，血氧饱和度下降，给予二次气管插管，呼吸机辅助呼吸，高度怀疑误吸引起窒息，按吸入性肺炎治疗症状缓解。

3. 本案例原因分析

（1）主观因素：由于咽腔、食管内留有胃管，鼻饲患者原有消化道生理环境被破坏。一方面异物刺激使呼吸道和口腔分泌物增加；另一方面胃管的留置使食管相对关闭不全，胃内容物易反流至口咽管而误吸入肺。同时胃管的留置更进一步减弱了咽的反射。

（2）客观因素：因为高龄其器官功能也有所减退，肌肉松弛，食管平滑肌松弛后食管的三个狭窄部位消失，胃肠道功能减退，蠕动减弱，使食物排空时间延长，当平卧或左侧卧位时，可发生食物反流；会厌功能不全、咳嗽反射减弱是误吸的根本原因；高龄患者反应迟钝，症状出现较晚或不典型，易被忽略，在发生严重的误吸时才出现呛咳、发绀等症状。

（3）护理人员因素：护士对患者发生误吸的风险认识不足，不能及时发现潜在危险。

【应急处理流程】

患者误吸→立即通知值班医生，患者采取俯卧位，头低足高→叩拍背部，尽可能使吸入物排出→清理口腔→遵医嘱给予吸氧、吸痰→必要时行气管插管→测量生命体征→整理床单位，更换脏衣物→密切观察病情变化→报告护士长→填写《护理不良事件报告单》→上报护理部→护理记录单及时记录→做好交接班。

【原因分析】

随着年龄的增长，口腔、咽、喉与食管等部位的组织结构发生退行性改变，黏膜萎缩变薄，神经末梢感受器的反射功能渐趋迟钝，肌肉变性，咽及食管的蠕动能力减弱。这些衰老性退行性变化，容易导致患者的吞咽功能障碍，并发生误吸。研究发现误吸的发生与年龄呈正相关，年龄大一岁者误吸发生率是小一岁者的1.084倍。可见，年龄因素是老年人误吸的重要因素，随着年龄的增加误吸发生的危险性也在增加。

1. 患者自身因素　对误吸的认识不足，不重视误吸的危害性，老年人的牙齿松动易脱落，影响了食物的咀嚼和吞咽功能，加之喉保护性反射和吞咽功能的不协调，气道反应性差，使老年人易发生误吸。

2. 护理人员因素

（1）护士工作量大，忙于常规护理，对患者的误吸评估能力不足，对误吸相关知识掌握不全面；另外由于护士年资及经验的差异，对误吸高风险人群不能有效识别。

（2）健康宣教不足，对护士误吸相关知识培训不足，不能够对患者进行详细的健康宣教。患者因知识水平、认知能力的不同，对健康教育内容的掌握存在差异。护士欠缺宣教后对患者的掌握以及应用的观察。

3. 陪护因素　对照顾者在误吸认知的调查中发现，只有44.4%陪护人员认为误吸是危险的，只有23.7%陪护人员知道饮水呛咳的意义，能正确选择适宜食物的只有26.8%。由此可见，由误吸引起的危险性还没有引起陪护人员的高度重视。

4. 胃管留置相关因素

（1）胃管置入深度不够也可在一定程度上增加食物反流的概率，导致患者鼻饲饮食时误吸的发生。临床上常规置管时，胃管前端均在胃底部或贲门入口处。此时胃管壁上的侧孔位于贲门以上，刚好在食管内，在注入食物的过程中，食物可从侧孔外溢反流至咽部，致使患者发生呛咳，从而在一定程度上增加患者食物反流的发生率，导致患者误吸的发生。因此在实际操作过程中，常将胃管置入的常规深度再延长7~10cm。

（2）取平卧位时，加之肥胖患者腹腔内容物致使膈肌上抬，胸腔压力升高，以及深昏迷后患者贲门括约肌松弛常可发生食物反流。

5. 疾病因素

（1）脑血管疾病：老年痴呆症患者误吸的发生率最高，这与其存在不同程度的摄食、吞咽障碍有关。有资料表明，脑血管意外和头部外伤者的吞咽困难发生率达 25%～50%，脑部疾病（如脑卒中、帕金森病）时，患者出现膈肌功能紊乱或丧失，因而导致误吸；另外，帕金森病可并发胃肠动力减弱，显著增加误吸的发生率。

（2）糖尿病：糖尿病患者因自主神经功能紊乱，有显著的胃动力障碍表现，造成胃潴留，引起腹胀，易发生呕吐以致误吸。

（3）慢性阻塞性肺疾病：慢性阻塞性肺疾病患者误吸发生率亦较高，可见误吸与呼吸功能不全有关，喘息、咳嗽、多痰均可增加误吸的可能。

（4）手术影响：如甲状腺及食管术后造成喉返神经麻痹的患者，因吞咽及咳嗽反射减弱，除了显性误吸外，常常发生不显性误吸。

6. 药物因素 老年患者常患有高血压、冠心病、慢性阻塞性肺疾病等多种疾病，常服用茶碱类、钙拮抗剂、支气管扩张剂、镇静剂等药物。茶碱类、钙拮抗剂等药物可使呼吸道平滑肌松弛，使气管黏膜对异物清除能力下降，咳嗽反射下降，导致食物或口、鼻腔分泌物不能及时清除，发生误吸；支气管扩张剂、镇静剂等也可抑制食管的功能，增加反流的机会。

7. 意识状态 意识状态与误吸有明显的相关性，尤其是意识不清或格拉斯哥昏迷评分较低（<9 分）的患者。意识障碍发生误吸的原因常与张口反射下降、咳嗽反射减弱、胃排空延迟、贲门括约肌阀门作用下降、体位调节能力丧失，以及抵御咽喉部分泌物及胃内容物反流入呼吸道的能力下降等有关。

8. 其他因素 其他因素如进食过快、边吃边说，使吞咽动作失调从而造成呛咳、误吸；睡眠不佳、精神疲惫、口干舌燥，使咽和食管的肌肉、神经处于抑制状态，吞咽、咳嗽反射减弱易造成误吸；鼻饲时，推注速度过快及持续后仰体位均易导致误吸。

【防范措施】

1. 重视健康宣教 指导患者及家属做好食物的选择。对呛咳患者，进行针对性宣教。对于脑血管病、老年痴呆、吞咽困难者，避免进食汤类流质（包括水）及干硬食物，应将食物做成糊状。进食中不宜说话，进食不宜过快、过急，防止呛咳。若出现呛咳现象，立即停止进食，使其取侧位，鼓励咳嗽，轻叩背部，促其将食物颗粒咳出。进食后要保持坐位或半卧位 30 分钟以上，以避免胃内容物反流。咳嗽、多痰、喘息的患者，进食前要鼓励患者充分咳痰，以减轻喘息，避免进食中咳嗽，导致误吸。老年人进食后不宜立即刺激咽喉部，如口腔护理、口腔检查、吸痰等操作，以免引起恶心而误吸。

2. 积极治疗原发病 对于脑卒中、呼吸道感染、颅内肿瘤、脑外伤及糖尿病并发脑血管及神经病变，出现呛咳和吞咽困难的患者，应及早治疗原发病及伴随症状，如对肺部感染患者，加强抗感染对维持正常吞咽功能、避免误吸起重要作用。

3. 选择合适的食物 对于易发生呛咳和吞咽困难者，食物应以半流质为宜，如粥、菜泥等。汤和水类食物容易引起呛咳、误吸，干饭类难以吞咽，因此，水分的摄入应尽量混在半流质中，减少误吸的发生。同时注意食物温热适宜、色香味美，以增进食欲，刺激吞咽反射。

4. 尽早予胃管鼻饲 对于严重吞咽困难、呛咳及昏迷的危重患者，应及早给予胃管鼻饲，避免误吸的发生。鼻饲前要阐明鼻饲的重要性，争取患者及家属的配合，鼻饲患者的护理要到位。

（1）胃管检查和固定：鼻饲前应验证胃管的位置，确保胃管在胃内，同时检查胃管的刻度，观察胃管有无脱出、移位。常规胶布固定胃管法常因患者咳嗽、呕吐、呃逆等反应引起胃管卷曲、部分脱出、移位，胃管末端进入食管，鼻饲时易引起误吸。

（2）合适的体位：鼻饲时根据病情将床头抬高30°～90°，使患者呈半卧位或坐位，鼻饲后继续保持该体位30分钟，吸入性肺炎的发病率明显比床头抬高小于30°鼻饲后即取平卧位的患者低。误吸与鼻饲体位有着密切联系，采用正确的鼻饲体位，能够有效预防误吸发生。

（3）老年人胃平滑肌随年龄增长而变薄或萎缩，收缩力降低，加上长期卧床，活动减少，使胃蠕动减弱，胃排空延迟。建议每次鼻饲的量以150～200ml为宜，灌注速度要缓慢，一般为30ml/min，鼻饲液温度保持在37～40℃，采用少量多次（每天6～8次），鼻饲后30分钟内避免翻身、吸痰等处理。

5. 加强护士的业务学习 对护士防误吸相关知识进行培训，强化安全防范意识，减少误吸的发生。对新入院患者做好入院评估，正确评估患者误吸风险，患者发生误吸时，护士及时评估，及时采取有效的护理措施。指导患者正确服药，加强服药后的观察，尽量减少误吸高危人群服用易致误吸的药物，做好宣教工作，实施多渠道健康宣教，强化宣教内容。

误吸重在预防，为使患者得到最佳预后，医务人员必须在做好预防的同时，加强健康教育，使患者及家属掌握正确的饮食和活动方法。为患者及家属讲解发生误吸的先兆表现，使之具备一定的识别及简单的处理能力，及时、准确地反映病情变化，是挽救患者生命，提高患者生存质量的重要保障。

（徐燕　王晓伟）

案例六 烫 伤

烫伤是由高温液体、高温固体或高温蒸汽等所致的皮肤损伤。烫伤处皮肤出现红、肿、热、痛、水疱，不仅给患者带来痛苦、增加费用、延长住院时间，同时也增加了护理人员的工作量。为避免住院患者发生烫伤，我们在患者住院期间全面评估患者的自理能力，进行有针对性的健康宣教，提高患者及家属对烫伤的防范意识。

【举例】

案例1

1. 患者一般情况 患者，女性，81岁，主因呕血12小时由急诊平车推入病区，来时神志不清，呼之不应，贫血貌，疼痛刺激可有躲闪动作，医嘱一级护理，禁食。入院后对患者家属及陪护进行健康宣教：患者意识不清，间断呕血，有误吸的危险，呕吐时协助患者头偏向一侧，床头抬高15°~30°；患者现有循环衰竭症状，末梢循环较差，需严格卧床休息，注意保暖，为防止压疮，翻身叩背2小时一次。

2. 事件发生经过 入院第二日上午10:00护士巡视病房，检查输液管道在位通畅，患者生命体征平稳，陪护在其床旁休息。10:30再次巡视患者，协助患者翻身时发现患者右手示指指腹皮肤局部红肿，有一大小约2cm×2.5cm的水疱，询问患者陪护，了解到陪护未经护士同意，给予患者使用热水袋保暖，立即报告医生，请烧伤科会诊。

3. 本案例原因分析

（1）主观因素：患者由于神志不清，呼之不应，贫血貌，禁食，循环衰竭等症状，肢体血供不足，皮肤温度降低，肢端发凉，患者家属私自错误用热水袋取暖，但由于患者远端皮肤感觉消失，对冷热无反应，极易发生烫伤。

（2）客观因素：患者局部用热后组织温度升高，代谢增强，耗氧量增加。由于患者周围循环衰竭，一方面不能满足升温后组织代谢增强的血氧需要；另一方面，组织温度升高后又使耗氧量增加，从而加重局部的缺血、缺氧。此外，由于循环不畅，使代谢产物在局部堆积，进一步抑制了组织代谢，继而引起组织细胞的渗出、肿胀、变性及坏死。加之组织血供不足不利于散热，也不能充分满足加温后组织代谢增强的需要，特别是组织血供受阻后对热的敏感性增强，这些因素都是导致热损伤的病理生理基础。

（3）护理人员因素：护士在防烫伤方面存在意识不强、重视不够、认知不足、宣教不到位，对患者疾病程度、防烫伤高危因素评估不到位，未能及时观察发现患者用热情况，执行热疗时未遵守操作规程等问题。

案例 2

1. 患者一般情况 患者，男性，58 岁，主因左眼睑下垂半个月入院，患者既往有高血压、冠心病病史，无家族史，否认药物过敏史，患者意识清楚。医嘱：二级护理，患者病情平稳，生活完全自理，心理状态良好。

2. 事件发生经过 入院当日 17：00 护士交接班时，患者自行打开水时右手被开水烫伤，及时通知值班医生、护士长，并由值班医生陪同去烧伤科会诊，给予涂抹碘伏，无菌纱布覆盖；详细记录病情变化，认真交接班，加强巡视，并填写不良事件报告单上报护理部。

3. 本案例原因分析

（1）护理人员对烫伤风险预见性不强，在患者入院时护理安全评估欠全面。对护理安全防范措施培训不足，护理人力安排不科学，职责不明确，特别是晨晚间烫伤高发时段，患者因洗漱、睡前泡脚取热水等护士未能及时协助。

（2）患者自认为生活自理，活动自如，日常生活粗心大意，导致打开水时不慎烫伤。

【应急处理流程】

患者烫伤→护士立即查看伤情→立即撤去致热源，以免患者伤情加重→通知医生评估病情→并立刻用大量流动清水冲洗创面降温→密切观察患者生命体征的变化→协助患者卧床休息→请烧伤科会诊→报告护士长→加强巡视，密切观察病情变化并详细记录→安抚患者家属→填写《护理不良事件报告单》→上报护理部。

【原因分析】

患者意外烫伤多为偶发现象，秋、冬季节发生率较高，多为小面积深度烫伤。它既给患者造成身体伤害，又增加患者心理负担、经济负担，甚至成为医疗纠纷的导火索，应引起医务人员的高度重视。

1. 患者自身因素

（1）自身疾病因素：老年患者、生活部分自理或完全不能自理者、肢体感知障碍者是烫伤的高危人群。老年患者由于皮肤功能退化，对不良刺激的反应和免疫功能下降，导致皮肤损伤和疾病的发生率明显增高。在进行热疗时，即使正常的温度、时间、距离，仍可能造成烫伤。

（2）知识缺乏：由于患者或家属对自身疾病的了解及认识不够，并且对各种热疗措施应用的原理及注意事项没有足够的了解，导致患者发生不同程度的烫伤。

（3）患者及家属安全意识薄弱：家属对患者可能发生烫伤的危险性认知不足，不重视护士的宣教和提示，擅自用热，使用热水袋等保暖措施，导致烫伤发生。另外，有患者或家属抱有"烫着舒服"的心理，使用热水泡脚、局部热敷等导致烫伤。

2. 护理人员因素　护士由于长期连续工作，时间较长，倒班次数较多，长期处于过度疲劳状态，工作注意力降低，对潜在风险缺乏警惕性。在患者入院时护理安全评估欠全面，未及时了解患者既往有无使用热水袋的习惯，是否有烫伤史；对有烫伤史的患者仍未引起足够重视。

3. 管理因素　护理管理者安全防范意识不强，不能及时发现日常护理工作中存在的安全隐患。对有烫伤风险的患者未纳入重点交班对象；对护理安全防范措施培训不够，护理人力安排不科学，职责不明确，特别是晨、晚间烫伤高发时段，患者因洗漱、睡前泡脚取热水等护士未能及时协助，易引起烫伤的发生。

4. 陪护因素

（1）高龄患者，多有家属或陪护人员陪护，他们对患者的关注程度不同，对老年人的生活习惯不够了解，个别陪护人员与患者关系不和谐、责任心不强，也是造成老年患者发生不安全的因素之一。

（2）陪护人员多未受过护理专业的培训，故操作时不熟练，经验不足，缺乏与患者及其家属的有效沟通，并且他们对各种热疗措施了解不够，不能有效地对患者进行相关护理指导和健康教育。

5. 预防及护理措施不到位　为患者提供烫伤预防措施未得到落实，仅停留于口头宣教；未及时发现患者或家属的不遵医行为及对皮肤的损害，对发生烫伤的紧急处理措施不到位。

【防范措施】

（1）提高患者及家属对烫伤的重视程度。患者发生烫伤多由于患者或家属未请示医护人员、未正确掌握热疗注意事项而导致。因此，着重关注老年患者、生活部分自理或完全不能自理者、肢体感知觉障碍等烫伤高危患者，耐心与患者及其家属沟通，采取口头、书面等方式进行烫伤危害性的健康宣教，强化患者及家属的防范意识，杜绝烫伤的发生。

（2）天气寒冷或循环衰竭的患者给予添加棉被，老年患者使用热水袋水温应低于50℃，使用时间不超过30分钟，套好热水袋、暖手器外套的同时，还需再包一块毛巾或放于两层毯子之间。肢体感觉障碍的患者应禁止使用热水袋，泡脚水温应预先调节好，以手试温或水温计测温，控制在40℃左右。对需要做局部热疗的患者，护理人员应严格按照操作规范执行，治疗过程不离开患者，并严密观察局部皮肤颜色、温度等反应，一旦发生皮肤表层损伤，局部轻度红肿、疼痛等明显烫伤，可将伤处在凉水中浸泡30分钟，遵医嘱涂抹药膏，以减轻疼痛及避免引起水疱。

（3）护理管理部门应加强护理安全监管，及时发现日常护理工作中存在的安全问题，定期培训、考核护理人员对安全防范知识的掌握情况。对已发生的不良事件及时分析原因，制定并落实改进措施。有烫伤风险、习惯使用热水袋的患者，应纳入重点交班对象。合理安排护士人力，明确各班、各岗位职责，增加晨、晚护理人员，指导、协助、做好患者的基础护理。

（4）护理人员要增强预防烫伤的安全教育，提高认识，加强安全防范意识及责任意识。可通过组织专题讲座，学习有关防烫伤的知识及烫伤后果教育，从思想上引起反思及重视。组织护理人员进行相关知识培训，高危烫伤患者识别及上报，重点防控、追踪防烫伤措施执行落实情况，及时总结、汇报工作中遇到的问题，讨论解决的方法等。通过全员培训共同提高认识，增强安全防范意识、责任意识，减少烫伤事件发生。

（5）护理人员对新入院患者进行全面的护理安全评估，及时了解患者及其家属对烫伤相关知识的认知，做好患者住院期间各阶段的健康教育指导，对有烫伤风险的患者应特别强调预防烫伤的重要性，并落实相关预防措施。

（6）加强防烫伤宣教，落实防烫伤措施。在气候寒冷季节，形成常规对新入院患者进行烫伤危险因素评估，提供相关注意事项交给患者或家属阅读，床头悬挂防烫伤标识，督促落实防烫伤措施；住院过程中随时评估，反复宣教，加强巡视，及时发现用热，指导正确用热，以防意外发生。

（7）加强环节质量监控。病区护士长应提高管理意识，分析烫伤护理缺陷的高危人群、高危环节，监控流程执行情况，及时发现烫伤危险，及时预警，并记录在案向护理部或总护士长报告，共同讨论不断完善各项热疗操作流程，完善规章制度是确保护理工作质量及患者安全的根本保证。因此，特别强调护士长的管理职能，可以为完善规章制度提供科学依据。

（8）护理部接到烫伤不良事件报告后，要及时组织调查分析，督促科室落实整改意见，并通过全院性安全教育警示，避免同类事件再次发生。

（9）加强高危烫伤者管理。针对不同高危人群采取不同预防措施可有效降低烫伤的发生率。

①婴幼儿、高龄患者以及感觉障碍者：确需用热时必须在严格看护下使用，并严格控制温度在 50℃ 以内，取暖物品严禁直接接触皮肤或长时间接触同一部位。

②麻醉术后 6 小时内患者：禁止局部用热取暖保温，可通过加盖棉被、空调加温以及用药，如肌内注射异丙嗪注射液等方法缓解症状，并向家属解释清楚原因及处理措施，告知局部用热可能发生的烫伤危害，说服家属取得理解和配合。

③截瘫、局部皮肤感觉减退患者：加强巡视和宣教，用热疗时护士不得离开患者或过长时间，5～10 分钟巡视 1 次。

④糖尿病患者：寒冷会加重糖尿病患者肢体末端尤其是足部的血液循环障碍，出现感觉迟钝、麻木等，极易发生低温烫伤，而局部血液循环障碍也导致了局部皮肤营养供给不足，同时高血糖的环境极易诱发感染，最终导致创面长期难以愈合。因此，糖尿病及血液循环障碍者应尽量避免局部用热，如确需使用严格控制温度在 45℃ 以下，谨防烫伤。

⑤用热患者登记册：纳入交接班重点对象进行班班交接，巡视观察用热局部皮肤情况，保证用热安全。

因此在临床护理工作中，要细化护理操作规程，加强业务学习、培训，提高护理人员的整体素质。护理管理者要加强监督，全程监控，把牢安全质量关，环环紧扣，疏而不漏，杜绝人为因素对患者造成的不良影响。

（徐燕　贾康妹）

案例七　体温计破碎

体温计为医院和家庭日常使用不可或缺的常备医疗诊断设备。医用体温计根据测量原理和主要组成的不同划分为两种：玻璃充汞式体温计和电子体温计，在很长一段时间以来，玻璃充汞式体温计（又叫水银体温计），得到了充分的发展，性能和价格都得到了很大程度的优化。汞（mercury，Hg）是一种无气味、沉重、可移动的银色液态金属，在 0℃ 时已有蒸发。汞是对人体健康危害极大且对环境污染持久的有毒物质，短期内吸入高浓度汞蒸气（$>0.1mg/m^3$）可引起急性中毒。据统计调查，每只汞式体温计内汞含量为 1.4～2.0g。如果体温计打碎外泄的汞全部蒸发，可使一间高 3m、面积 $15m^2$ 的房间室内空气汞的浓度达到 $22.2mg/m^3$。人吸入 $0.1mg/m^3$ 的汞蒸气，在 2～5 分钟即被吸收；当汞蒸气浓度为 0.05～0.35mg/m^3 时，呼吸道的汞吸收率为 75%～85%。汞具有较高脂溶性，辅以媒介，可迅速通过皮肤吸收。急性汞中毒最初症状仅是口中有金属味；连续吸入 3～5 小时，则会引起头痛、恶心、发热、咳嗽、胸痛、呼吸困难、牙龈肿痛等症状；吸入 2~3 天，可出现急性肾小管坏死、全身皮肤红色斑丘等。据不完全统计，医院老年病房平均每月打碎体温计 1.2 支。

【举例】

1. 患者一般情况 患者，女性，78 岁。诊断：慢性阻塞性肺疾病急性加重，主因发热伴间断咯血 3 天由急诊轮椅推入科，患者神志清，精神差，活动能力较差。医嘱：一级护理、低盐低脂饮食，入院后对患者及家属进行健康教育指导，并嘱患者如有需求告知陪护给予帮助，尽量减少活动，尤其测量体温时尽量避免下床或坐起，以免体温计破碎。

2. 事件发生经过 患者入院第 2 天晨起护士发放体温表，协助其夹至腋下后离开病房为其他患者测量体温，并告知患者和陪护人员已经为患者将体温计夹至腋下，嘱其不要下床活动。15 分钟后护士回到该病房收取体温表时，发现患者已经离床，询问体温计放到哪里了？患者和陪护人员都表示已忘记测量体温一事。当班护士和陪护人员随即寻找，最后在厕所发现体温表已经破碎。

3. 本案例原因分析

（1）患者高龄，易于遗忘。

（2）患者及陪护对体温计破碎风险防范意识不强。

（3）晨间正是患者如厕、洗漱时间，醒来后患者急于洗漱、如厕而忽略了测量体温一事。

（4）护士风险防范意识不强，对发生体温计破碎高危人群巡视不够。

（5）护士对患者、陪护人员宣教不到位，欠缺针对性。

（6）护理人员不足，体温计收取滞后。

【应急处理流程】

体温计破碎→护士立即查看患者的生命体征→通知医生评估病情→同时疏散该病房患者及陪护人员先到病房外等候半小时→打开门窗，通风换气→护士佩戴好口罩、手套，搜集散落水银并覆盖硫黄粉→将回收的覆盖硫黄粉的水银放入指定封闭盒内→将破碎玻璃清扫放入锐器桶→密切观察病房患者及陪护人员有无异常反应→填写《体温计破碎记录单》→等待医院感控科统一回收。

【原因分析】

目前体温计破碎后临床上存在缺乏收集工具、徒手操作增加职业暴露风险、收集不完全、反应产物硫化汞回收利用困难等缺点。有调查显示：被调查的护士全部知晓现阶段医院所使用的温度计是用水银制作的，有84.4%的被调查者回答自己或患者曾打碎过温度计，被调查者中无人能正确处理温度计破碎后的水银。

1. 患者自身因素

（1）年龄因素：老年患者对体温计破碎风险防范意识不强，大部分人不知晓水银在常温下即可蒸发成气态，很容易被吸入呼吸道，引起中毒；患者因年龄大等个体差异对宣教知识掌握、理解程度存在差异，导致遵医行为不一。

（2）疾病因素：在导致体温计破碎的患者中，老年患者较多见，这些老年人多伴有多种慢性疾病，并存在进行性遗忘症状；烦躁等精神疾病导致患者的不配合，也是引起体温计破碎的原因之一。

（3）药物因素：部分住院患者存在基础疾病，长期口服药物治疗，如降压、降糖、利尿、镇静催眠药物等可影响患者的精神、血糖、血压，从而导致患者忘记自己在测量体温，引起体温计的破碎。

2. 护理人员因素

（1）护士对体温计破碎因素评估能力不足。护士对体温计破碎风险认识不足，缺乏全面、针对性的评估能力。

（2）护士安全意识淡薄，主动巡视不够。护士对存在体温计破碎风险的患者欠缺警惕性，测量后巡视不及时。

（3）护士健康宣教不足，欠缺针对性。护士对汞污染健康宣教知识掌握不足，不能够全面地进行宣教。

（4）护理人力资源不足，护士连续工作时间长，病危重症患者多，晨间治疗、护理项目多，护士精力不足，而导致体温计回收滞后。

3. 环境因素 探视人员过多，导致患者分心而遗忘正在监测体温，突然坐起或下床导致体温计的破碎；同病房其他患者的一些活动也会引起患者的注意而使患者遗忘自己正在监测体温而导致体温计的破碎。

4. 陪护因素 陪护人员对体温计破碎的风险防范意识不强；陪护人员责任心不强，在患者测量体温时未尽到看护责任。

【防范措施】

（1）认真筛查高危患者，对依从性差、易于遗忘的患者进行护理干预，加强护理巡视，有针对性地进行健康宣教，以减少住院患者体温计破碎的发生率。

（2）增加体温计破碎相关知识宣传画册，提高医护人员、患者及陪护人员对汞的认识（汞具有高度的弥散性和脂溶性，以蒸汽形式由呼吸道吸入，短时间内大量吸入高浓度的汞蒸气可引起急性间质性肺炎与细支气管肺炎。皮肤吸入量很少，但皮肤破损及溃烂时吸收量较多。汞对人体健康危害相当大）。

（3）护理人员改进措施

①重视风险评估：首先，对新入院患者必须进行全面的护理评估，包括年龄、精神、神志、既往史；其次，对住院患者定期评估引起重视，以及时发现高危对象及因素，采取适合个体的护理干预；最后，提高护理人员体温计破碎风险意识，强化防范意识，对可能发生体温计破碎的危险因素及时采取护理干预，做详细的说明以取得患者及家属的理解和配合。

②严格操作规范：汞体温计应放在不易打碎的容器中，并注意放在相对固定的地方。测量体温时向患者交待清楚注意事项，体温计及时收回，从而减少汞污染及玻璃碎屑对人体造成的伤害。

③加强对破碎体温计的正确处理教育：临床护士或患者打碎水银温度计后大部分护士对外溢的水银处理不当，建议加强对临床护士进行水银温度计破碎后的正确处理方法的教育，以减少医院内污染。正确处理方法：如汞滴较大，可用稍硬的纸或湿润棉纤收集，将汞滴装在封口瓶中；当汞滴散在缝隙中或十分细小时，可取适量硫黄粉覆盖，或用20%三氯化铁（10%漂白粉溶液喷洒），并保留半小时左右；用5%～10%三氯化铁或10%漂白粉溶液冲洗已被汞污染的地面；若汞滴散落在被褥、衣服上面，应尽快找出汞滴，并按上述方法处理，还要将被污染的被褥和衣服在太阳下充分暴晒；在采取上述措施的同时打开门窗，通风换气，室内人员退出房间。

（4）医院应设有回收水银的完整措施，对护士也有相应的培训，遇到体温计破损或者血压计漏水银，会用正确的方法收集起来，然后送到保卫处，保卫处收集到一定数量后交给环卫部门，进行无害处理。

（安春鸽 王斐）

案例八 约束意外

约束是指对非自由体的整体或局部起限制作用的措施。约束分为药物约束、身体约束和心理约束，狭义的约束是指身体的约束。约束是一种保护性行为，也是一种强制性的保护方法。临床上约束主要用于精神异常、认知障碍、老年、卧床不起、躁动不安及行为紊乱患者。约束可防止患者发生意外，保护患者及周围环境的安全，保证护理工作的顺利进行。

约束意外是指保护患者的安全装置，用于躁动患者、有自伤或坠床危险的患者或治疗时需要固定身体某一个部位的患者时，限制其身体及肢体的活动时，没有起到应有的约束作用，或者出现约束局部损伤的情况。保护性约束使用不当，会对患者造成伤害。

【举例】

案例1

1. 患者一般情况　患儿，女性，5 岁，于 2015 年 5 月 8 日由急诊平车推入骨科。诊断：左侧桡骨青枝骨折，入科后生命体征正常，神清，精神反应可，躁动。医嘱：一级护理，普食，左上肢石膏固定。由于患儿躁动，遵医嘱给予药物镇静，30 分钟后效果不佳，遵医嘱给予绷带约束患儿右上肢，并在右手腕部垫以棉垫后将绷带打结固定在患儿床旁。护士告知患儿家属使用约束带的注意事项，注意看护患儿并减少患儿活动，责任护士每班按时巡视、观察约束带情况。

2. 事情发生经过　患儿入院第二天 22：00 患儿家属找到值班护士主诉患儿自觉右侧胳膊疼痛、哭闹。护士检查发现，患儿右上肢约束处的棉垫已经松脱，绷带呈索状紧紧缠在患儿右手腕部，手腕部肿胀，腕部皮肤呈环状损伤，局部发红，出现皮肤破损、皮下淤血。立即报告医生，并解除约束，测量患儿生命体征，医生检查患儿神志，右手腕皮肤及伤情程度，并请皮肤科、神经内科医生进行会诊。医生每天进行换药处理，保持局部清洁干燥，避免摩擦受压，经积极治疗处置，患儿右手功能及感觉恢复正常，右手腕部未留下瘢痕。

3. 本案例原因分析

（1）患儿年龄小，由于骨折剧烈疼痛引起患儿躁动不安、抵触情绪大、强硬挣脱约束带，造成患儿皮肤软组织损伤。

（2）护理人员向家属交待使用约束带的注意事项没有引起家属重视。

（3）绷带约束带由医用纱布制成，无弹性，使用后由于患者挣扎和磨损，易卷边变毛糙，成条索状绳子而造成局部皮肤的损伤。

（4）使用约束带时间过长。

（5）约束期间护士巡视不及时、观察不仔细。

案例2

1. 患者的一般情况　甲患者，女性，28 岁，由急诊收入精神科。诊断：精神分裂症。医嘱：一级护理，普食。入院后评估患者有自杀倾向，情绪欠佳，生命体征正常。入院后甲患者几次冲向窗户欲跳楼自杀，均被医护人员发现并阻止。为防止甲患者再次自杀，遵医嘱给予使用保护性约束带，使用医院自制的棉布约束带和约束背心将其约束在床上。甲患者在约束期间一直不配合，挣扎、吵闹。与甲患者同病室的是一位癫痫所致精神障碍的女性乙患者，住院已半月余，情绪一直很稳定。

2. 事件发生经过　入院第二天晚间，甲患者再次挣扎、吵闹。乙患者正在睡觉，被吵闹声吵醒，情绪非常激动。此时护士正在巡视病房，见乙患者情绪激动，立即安抚，使其情绪平稳。当甲患者再次出现挣扎、吵闹时，乙患者趁护士不注意，快步冲到甲患者面前，朝甲患者面部打了一拳，想继续攻击时被护士及时阻止。护士安抚乙患者，使其平静。此时甲患者鼻部流血、变形。护士将甲患者转运到另一间病房，报告值班医生，测量生命体征，为甲患者鼻部止血。医生请骨科及耳鼻喉科会诊，行 X 线、CT 检查。诊断：鼻骨骨折。对甲患者行鼻骨骨折复位术。术后对甲患者在保护性约束的基础上，加用心理疏导及药物治疗。

3. 本案例原因分析

（1）患者的病情使其对约束不配合。

（2）被约束患者未做到很好的隔离，易造成患者受其他患者的伤害，出现意外。

（3）医护人员对患者病情评估不足，精神病患者受到强烈刺激后易导致病情加重或反复。

【应急处理流程】

患者出现约束不良→护士立即查看受损部位→通知医生评估病情→转运患者到安全空间→密切观察患者生命体征的变化→请相关科室会诊→生命体征及受伤部位发生变化时及时通知医生，采取相应措施→加强对患者的巡视及观察→报告护士长→填写《护理不良事件报告单》上报护理部→科室讨论事件发生经过，提出整改方案。

【原因分析】

随着《医疗事故处理条例》颁布和实施，人们的法律意识不断增强，在临床上保护性约束引起的纠纷日益增多。因此对患者使用约束带存在的问题进行分析，对减少不良事件及医疗纠纷的发生有着重要意义。

1. 患者自身因素　患者的病情、年龄、免疫力因素与约束过程中的躯体损伤有关。躁动不安、抵触情绪大、强硬拉扯，易造成局部皮肤软组织损伤。高龄患者、体质弱、免疫功能下降、约束时间长，易造成压疮。

2. 约束工具少、材质欠佳　目前临床常用的约束工具有棉布约束带、绷带约束带和皮带加锁式约束带三种。棉布约束带使用多层棉布缝合制成，缺乏弹性、透气性差，较长时间使用后，材质变硬、粗糙，易造成局部组织损伤；绷带约束带是由医用纱布制成，无弹性，使用后由于患者挣扎和磨损，易卷边变毛糙，成条索状绳子而造成局部皮肤的损伤；皮带加锁式约束带由于皮带眼的位置未因人而异，影响肢体约束的松紧度，易出现约束部位皮肤损伤和皮下瘀斑等。

3. 护理人员因素

（1）使用工具选择不到位：对需要约束的病情评估不足，选择不恰当的约束工具，导致约束效果不佳，使其皮肤受损。绷带约束带无弹性，对于年龄小、好动、病情所致躁动不安的患者，绷带约束带易卷边变得毛糙，变成索状绳子而造成患者皮肤受损。

（2）缺乏标准化的约束方法：美国医疗财政管理局将约束定义为：使用任何物理或机械性设备、材料或工具附加于患者身体，患者不能轻易将其移除，限制患者的自由活动或使患者不能正常接近自己身体某个部位。身体约束是一种强制性的极有可能导致激烈行为或护患纠纷的行为，规定要求有医生批准才能使用约束带。在使用过程中必须要遵循一定的医疗护理程序。由于国内尚无针对普通医院的身体约束指南，导致约束方法缺乏标准化，临床随意性大，效果不理想。

（3）约束期间护理不到位："保护性医疗措施"中明确规定"受束缚或隔离的患者应享受有人道的条件，并受到合格的工作人员的密切护理"。约束期间未挂警示标识；巡视不及时。

4. 环境因素 不合理使用约束空间。两个或两个以上患有精神障碍的患者在同一病室，病室环境嘈杂，容易影响患者情绪，使患者发病。

【防范措施】

使用约束工具患者常伴有意识模糊、躁动不安、缺乏自控能力等状况，从而导致难以配合治疗和护理，造成临床不良事件的发生。为了患者的安全及保证各项治疗操作顺利进行，有效的肢体约束被广泛运用于保护性护理行为中。但由于护理安全受多种因素的影响，约束不良事件频繁发生，为了克服约束护理应用中的不规范和盲目性，制定了有效防范措施。

1. 完善科室约束护理管理流程 修订身体约束护理常规，患者入院后对其进行针对性评价，对患者的感知功能、认知功能、意识状态、肢体情况进行详细的评估。向患者及家属告知约束的原因与目的并填写知情同意书。

2. 选择合适的约束工具 根据病情需要和行为特征选择合适的约束器具，一般患者采用双上肢约束带，而对于惊厥、躁动不安频繁的患者，采用肢体约束带外加约束手套，采用特制的保护带约束手腕和踝部，使用前仔细检查是否柔软、清洁、干燥、有无破损，系带长短是否合适，避免交叉使用。约束方法要正确，约束技巧要提高，捆扎松紧度要适宜，忌压迫抑制患者胸腹部，捆扎中最少留有一个手指的空隙。约束带经过骨隆凸处要有海绵垫或棉垫，以免给患者造成不适。

3. 选择性确定约束带的使用时间 根据病情需要，选择性地确定约束带的使用时间，灵活采用阶段约束、短暂约束及持续约束等方式，在保证约束效果的前提下，尽量减少缠绑时间，降低约束保护周期，避免约束性副损伤的发生，防止连续使用同一体位，病情允许的情况下，应间隔两小时更换一次体位。如果患者使用约束工具的指征消失，应立即停止约束工具的使用。

4. 加强对使用约束工具的患者进行巡视 加强约束过程控制，定时床旁巡视，每15分钟查看约束带一次，动态观察患者的意识状态，及时评估患者的各项生理需要，随机了解患者的感受及耐受程度，发现其紧张或疼痛时，及时协助更换体位、活动肢体，必要时进行局部按摩。随机观察患者的面色、约束部位松紧情况、皮肤颜色和四肢循环情况，同时鼓励正确参与安全护理。

5. 加强约束工具使用期间的心理干预 加强约束期间的心理干预和情感支持，尊重患者的人格尊严，尊重患者享有知情权，向患者和家属解释约束的必要性、安全性，使他们能认识约束性措施的临床意义，告知约束只是暂时限制躯体活动，目的是降低治疗风险，详细讲解注意事项，指导个体保护性姿势或措施的运用。对于听力障碍的患者及家属尽量使用肢体语言增进情感交流，充分获得患者及家属的理解和支持，使其对护理程序、方法产生信任和支持，尽快减轻疑虑和不适感。

6. 增加约束工具 检查科室的约束工具是否齐全、适量，是否可以满足科室临床需要，材质和功能是否符合要求。如果存在品种和数量的不足，立即补充；如果材质与功能不符合要求，更换和设计、制作符合科室临床需要的约束工具。每周对约束工具进行检查，破损或存在问题的约束工具要及时更换。追踪国内外约束护理新进展，不断完善身体约束护理的流程及记录规范，改良引进新的约束工具。

7. 寻找有效的护理方法代替约束用具的使用 比如让患儿躺在摇椅上；播放患儿喜欢的动画片或卡通片转移患儿的注意力；使用安全、有效的镇静药物。

8. 建立完善的约束意外的应急预案 观察患者末梢循环的情况，皮肤颜色、温度、动脉搏动、毛细血管充盈时间及水肿情况等。遇到约束部位皮肤苍白、发绀、麻木、刺痛冰冷时，应立即放松约束带，必要时进行局部按摩。如有拔出管路或摔伤等，应按照下面程序进行处理。

（1）立即报告医生迅速采取措施，避免或减轻对患者身体的伤害。

（2）对患者情况进行初步判断，对情况严重者，立即准备急救药品及器材，就地配合医生进行处置；对情况平稳的患者进行安抚，严密观察病情变化。

（3）值班护士立即向护士长报告，并填写《不良事件报告表》逐级上报护理部。

（4）护士长组织科室人员认真讨论，不断改进护理工作，定期分析改进及预警，制定防范措施。

9. 建立长效机制 每年对护理人员进行患者约束安全的知识教育，学习并推广改良身体约束方法，为患者提供安全的医疗环境。

（吴鸿雁 滑菲）

案例九 压 疮

压疮-院内压疮

压疮是皮肤或皮下组织由于压力、剪切力或摩擦力而导致的皮肤、肌肉和皮下组织的局限性损伤，常发生在骨隆突处。由于压疮多以并发症出现，增加了医疗需求、治疗难度和住院费用，甚至成为医疗纠纷和诉讼的来源。压疮是医院内发生的最为常见的不良事件之一。我国卫生健康委员会在医院评审和近几年医院管理检查中，将压疮作为衡量护理质量的标准之一，而难免压疮更是压疮预防、治疗、护理及管理工作中的热点、难点。

【举例】

案例1

1. 患者一般情况 男性，68 岁。诊断：原发性肝癌。主因右上腹痛两年加重伴发热 1 天由轮椅推入科。来时神志清，精神差，活动能力较差，饮食少量，身高 170cm，体重 60kg，血白蛋白 27g/L。医嘱：一级护理，抗炎降温，支持治疗。

2. 事件发生经过 患者入院 4 天后体温趋于正常，行肝动脉栓塞化疗术，为防止穿刺部位出血，术后给予绷带加压包扎，右下肢制动 24 小时。患者术后间断意识模糊，生活不能自理，遵医嘱给予患者甲级心电监护，持续低流量吸氧，密切观察患者病情变化。因患者术后出现意识模糊、烦躁等症状，为防止穿刺处出血，医生决定穿刺处继续给予绷带压迫 24 小时。24 小时后，护士遵医嘱给予患者拆除压迫绷带时，发现骶尾部有大约 5cm×6cm 红肿硬结，硬结上有两个约 0.2cm×0.2cm 水疱，立即报告主管医生。给予患处充分暴露及碘伏消毒处理，并使用体位垫垫高受压部位，1 次/2 小时翻身，保持床单位清洁、干燥，持续观察。

3. 本案例原因分析

（1）主观因素：①因患者术后出现意识模糊、烦躁等症状，为防止穿刺处出血，给予绷带加压包扎并制动 48 小时，造成局部皮肤长时间受压、血液循环不良；②患者血白蛋白≤30g/L，营养状况较差，消瘦、皮下脂肪少，受压后易造成压疮发生。

（2）客观因素：①护理人员对压疮高危患者的识别能力较差，未及时进行压疮风险评估，主动干预意识不强。根据 Braden 评估法对住院高危患者进行动态压疮风险评估，评分≤10 分者判定为难免压疮；②医护之间沟通欠佳，未能采取积极有效的护理措施以预防压疮的发生。

（3）护士健康教育落实不到位，家属及陪护对预防压疮相关知识缺乏。

案例 2

1. 患者一般情况　患者，女性，78 岁，因 2 型糖尿病、肺部感染由轮椅推行收入院，患者神志清，营养状况可，生活基本自理。医嘱：二级护理，体温 37.6℃，全身水肿，皮肤菲薄，尤以双下肢明显，全身散在红色皮疹，有瘙痒感，骶尾部皮肤瘀红 6cm×8cm，右外踝 1cm×0.8cm 潮红，压之可褪色，左外踝 1.2cm×1.4cm 瘀红，中间泛白 0.8cm×1.0cm，压疮风险评分 25 分，属压疮高危人群。

2. 事件发生经过　入院后给予压疮风险评估，根据评估结果在骶尾部、双侧外踝处使用赛肤润，外贴保护膜，使用啫喱垫，每 2 小时 1 次更换体位，加强基础护理，保持床单位整洁、干燥，抬高悬空下肢。入院后 3 天，压疮风险评估评分为 28 分，双下肢皮肤同前，全身皮疹渐退，脱皮，骶尾部皮肤潮红 7cm×6cm，结痂，患者体温 39.2℃，寒战，纳差、进食少，基本卧床，每 2 小时 1 次协助患者翻身，患者不能耐受被动体位，患者出现尿失禁、卧床。医嘱：一级护理，双下肢皮肤同前，皮疹消退，全身水肿，脱皮，骶尾部潮红 8cm×9cm，潮湿、结痂脱落，骶尾部左侧皮损 0.4cm×0.4cm，表面无渗液，给予泡沫敷料外贴保护，指导营养饮食，定时翻身，给予 0.9% 氯化钠溶液清创后外贴溃疡贴保护，使用气垫床，2 小时 1 次翻身，予插尿管并留置。

3. 本案例原因分析

（1）责任护士对患者的动态评估不仔细，高级责任护士督导不到位。

（2）患者营养摄入不足，营养不良，不利于压疮的恢复。

（3）患者病情发展，长期卧床，肢体活动不便，依从性差，不能耐受被动体位，尿失禁，加重压疮。

（4）护士未采取及时、有效的护理措施，如：未落实五勤（勤观察、勤翻身、勤按摩、勤擦洗、勤更换），未及时使用气垫床等。

（5）责任护士对压疮风险防范意识不强，缺乏预见性。

（6）护士健康宣教不到位，未能引起患者及家属的重视。

【应急处理流程】

护士发现压疮→立即查看压疮的情况→报告科护士长和主管医生→通知医生评估病情→确定压疮分期→遵医嘱给予消毒、清创处理、使用气垫床→协助患者 1 次/2 小时翻身→加强巡视，观察病情→安抚患者家属→填写《护理不良事件报告单》，24 小时内上报护理部→科室制定护理方案→提供专科护理→讨论事件发生经过，提出整改措施。

【原因分析】

老年及手术患者是压疮发生的高危人群。压力、摩擦力与剪切力因素是导致压疮的重要因素。

1. 患者自身因素

（1）患者水肿、皮肤异常、营养不良、应激状态、认知障碍、不良生活习惯等增加了压疮形成的危险性，贫血、肾损害、休克、心力衰竭可改变血流进而降低皮肤对压疮形成的抵抗力。

（2）患者压力是引起压疮的主要因素，并与压力持续的时间长短有关。研究已证明，9.33kPa 的压力持续超过 2 小时，皮肤及皮下组织就发生不可逆损害，引起压疮的发生。

（3）患者体位与压疮发生关系密切。半卧位患者的压疮常发生在骶尾部，侧卧位患者的压疮常发生在胯部、踝部。这与体位造成的剪切力有关。

（4）体温每升高 1℃，组织代谢的氧需量增加 10%，体温过低，会导致机体末梢循环障碍，造成组织缺血、缺氧，易发生压疮。

（5）大、小便失禁，出汗，渗出性伤口等，使皮肤长期潮湿进而降低其屏障功能，促使压疮的发生。

（6）低蛋白血症是导致压疮发生、发展和难以愈合的独立危险因素，是发生压疮的内因。

2. 护理人员因素

（1）护士对压疮因素评估能力不足：护士对患者压疮风险认识不足，缺乏全面、针对性的评估能力，对压疮相关知识掌握不足。

（2）护理不当：如护士不按时给患者翻身；护士给患者翻身时床单位的不平整、有渣屑；搬动患者时推、拉、拖等不规范的动作产生的压力、摩擦力也是造成压疮的因素。

（3）护理措施未到位：护士整天忙于完成大量的治疗任务，忽视了对患者的基础护理。

3. 陪护人员因素　患者或家属缺乏预防压疮的护理知识。研究表明，院外压疮的发生率相对较高。这主要与患者或家属缺乏压疮相关预防及护理知识，对预防压疮的重要性认识不充分有关。

【防范措施】

（1）提高责任护士责任心及对高危患者发生压疮的风险意识，使每位护理人员认识到压疮评估的重要性，及时采取有效的预防措施尽量避免压疮。

（2）进一步深化学习压疮防范相关制度，严格掌握评分标准，正确评估高危患者的压疮风险，保证高危患者入院时、有创治疗时压疮的风险评估率达到100%。

（3）护士长要重视压疮的管理，对压疮的高危患者要每日必查，并班班交接，对新患者的情况全面掌握。护士长对新护士评估的记录要认真查看是否全面、合理。

（4）对不同风险程度的高危患者采取不同的防范措施，将高危患者、难免压疮患者立为重点预防对象，交班做到床旁交、班班交。

（5）加强基础护理，保持皮肤清洁干燥。定时协助翻身更换体位，减轻皮肤受压，保持床单位整洁、干燥、平整。护理工作中做到"七勤"：勤观察、勤翻身、勤按摩、勤擦洗、勤整理、勤更换、勤交待。

（6）加强健康宣教，正确指导患者及家属进行配合，告知患者或家属可能出现压疮的危险性，讲解注意事项。如：加强营养，在病情允许的情况下多活动，避免肢体长期受压等，使患者及家属了解其重要性，提高依从性。

（7）根据患者情况选择合适的防压工具如气垫床、水枕、棉垫、麦麸垫、保护膜。

（8）对于高危压疮的患者，应实施压疮上报，请护理专家会诊。

（9）建立压疮的护理质量专项追踪记录，科室对高危压疮进行动态跟踪，再评价，做好记录，护理部定期督导，检查相应科室追踪记录情况。

压疮 - 难免压疮

难免压疮是指有些疾病需要限制翻身，或因患者一些自身条件（如严重水肿、恶病质、强迫体位等）以致现有护理手段难以预防压疮的发生。它目前在国内尚无统一的定义，也有文献称难以预防的压疮，其中使用最多的定义是非护理干预所能预防的压疮。因此并非所有的压疮均可预防，但是可以通过精心的科学护理把压疮的发病率降到最低程度。其中早发现、早预防、早护理，可以使难免压疮的发生率得到有效控制。

【举例】

案例 1 ─────────────────────────────────

1. 患者一般情况　患者，女性，91 岁，因胃癌晚期收住肿瘤科，因长期卧床、疼痛取被迫坐位，恶液质，全身消瘦明显，双侧膝关节以下轻度水肿，不能进食，长期静脉营养支持治疗。入院时给予压疮危险因素评估评分为 7 分，给予美皮康敷料保护皮肤，每 2 小时翻身一次，患者拒绝使用气垫床。患者病情逐渐加重，血白蛋白 20.5g/ml，双下肢中度水肿，少量腹水，长期疼痛不适被迫坐位，因不能进食，严重营养不良。患者及家属对护士协助翻身叩背有抵触心理，认为翻身只会增加患者的不适感，责任护士多次向患者及家属进行压疮预防的健康教育指导。

2. 事件发生经过　患者由于长期取半坐卧位，营养差、消瘦并拒绝使用电动气垫床，护士协助其翻身时发现骶尾部有一处 1cm×2cm 皮肤破溃，为Ⅲ度皮肤压疮，请求护理会诊，给予每日局部换药、清创，保持创面清洁，避免受压，加强静脉营养治疗。

3. 本案例原因分析

（1）主观因素：①患者高龄，诊断为肿瘤晚期，精神差、消瘦、恶液质，双下肢中度水肿，并伴有腹水；患者长期卧床，被迫坐位，活动受限；②晚期恶性肿瘤患者摄入不足和肿瘤消耗，导致全身营养不良引起严重低蛋白血症，全身性水肿，皮肤变薄、抵抗力差，易受损；③癌症疼痛的折磨和体力匮乏使其只能长时间处在被迫体位，活动能力和范围受限，局部组织长期受压导致血液循环障碍，从而使受压部位皮肤发生压疮；④患者表现悲观、绝望，拒绝配合使用防压疮气垫床，因疼痛难忍采取被迫体位，拒绝护理人员实施翻身等有效控制压疮发生的护理措施。

（2）客观因素：患者在床上翻身活动，皮肤受床单表面的逆行阻力摩擦，以及患者半卧位身体下滑，加之被服不平整，床上碎屑等，均增加皮肤与床铺的摩擦和剪切力，易引起局部皮肤血液循环障碍造成皮肤浅层破损，破坏皮肤的完整性。

案例 2 ─────────────────────────────────

1. 患者一般情况　患者，女性，67 岁，与人争吵后出现头痛、恶心、呕吐至昏迷，收入 NSICU 病房，诊断为急性脑出血。患者病情趋于平稳后由 NSICU 平车转入脑科普通病房，入科时护理查体：患者意识呈浅昏迷，双侧瞳孔不等大，对光反射消失，留置右侧股静脉穿刺导管、经鼻气管插管、尿管、胃管，各管路均通畅在位，高危压疮评分为 8 分，为极高危压疮风险。医嘱：一级护理，禁食水，静脉输液 2 次/日，持续甲级心电监护，示波为窦性心律，持续低流量经鼻气管插管处吸氧，2L/min，每 2 小时翻身叩背一次，使用防压疮气垫床。患者出现高热，体温最高 38.5 摄氏度，遵医嘱给予冰袋物理降温与抗生素药物治疗。随后出现少尿、腹泻，肌酐为 335.0μmmol/L（正常值为 44.2～115μmmol/L）、尿素氮为 21.90mmol/L（正常值为 2.2～7.2mmol/L），遵医嘱给予止泻、补液治疗，加强肛周皮肤护理，及时清洗肛周，保持局部皮肤干燥、清洁。

2. 事件发生经过　患者血白蛋白为 15.4g/L（正常值为 35～55g/L），遵医嘱给予新鲜冰冻血浆 560ml 静脉滴注。在护士进行交接班时发现患者骶尾部有 1cm ×1cm 皮肤破损，表面湿润，呈粉红色，报告护士长、主治医生，给予痊愈妥湿性敷料保护，增加翻身叩背次数，尽可能减少仰卧位时间，严格交接班，详细记录皮肤情况。填写《院内压疮发生/院外带入压疮报告表》，24 小时内上报护理部。

3. 本案例原因分析

（1）主观因素：①潮湿刺激，该患者体质虚弱、发热、出汗及腹泻，呈浅昏迷状态，大、小便失禁，汗液、尿液、大便引起的潮湿刺激，可浸软皮肤的角质层，汗液、尿液、分泌物中的化学物质及细菌刺激皮肤或阻塞皮脂腺的开口，使角质层张力下降、皮肤的抵抗力下降、皮肤松弛，易被剪切力、摩擦力等所伤而形成压疮。②全身营养不良，患者处于昏迷状态，禁食、水，全身消瘦，低蛋白水肿，皮下脂肪少、肌肉萎缩，一旦受压局部缺血、缺氧严重而易发生压疮。

（2）客观因素：患者进行床上翻身活动，皮肤受床单表面的逆行阻力摩擦，加之床单、衣服不平整，床上碎屑，增加皮肤与床铺的摩擦力和剪切力，易引起局部皮肤血液循环障碍造成皮肤浅层破损，破坏皮肤的完整性。

（3）护理因素：护士在翻身后未再检查翻身是否有效，只是定时两小时协助患者翻身一次，未对患者及家属进行不翻身危害的宣传教育。

【应急处理流程】

核对新入院有难免压疮可能的高危患者，如病危、病重、长期卧床、生活不能自理、高度水肿、营养不良等患者→认真评估患者可能发生难免压疮的条件→护士长根据压疮评估条件核实责任护士的评估与患者的实际情况是否相符→检查护理措施是否有效→将《高危人群压疮评估表》（见附表）上报护理部→一旦发生难免压疮→立即报告主治医生、护士长→护士长床旁查看压疮情况→请求护理会诊→根据会诊意见结合患者自身情况制定压疮护理方案→安抚患者及家属→填写《院内压疮发生/院外带入压疮报告表》（见附表）→24 小时内上报护理部→护理部收到压疮上报表后到病区进行访视→检查护理压疮措施是否妥当→并追踪患者压疮进展情况。

【原因分析】

压疮发生的原因不是单一的，是由多种致病因素协同作用而成，同样道理，造成难免压疮的危险因素也包括全身的、局部的、疾病的等多种因素。对于难免压疮，国内没有统一的评估标准，各家医院自行设计出多种评估表，这些评估表多未经专家进行效度及信度检验。

1. 患者因素

（1）全身因素：患者血管硬化、皮肤改变、肌肉萎缩、营养不良、低蛋白血症、水肿、运动功能减退、感觉功能障碍、反应迟钝等对压疮的形成和预后有直接影响。

（2）局部受压时间过长：意识障碍是患者发生难免压疮的高危因素，运动障碍和活动受限在导致难免压疮发生因素中更加重要。病情危重禁忌翻身，长时间局部受压导致血液循环障碍，组织淤血水肿、破溃。

（3）年龄因素的影响：患者年龄段越大发生难免压疮的危险越大，随年龄增长发生率呈上升趋势。一方面，老年人运动及神经活力较低，感觉功能衰退，保护性反射迟钝。另一方面老年患者多合并慢性疾病，全身营养状况差，出现蛋白质合成减少，患者皮下脂肪组织减少，肌肉萎缩，这些因素的存在使得老年人成为压疮发生的高危人群。

（4）营养状况：营养不良既是压疮形成的危险因素，又是压疮经久不愈的主要影响因素，营养不良可造成皮下脂肪减少、受压处易发生血液循环障碍，增加了压疮发生的危险。

（5）物理力的联合作用：造成压疮的 3 个主要物理力是压力、摩擦力和剪切力。患者卧床时重力因素在患者与床接触部位产生压力。患者病情危重、手术、严重创伤时，身体安放各种抢救监护仪器、管路，有时需要伤肢固定、约束带等，造成患者体位限制或移动时产生摩擦力、剪切力，护理难度增大，受压时间延长，这也是导致难免压疮发生的原因。

（6）发热及潮湿：患者大、小便失禁，全身皮肤和床单、被服潮湿，皮肤抵抗力减弱。由于卧床局部皮肤受压，散热减少，致使局部温度升高，组织在持续受压缺氧的情况下，温度升高将增加压疮的易发性。

2. 护理人员因素

（1）目前压疮管理制度规定，一旦科室上报难免压疮，又被确认备案，护士积极预防和护理，仍然发生，不追究护理人员的责任。所以，护士有可能在思想上有所放松对这类患者的关注，护理措施有可能未做到位，进而才导致已确认难免压疮病例发生压疮比例仍大。

（2）大多数医院临床护士的床位比达不到标准，小于1：0.4，工作量偏大、护理措施不到位，对压疮知识更新力度不够，甚至出现误区，同时护士压疮知识的欠缺及听之任之的态度也是影响发生难免压疮的重要因素。

【防范措施】

1. 积极动态管理 责任护士应用《高危人群压疮评估表》进行评估，根据评分制定针对性的预防措施，使压疮危险因素评估≤12分，每周评估1次，必要时每天进行评估；对难免压疮高危人群加强管理，检查护理措施落实情况，并将观察到的皮肤动态变化及采取的措施，逐一详细、客观、真实地做好记录，报告护士长。护士长指导护理过程中应注意的问题，并严格把关。

2. 避免局部组织长期受压 对压疮评估处于难免压疮高危因素的患者，鼓励和帮助卧床患者经常更换卧位，一般两小时翻身1次。必要时每小时翻身1次。变换体位时应选择性地使用软枕、小枕及水袋等，放在患者一侧肩背部、腰部、肘关节、小腿关节下等，这样才能有力支撑患者侧卧，增加局部通气性，使软组织交替承受压力，减少发生压疮的概率。对于癌性疼痛患者给予止痛剂，如临床上常用的布桂嗪、吗啡、芬太尼贴剂等，以减轻患者的疼痛。

3. 有规律地变化体位，有效减轻局部压力 如改变体位进行肢体活动、翻身、叩背时，采取正确的翻身方法。先将患者近护士一侧的上肢弯曲上举靠近脸部，另一侧上肢抓住对侧肩部，下肢弯曲支撑，护士抓住患者这侧肘部、膝部，采用圆柱滚动的原理，轻松翻身，减少护士用力，减轻患者摩擦力等。使用防压疮气垫床，床头悬挂翻身卡及警示标识，做到定时翻身、班班交接、详细记录。

4. 减少剪切力、摩擦力的损害 保持床单的平整、清洁、干燥、无渣屑。经常用温水给患者擦拭皮肤或用热水行局部按摩，可促进循环、改善局部营养状况。对难免压疮的高危患者，要经常检查受压部位，定期按摩，翻身时应避免拖、拉、推等动作，防止擦伤皮肤，可在骨隆突处预防性用保护敷料来减少压疮的发生。另外，可选用碘伏、凡士林外涂局部受压处皮肤。碘伏具有使组织脱水、扩张血管、促进血液循环、软化和消散硬结的作用，对黏膜无刺激、无腐蚀性，同时可形成一层极薄的杀菌薄膜，防止细菌的侵入；凡士林能在局部形成封闭性油膜，有缓解局部垂直压力、减少皮肤擦伤的作用。使用便器时，应选择无破损便器，抬起患者腰骶部，不要强塞硬拉。必要时在便器边缘垫上软纸或布垫，以防擦伤皮肤。半卧位时可在膝关节下垫一个软枕，防止下滑。

5. 避免局部潮湿刺激 对大、小便失禁，出汗及分泌物多的患者应及时擦洗干净，保持皮肤和床褥干燥。衣服、被单随湿随换；伤口若有分泌物应及时更换敷料，不可让患者直接卧于橡胶单（或塑料布）上。男性患者小便失禁可以用大号保鲜袋包在阴茎上，经常观察，如有小便及时更换，每次更换时清洗尿道口，保持干燥。女性患者小便失禁可用成人尿不湿，同样每次更换要清洗外阴，这些措施不仅可减少潮湿刺激，同时还可避免长期导尿引起的尿路感染。

6. 增加营养 在病情许可的情况下可给予高蛋白、高维生素等膳食，以增强机体抵抗力和组织修复能力。对一些水肿患者可给予利尿药以减轻水肿，腹水患者病情许可下可以适当定期抽放腹水。此外，适当补充矿物质，如口服硫酸锌，可促进慢性溃疡的愈合。不能进食者给予鼻饲，必要时需加支持疗法，如补液、输血、静脉输注高营养物质等。

7. 健康教育 对难免压疮的高危人群及其家属应讲解压疮发生的原因和危害，使他们学会预防压疮的正确方法。对晚期肿瘤患者进行心理疏导，运用倾听、解释、安慰技巧加强沟通，关心、体贴患者，指导家属支持患者，以提高患者治疗的信心。指导患者保持乐观的生活态度，积极面对疾病。用一些同样疾病恢复较好的病例鼓励患者，使其对生活充满希望，能积极配合治疗，尽可能避免压疮的发生。

8. 已发生难免压疮的护理措施

（1）压疮各分期的护理：依据压疮分期与严重程度进行针对性的护理通常能取得较好的效果。对于瘀血期压疮患者，要及时去除病因，在受损皮肤红斑处涂抹赛肤润可以缓解症状，敷贴水胶体敷料也可起到保护皮肤、防止压疮进一步加重的作用。对于炎性期压疮，皮肤出现水疱、破损，对未破的小水疱可用碘伏消毒，并用康尔惠泡沫敷贴或无菌棉垫覆盖，可预防水疱破裂，促进其自行吸收。对于较大水疱，应在无菌条件下用注射器抽出水疱内液体，并注意保护创面及周围皮肤。对于浅表性溃疡期压疮，应尽量保持局部清洁干燥，可用康尔惠水胶体液喷敷皮肤表面，形成保护膜以避免受感染，以鹅颈灯照射疮面，2 次/天，15 分钟/次，照射后以换药法处理疮面。对于坏死期压疮，应注意清洁疮面，去腐生新，保持引流通畅，以促进愈合。

（2）加强基础护理：应加倍注意保持床面的平整清洁，及时更换床单被服，在床单上铺康复垫以避免尿液便渍或潮湿刺激。并要求护理人员做到勤查看、勤翻身拍背、勤清洗和勤整理。

（3）蛋白质是皮肤的基本组成物质，血浆蛋白参与皮肤屏障、免疫作用的形成。因此需要合理膳食及加强营养。

（4）患者的心理状况对病情恢复有着很大影响。医护人员应经常与患者沟通，积极引导，耐心安慰，提高患者的心理承受力，争取使患者以良好的心态配合治疗护理。

（侯艳君　王聪敏）

案例十　输血外渗

血液透析中针头脱出致血液外渗

血液透析是急、慢性肾衰竭患者肾脏替代治疗方式之一。建立和维护良好的血液净化的血管通路是保证血液净化顺利进行和充分透析的首要条件。根据患者病情的需要可将血管通路分为紧急透析和维持性血管通路。在透析过程中护理人员应按操作流程维护血管通路，避免发生针头脱出等不良事件。针头脱出分为针头部分脱出和针头完全脱出。针头部分脱出即针尖部分未完全脱出皮肤，仅有穿刺部位渗血或血肿；针头完全脱出即针尖部分从皮下完全脱出，胶布失去固定作用，如发现不及时常造成大量失血。

【举例】

案例1

1. 患者一般情况　患者，男性，85岁。诊断：慢性肾衰竭、尿毒症。常规透析患者3次/周，目前透析已两年余，左前臂动静脉内瘘，流量充足，由家属用轮椅推入透析室，来时神志不清、躁动不安、应答不切题、自主活动能力欠佳。医嘱：一级护理，低盐、低脂、优质蛋白质饮食。透析前护理查体：患者活动能力欠佳，躁动不安，坠床跌倒危险评分10分，属高危人群，床旁悬挂防跌倒、坠床标识，嘱患者活动时需他人协助，并向家属详细交代注意事项和进行健康教育指导。

2. 事件发生经过　患者于08：00进入血透室进行常规透析，正常上机后测生命体征平稳，机器各参数均显示在正常范围内，常规30分钟巡视患者一次，查看胶布有无松动、穿刺针有无脱出、穿刺处有无渗血等情况。责任护士于10：35巡视时发现患者将穿刺针拔出，同时机器报警，显示静脉压低，护士立即关闭血泵，夹闭静脉夹子，给予消毒后重新穿刺上机，测量生命体征，血压：114/72mmHg，心率：74次/分，遵医嘱给予50%葡萄糖20ml静脉推注，并严密监测患者生命体征变化，观察渗出血量约为80ml，立即报告值班医生及护士长，安抚患者，并遵医嘱继续观察。

3. 本案例原因分析

（1）患者高龄，神志不清、躁动不安、依从性差。

（2）患者皮肤松弛，虽然穿刺针已固定，但不够个性化处理。

（3）护理人员虽有风险意识，但经验不足，资质浅，经验少，对后果的预见性差。

（4）责任护士巡视不及时。

案例 2 ————————————————————————————————

1. 患者一般情况　患者，女性，51 岁。诊断：慢性肾衰竭、尿毒症。常规透析 3 次/周，目前透析三年余，左前臂动静脉内瘘，流量充足，由门诊步行入室，来时神志清，自理能力良好，心理状态一般。医嘱：三级护理，低盐、低脂、优质蛋白质饮食。透析前护理查体：患者活动能力良好，因糖尿病视网膜病变，双眼视物模糊，跌倒坠床危险评分为 7 分，属高危人群，床旁悬挂防跌倒、坠床标识，嘱患者活动时需他人协助，并向患者及家属交代注意事项和进行健康教育指导。

2. 事件发生经过　患者于 12：50 入室常规透析，正常上机后生命体征平稳，机器各参数均显示在正常范围内，常规 30 分钟巡视患者一次，查看胶布有无松开、穿刺针有无脱出、穿刺处有无渗血等情况。责任护士于 14：50 第三次测血压时观察患者穿刺情况良好，15：30 患者自主翻身后感觉静脉端疼痛后发现静脉穿刺针脱出并有血液渗出，呼叫值班护士，立即给予停泵，关闭静脉夹子，给予消毒后重新穿刺上机，测量生命体征，血压：140/64mmHg，心率：64 次/分，未诉不适，观察渗血量约 150ml，立即报告值班医生及护士长，给予安抚，并遵医嘱继续观察。患者于 16：20 正常下机，下机时血压：143/64mmHg，心率：64 次/分，安全离室。

3. 本案例原因分析

（1）患者消瘦，皮肤松弛，血管条件差，可穿刺部位较短，进针较浅。

（2）巡视患者时观察不仔细，未发现潜在隐患。

（3）患者因糖尿病所致视网膜病变，双眼视物不清，治疗过程中依从性差，护理人员与患者有效沟通不够，未详细告知穿刺针脱出所致不良后果。

【应急处理流程】

内瘘穿刺针脱出→护士立即给予停泵，消毒后重新穿刺→监测生命体征，评估患者出血量→立即报告医生，根据出血量给予相关处理→密切观察生命体征变化→立即报告护士长，给予患者心理安抚→加强巡视→认真交接班→填写、上报《护理不良事件报告单》。

【原因分析】

1. 患者自身因素

（1）年龄因素：高龄患者随着年龄的增长，生理功能减退、反应能力低下，皮肤松弛，血管弹性差、易滑动，依从性差，是穿刺针脱出的高发人群。

（2）疾病因素：透析患者普遍存在透析充分性不足，易导致多种并发症的发生，如低血压、肌肉痉挛、皮肤瘙痒等。治疗过程中如出现以上症状，易导致患者意识不受自主控制，动作过大，透析管路被牵拉致穿刺针脱出。

（3）个性改变、行为反常：常规透析患者绝大部分存在心理问题，如抑郁、焦虑、悲观、绝望、个性改变、行为反常等，甚至有些患者容易产生绝望心理而自行拔除穿刺针甚至自杀。

（4）患者缺乏防护知识：患者对护理人员交待的注意事项不够重视，以及患者自身知识的缺乏，不能很好地预知透析过程中可能发生的风险，导致患者透析过程中变换体位时，动作过大、拖拽透析管路，将穿刺针拔出。

2. 护理人员因素

（1）护理人员对穿刺针脱出潜在风险防范意识不强，对穿刺针脱出高风险患者缺乏全面、针对性的评估；同时护理人员缺乏穿刺针脱出相关知识的培训，健康宣教能力不足，导致不能对穿刺针脱出高危者进行全面的、针对性指导，健康宣教不到位会使患者因个体差异对宣教知识掌握、理解程度存在差异，导致遵医行为不一，造成安全防范措施落实不到位。

（2）护理人员责任心不强，巡视不及时，观察血管通路及穿刺部位情况不认真，缺乏风险预警性，在针头脱出时未及时发现，造成穿刺针脱出。

（3）护理人员工作经验欠缺，穿刺技术不熟练，穿刺部位选择不当，对进针深度掌握不准确，穿刺时进针过浅或在同一部位反复穿刺，导致局部皮肤弹性下降，在穿刺针多次轻微牵拉时导致穿刺针脱出。

（4）护理人员对穿刺针固定不稳妥，未做到个性化固定，在胶布固定上除遵循双保险原则，应同时使用约束带固定。

【防范措施】

（1）加强健康宣教，提高患者自我防护能力。护理人员应根据患者的特点采取不同方式的个体化健康教育指导；上机前向患者讲解治疗过程中存在的风险，告知患者治疗后身体避免活动幅度过大，防止导管或穿刺针脱出。

（2）加强护理人员风险管理，提高防范意识。对危重、老年患者应反复加强宣教；对烦躁不安、行为异常患者，应安排专人看护，必要时使用床档和腕部约束带，同时悬挂警示标识，提高防范意识。

（3）提高护理人员职业素养。加强护理人员责任心教育，护士分管患者责任到人，工作期间不可随意离开责任区，透析过程中加强巡视，每15~30分钟巡视一次，密切观察患者生命体征及穿刺部位有无渗血、胶布固定是否牢固、穿刺针是否脱出，尤其是老年患者及皮肤松弛、皮下脂肪少的患者，穿刺针易从血管内滑出，更应加强巡视，预知可能发生的风险并提前防范，杜绝穿刺针脱出不良事件的发生。

（4）加强对护理人员进行技能培训，护理人员受年资、工作经验等方面影响对穿刺针脱出的危险评估存在差异，应加强对护理人员技能培训，提高穿刺技术，准确掌握进针深度，以穿刺针进入血管2/3为宜，以免穿刺针滑出血管，选择正确的穿刺方式，避免在同一穿刺点反复穿刺致皮肤弹性下降，导致穿刺针脱出。

（5）规范穿刺针的固定方式，稳妥的固定是保证透析血管通路的重要条件，也是保证患者透析顺利进行的关键环节，同时可以减少不良事件的发生，要求护理人员严格按照流程规范操作。固定方法：6条胶布固定法，第一条宽胶布固定针柄，细胶布交叉向上兜住穿刺针固定；第二条宽胶布1/3平行重叠于第一条胶布上以"桥式"法固定；同法固定另一条穿刺针，最后动静脉管路留出足够活动长度后分别用两条胶布固定在床单上，剩余长度的管路挂于血泵上防止牵拉，预防穿刺针脱出。

（6）加强患者心理护理，由于患者透析治疗具有周期长、家庭经济负担重、依赖性强等特点，患者易出现悲观、失望心理，甚至产生轻生念头。因此，责任护士在透析过程中应加强巡视，密切观察，加强与患者的沟通，给予安慰及心理疏导，稳定其情绪，防止治疗过程中自行拔除穿刺针等意外情况的发生，保证透析治疗安全顺利进行。

（王慧　王晓伟）

新生儿输血外渗

【举例】

案例1

1. 患者一般情况　患儿，男，诊断：早产儿，为进一步治疗收入新生儿病区。入院后医嘱给予呼吸机辅助呼吸、肠内营养等治疗。患儿贫血，给予输血治疗。

2. 事件发生经过　夜间护士巡视病房时发现患儿右上肢前臂近肘窝留置针穿刺处肢体肿胀，有 7cm×7.2cm 黑色皮下血肿，中心皮肤有 1.5cm×2cm 破溃，当时输入的液体为悬浮红细胞。护士立即停止输血，拔出静脉留置针，并报告病区护士长，给予甲磺酸酚妥拉明注射液外敷，氧气吹干，每小时更换一次。次日晨护士长查房渗液处皮肤大部分转为红润，面积为 6cm×6.5cm，中心部位皮肤破损减小，破损处给予 0.9%氯化钠溶液清洗，涂凝胶敷料，贴自黏性软聚硅酮有边型泡沫敷料；周围皮下淤血皮肤涂多磺酸黏多糖乳膏，贴痊愈妥贴，每 2 小时更换。

3. 本案例原因分析

（1）患儿为早产儿，血管条件差，无法表达，肢体活动频繁。

（2）护士巡视不及时，对输血肢体制动不到位。

（3）护士对于输血外渗预见性不强，存在麻痹思想，防护措施不到位。

【应急处理流程】

患儿输血外渗→护士立即停止输血→评估穿刺部位→报告护士长→观察患者生命体征→甲磺酸酚妥拉明注射液外敷，每小时更换→血肿部分吸收后涂凝胶敷料＋多磺酸黏多糖乳膏，每 2 小时更换→填写《护理不良事件报告单》上报。

【原因分析】

1. 患者因素　年老体弱的患者，血管条件差，凝血机制不好，血管滑动不易固定；婴幼儿血管细，肢体制动受限。

2. 疾病因素　患有癌症、营养不良、贫血、昏迷休克的患者，血管细，穿刺困难，一次穿刺成功率不高而引起渗血。

3. 物理因素　输血时间长，输血量大，血液温度低，都会使外渗概率增高。

4. 护理人员因素　护士责任心欠佳，穿刺技术差，输血工具选择不当，知识缺乏，巡视宣教不到位，输血结束压迫方法不当，只压迫在皮肤穿刺点上，未能有效压住血管穿刺点，都会导致输血外渗。

【防范措施】

（1）护理人员落实静脉输血的操作标准　减少对血管壁的损伤，执行无菌操作，正确掌握穿刺方法，选择合适的部位，掌握正确的拔针按压方法。

（2）在输血前、输血中、输血后仔细评估患者的血管，出现异常及时更换部位。

（3）选择合适的输血工具　套管针质地柔软，可随肢体移动而弯曲，不易脱出血管而使血液外渗，可有效维持静脉通路。输血时尽量选择留置针穿刺并妥善固定，以减少外渗的发生；留置中心静脉导管的患者，如外周血管条件好，应穿刺静脉留置针以减少导管相关性感染的发生，如外周血管条件不好可以使用中心静脉导管输血，但要注意无菌操作。

（4）有计划地选择静脉

①正确地选择穿刺静脉，输入血液制品宜选择粗大静脉，由远心端向近心端穿刺，避免同一部位长时间、多次穿刺。

②外周静脉输血杜绝钢针，选择大号的静脉留置针。

③尽量避免下肢输血，下肢输血会使下肢活动受限，使血液浓稠、血流缓慢，容易造成下肢静脉血液循环差，导致下肢静脉血栓形成的风险增高。

（5）加强责任心，提升安全意识

①护理人员应加强整个输血过程中的巡视，特别是危重患者，巡视时要检查输血部位皮肤颜色、温度、弹性；输血过程中患儿哭闹，一定要检查注射部位，进行床头交接班。

②做好患者的宣教。交代使用留置针的好处，保护留置针的方法，在输注高危药物时要向患者及家属说明，要求患者尽量减少活动，指导患者自我观察，如果出现注射部位疼痛、肿胀，及时向护理人员报告。

【输血外渗后处理】

（1）患肢制动，抬高到20°～30°，以利于静脉和淋巴回流。禁止在血肿侧肢体上量血压，以及其他侵入性操作。

（2）输血外渗所致的皮下血肿，即刻用75%乙醇浸泡过的无菌纱布湿敷，酒精湿敷可扩张局部血管，促进血液循环，改善血管内皮细胞功能，增强血管的抵抗力，从而减轻血管损伤，减少液体外渗；酒精易挥发，挥发时带走机体热量，使局部皮肤温度降低起到冷敷作用，低温可抑制局部细胞活动，使神经末梢敏感性降低，进一步减轻疼痛，覆盖范围超过皮下血肿处边缘皮肤2～3cm，干湿度以不滴液为宜，外面可用保鲜膜覆盖，每日3次，每次30分钟。

（3）当局部出现大片红肿时，沿血管出现条索状红线，肿痛，穿刺点不渗血时，可给予维生素B_{12}注射液湿敷于深紫色的皮肤区域，干燥后及时更换，湿敷间歇期间给予喜疗妥膏剂涂抹局部，每日3～4次。

（4）每日测量肿胀部位范围并记录，动态观察血肿部位的转归情况。

（5）做好心理护理，患者输血外渗后出现皮肤青紫、肿胀、疼痛，出现焦虑、恐惧，又因手臂疼痛导致睡眠障碍。医护人员应对患者给予更多的关心和理解，创造安静、舒适的环境，遵医嘱正确地给予止痛药物。耐心向患者及家属解释引起血肿的原因，通过积极的处理能尽快治愈，为患者消除顾虑，积极配合治疗。

（许秀萍　刘爱红）

案例十一　血液透析导管堵塞

血液透析是急慢性肾衰竭患者常用治疗手段，而建立良好的血管通路是进行血液透析的前提，中心静脉导管是血液透析血管通路之一，分为颈内静脉、股静脉、锁骨下静脉导管。对于使用中心静脉导管进行血液透析的患者，导管通畅是保证透析充分的基本条件，导管堵塞是中心静脉导管植入患者最常见的并发症之一，导管部分堵塞可使透析跨膜压增加，影响透析治疗的进行和透析效果；导管全部堵塞不能有效疏通时需要更换导管重新建立血管通路。

【举例】

案例

1. 患者一般情况　患者，男性，66岁，诊断：慢性肾功能不全，尿毒症期，为求进一步治疗收入肾脏病科。入院后查体：患者慢性贫血面容，全身高度水肿，呼吸急促，不能平卧。辅助检查：血肌酐：1056μmol/L，尿素氮：456mmol/L，血红蛋白：68g/L。医嘱给予低盐低蛋白肾脏病饮食，遵医嘱给予利尿、保肾、促进红细胞生成及输血等治疗。由主治医生为其行右侧股静脉置入临时血液透析导管，过程顺利，随后行床旁连续性血液净化（CRRT）治疗。

2. 事件发生经过　患者入院第三天，遵医嘱准备行第二次床旁CRRT治疗，护士早晨7：00行CRRT机器预冲处理后，将CRRT机器推入病房。护士在无菌要求下打开患者右侧股静脉导管，用注射器抽吸导管动脉端顺畅，更换注射器再次抽导管静脉端时阻力较大，不能完全抽出肝素钠封管液，静脉端导管堵塞，立即报告值班医生，值班医生床旁查看患者，检查导管堵塞情况。遵医嘱用肝素钠盐水暂时行动脉端导管封管。静脉端导管利用虹吸原理，连接20ml空注射器进行回抽，回抽2.5～5ml时将导管夹子在末端夹闭，使导管腔内形成一个负压腔。将静脉导管和注射器分离，再将存放尿激酶10万单位＋0.9%氯化钠溶液10ml的注射器连接导管静脉端，打开夹闭的导管夹子，利用负压使尿激酶盐水吸入导管内，促进尿激酶盐水与血栓堵塞部位充分接触。静止溶栓30分钟后再次进行上述操作。直到导管通畅后再次上机行床旁血液净化治疗。

3. 本案例原因分析

（1）患者呼吸急促，不能平卧，需行血液透析治疗，紧急穿刺股静脉置入透析导管，因患者肾衰竭，呼吸困难，不能平卧，被迫坐位休息，导致患者股静脉导管有打折、扭曲的可能。

（2）护士进行血液透析导管封管操作不规范，0.9%氯化钠溶液冲管不彻底，没有严格遵循脉冲式冲管方式，导致管腔内有残留血液附壁，或者是封管使用肝素盐水注入剂量少于管腔容积，或者导管夹子夹闭不及时，使血液反流进入导管引起管路堵塞。

（3）操作前没有正确评估患者，在患者不能平卧，被迫坐位的前提下，仍然选择给予患者股静脉置入导管，给予导管打折堵塞埋下隐患。

（4）护士宣教护理不到位，重视程度不够，在患者坐位时，没有及时安抚指导，并采取正确的引导教育。

【应急处理流程】

护士发现患者血液透析导管堵塞→立即报告医生→值班医生到患者床旁查看堵塞导管→评估堵塞情况→肝素钠盐水暂时封闭通畅的导管→堵塞导管连接20ml空注射器进行回抽，回抽2.5~5ml→将导管夹子在末端夹闭→导管腔内形成一个负压腔→将堵塞导管和注射器分离→再将盛有尿激酶10万单位+0.9%氯化钠溶液10ml的20ml注射器连接堵塞导管→打开导管开关利用负压原理使尿激酶溶液吸入导管内→静止溶栓30分钟后，再次进行上述操作→并安抚患者及家属→报告护士长→填写《护理不良事件报告单》上报护理部。

【原因分析】

1. 置管部位选择不合理　股静脉置管风险较低，置管难度小，成功率高，长期卧床患者优先选择股静脉置管。但是股静脉位于腹股沟位置，患者行走及坐位时间较长时易出现导管堵塞、移位、脱落、感染等风险，增加并发症发生率及影响患者舒适感。

2. 感染引起导管堵塞　在置管过程中未严格按照无菌操作的要求，置管后患者不注意个人卫生，或者患者置管处外口愈合不佳，引发导管相关感染进而造成导管堵塞。

3. 封管方法不规范　操作人员操作不熟练，下机后如未及时使用0.9%氯化钠溶液脉冲式冲管，极易引起血液附壁凝固于导管壁堵塞导管。推注封管液没有达到应用的剂量，或者封管后没有及时关闭夹子。

4. 导管使用不当　护士在血液透析中心静脉导管处进行输液或输血治疗，或者在透析器上输液、输血治疗，极易引起透析管路及导管堵塞，影响导管使用寿命。

5. 患者自身因素　患者血红蛋白超过120g/L或血脂较高，造成患者血液黏稠度增大，加速导管内血栓形成的风险。

6. 宣教不到位，相关知识缺乏　患者依从性差，缺乏相关透析导管知识，没有合理保护导管，置管部位活动较大导致移位、变形、打折、扭曲等，易导致封管液进入血液或静脉血液反流入导管，导致导管内血栓堵塞，或者引起导管位置改变及管腔狭窄，影响透析血流量，降低透析质量。

【防范措施】

（1）接受血液透析治疗的患者，往往病情危重，其对中心静脉置管操作存在比较强烈的恐惧不安、紧张焦虑的心理，护理人员需要与患者进行主动的沟通和交流，帮助其做好充分的思想和心理准备。置管前详细告知患者置管的必要性和方法，以及保护导管的重要性和注意事项，尽可能消除患者顾虑，以取得患者主动配合。

（2）根据患者病情及后续生活护理需要，选择合适的部位置管，如果病情稳定、穿刺条件允许，应尽可能选择颈内静脉置管或者建立动静脉内瘘延续透析治疗。

（3）尽可能提高导管一次性穿刺成功率，减少对静脉血管内膜的损伤所致的血管血栓、狭窄等，进而导致置入导管堵塞。

（4）患者需要输血或输液时应在专门输液用静脉通路输入，严禁在血液透析中心静脉导管进行输血或输液。避免透析过程中通过血液透析管路输血、输液，减少透析器及透析管路堵塞的风险。

（4）透析结束后及时用0.9%氯化钠溶液以脉冲方式冲洗导管，使0.9%氯化钠溶液在导管内形成小漩涡，有利于把导管内壁残留血液冲洗干净，随后采用正压封管方法，避免血液回流导致管路堵塞，透析结束封管后立即夹闭导管夹子，导管夹子一旦夹闭，避免再次打开。

（5）封管液常采用肝素钠盐水，配比浓度合理，并根据导管管腔容积注入合适剂量。

（6）当透析过程中血流量显示不足时，要关注导管是否出现扭曲贴壁现象，应在导管两翼妥善固定处理的情况下，轻轻转动导管，适当改变导管位置，使得导管前端部分的侧孔不再出现贴壁现象，增加透析血流量。

（7）加强患者健康宣教，提高对中心静脉导管的认识及居家保护知识，减少置管部位剧烈活动，避免导管打折，扭曲，如股静脉置管患者应避免长时间行走，避免端正位，以减少对导管的刺激和损伤，防止因打折、扭曲引起管腔狭窄，引起导管部分堵塞。

（8）对于高凝状态容易发生导管堵塞的患者，可给予抗血小板黏附和聚集的药物，预防血栓事件的发生。目前，尿激酶溶栓是最常见的治疗方法，定期给予尿激酶保留封管，可预防导管内血栓形成以延长导管使用寿命。

（9）研究提示纠正贫血可有效降低患者的病死率和住院率，但是也有研究发现，血红蛋白水平2周内升高速度＞10g/L与心血管事件和血栓形成事件发生风险相关。因此提高透析患者血红蛋白浓度虽能改善预后，但是并非越高越好，也非越快越好。肾性贫血患者血红蛋白原则上不要超过120g/L。同时积极治疗患者基础疾病，避免高脂饮食，有血脂升高，积极采取降脂治疗，减少因高脂血症及高血红蛋白引起导管堵塞的风险。

（徐燕　张杰）

案例十二　针刺伤

针刺伤是指由医疗利器如注射针头、缝合针、各种穿刺针、手术刀片等造成皮肤深层破损和出血。针刺伤是医护工作中最常见的一种职业危害，随着医疗活动的频繁，医务人员的职业暴露比例呈上升趋势，已引起广大医务人员的重视。然而，对患者群体尤其是住院患者发生针刺伤的危险性却报道较少。患者安全是医疗护理工作的基本要求，也是医疗护理质量控制和管理的核心目标。患者在住院期间可能发生的安全问题多种多样，医务人员在为患者提供服务的同时也可能因专业操作过程中的不当或过失行为导致患者针刺伤的发生，从而增加患者的痛苦，导致医疗纠纷隐患。因此全面预防患者针刺伤的发生已成为我们面临的紧迫课题。

【举例】

1. 患者一般情况　男性，65岁。诊断：急性脑梗死，因突发言语不利伴右侧肢体活动障碍两小时由急诊平车推行入科，来时神志清，言语不利，精神差，活动能力较差。医嘱：一级护理，禁食，静脉溶栓治疗，陪护一人。入院后护理查体：右上肢肌力Ⅲ级，右下肢肌力Ⅱ级，左侧肌力正常，行护理评估及安全风险评估，悬挂警示标识，对患者及家属交待注意事项和进行健康教育指导。

2. 事件发生经过　患者入院当日早上5：20遵医嘱给予患者行留置针穿刺建

立静脉通路。患者拒绝接受治疗，护士与家属共同安抚患者后迅速将备好的物品携至床旁，核对无误后进行操作，穿刺见回血后退针芯过程中患者突然剧烈挥动手臂，再次表示拒绝接受治疗。家属立即上前协助，因治疗盘在家属身后的床头桌上，护士无法直接将留置针针芯置于治疗盘内，紧急情况下为避免患者脱针和发生针刺伤，将留置针针芯扎于患者的床褥边缘，并在家属的协助下迅速固定留置针。这时听到急救室家属的呼叫，匆忙整理用物后立即赶至急救室为患者吸痰，并投入到清晨繁忙的护理工作中。早上8：00交接班护士协助该患者翻身并整理床单位，患者突然抬起左侧上肢，并喊叫，表情痛苦，立即查看患者情况，从患者左前臂下床单上取出一枚留置针针芯，并在患者所指的疼痛部位发现有一针眼，针眼处稍有破皮，无渗血，挤压无出血，立即报告医生及护士长。值班医生检查患者针刺伤处，挤压无出血，给予碘伏消毒，用创可贴粘贴，并安慰患者及家属，护士向患者及家属道歉，家属表示理解。

3. 本案例原因分析

（1）患者不愿意配合治疗，未做好输液前的准备。

（2）操作空间不足，当患者烦躁时家属上前帮扶恰恰挡在护士和治疗盘之间，在紧急情况下导致护士处理针芯困难。

（3）护士风险防范意识不强，低年资护士经验不足，对发生针刺伤高危人群评估不够，未呼叫其他护士协助。

（4）护士对突发事件的应急处理能力不够，紧急情况下易工作忙乱和粗心大意。

【应急处理流程】

患者针刺伤→护士立即查看患者受伤部位情况→挤压受伤针刺处→通知医生→医生查看患者受伤部位→给予对症处理→安慰患者及家属→护士填写《护理不良事件报告单》上报护理部。

【原因分析】

1. 患者自身因素 患者意识不清、感觉障碍、烦躁，不配合护士操作的情况下易导致患者针刺伤的发生。

2. 护理人员因素

（1）护士安全防护意识淡薄，对患者针刺伤损伤认知不够。护士对操作中或操作后可能给患者导致的针刺伤的风险评估不足。操作中未选择使用具有保护装置的针具，未采取避免患者针刺伤的防护措施。

（2）低年资护士技术不熟练，经验不足。低年资护士评估能力不足，突发事件的应急处理能力不够，当突发事件发生时容易因慌乱而导致不良事件的发生。也有研究表明造成护理不良事件发生的主要原因是患者评估不足和沟通不良，而低年资护士往往在这方面相对欠缺。

（3）护士违反操作规程，养成了不良操作习惯，在工作压力大及忙乱的情况下易导致针刺伤的发生。部分护理人员在工作中未养成良好的操作习惯，自行简化操作步骤，对预防针刺伤的流程执行力不够；使用后的锐器未及时处理，也是导致针刺伤的重要原因。

3. 管理因素　管理者对针刺伤的安全防护意识不够或未对护士进行针刺伤的安全防护教育；未制定预防针刺伤的流程和应急预案。人力资源安排不合理，在繁忙时间段人力资源不足，在静脉输液集中时段，护士忙于配药及换液，忙中出错。

4. 环境因素　室内光线不足，照明不良，物品过多或放置杂乱，病房布局设置不合理，操作空间拥挤，工作环境嘈杂，秩序混乱等都容易导致患者针刺伤的发生。

5. 工具因素　护理器械的安全性能差，未给护士配备安全型留置针，利器盒的配备不足或放置位置不合理，专用利器盒口径小不易于利器投入等。

【防范措施】

（1）提高防范意识，形成安全文化氛围。护士的危机意识在确保患者安全中至关重要，通过增强针刺伤危机意识，使护理人员主动发现问题，充分认识针刺伤给患者带来的危害，及时排除安全隐患，使不良事件控制在萌芽状态。安全文化建设是安全管理的重要组成部分，安全管理的重点在于安全教育，通过防针刺伤安全教育、相关知识学习及对已发生针刺伤案例分析，相互介绍并设想在穿刺过程中遇到过或可能遇到的问题，集思广益，全面掌握针刺伤的预防措施和发生针刺伤后的应急处理措施，使护理人员从被动地接受安全管理检查转变为自觉行动，从而有效降低患者针刺伤的发生和发生后的感染风险。

（2）落实规章制度，规范操作流程，培养良好操作习惯。医院应建立健全各种操作流程及完善各种应急预案和上报流程，建立责任机制，重视环节管理，做到各尽其职，各负其责。护理人员要学习并严格执行针刺伤相关规章制度及预案，防患于未然。规范操作行为是降低锐器伤的重要环节。制定锐器处理流程并改善设施是预防针刺伤的关键。护理人员在操作过程中都应该严格执行操作规程，注重操作前的评估，熟练掌握操作技术，注意掌握操作细节，做好应急事件的准备，培养良好的操作习惯，使用后的锐器应立即处理，直接放入锐器盒，锐器盒装满2/3及时更换，避免过满。保证任何操作都能符合规定的安全操作流程，避免因随意性大而导致的针刺伤发生。

（3）注重护士技能培训和沟通能力，提高护士综合素质。开展预防针刺伤的知识及技能培训是预防针刺伤发生的重点，医院和科室应定期组织针刺伤防护知识培训。此外，还应提高护士的沟通能力和对患者的评估能力，严密观察患者病情，了解患者心理状态。通过有效沟通提高操作时患者的配合度，通过评估做好突发事件的应急准备。

（4）改善医疗环境，提供安全型器具。有效使用安全型工具是减少针刺伤的必要基础。科室必须配备安全型留置针，明确规定对 HIV、HBV、HCV 等血源性传播疾病患者或携带者，急诊入院未明确上述疾病感染情况以及躁动和不配合治疗的患者，必须使用安全型器具。为减少针刺伤的发生，医院应改善医疗操作环境，提供充足的锐器盒，减少锐器暴露时间。将利器盒前移，治疗车上备利器盒，拔针后严禁针头回套，必须回套时使用单手回套法，利器使用后均在治疗车上一次分类完成，减少锐器的二次处理机会。

（5）合理配置人力资源，避免忙中出乱。改革护理人员的排班模式，实行弹性排班制度，真正按照患者的需求安排护理人力资源，在输液集中的时间段和工作繁忙时间段增加护理人力，避免因护士工作忙乱而导致患者针刺伤的发生。

（徐小飞　王晓伟）

案例十三　医源性皮肤损伤

医源性皮肤损伤——高危药物外渗

美国医疗安全协会（ISMP）将药理作用显著且迅速，若使用或操作不当会对患者造成严重伤害或死亡的药物，称为高危药物。2008 年 ISMP 公布了 19 类高危药物，包括所有抢救药物、麻醉剂、肌松药、抗凝溶栓药、催眠药、细胞毒性药、胰岛素、静脉用抗心律失常药物、高浓度电解质等，这些药物在治疗过程中输液外渗常有发生。药液外渗是指由于输液管理疏忽造成腐蚀性药物或溶液进入周围组织。

按照（Intravenous Nurses Society，INS）标准，药液渗出分为 5 级。

0 级：没有症状。

1 级：皮肤发白，水肿范围的最大处直径 <2.5cm，皮肤发凉，伴有或不伴有疼痛。

2 级：皮肤发白，水肿范围的最大处直径为 2.5 ~ 15.0cm，皮肤发凉，伴有或不伴有疼痛。

3级：皮肤发白，半透明状，水肿范围的最大处直径＞15.0cm，皮肤发凉，轻到中等程度疼痛。

4级：皮肤发白，半透明状，皮肤紧绷，有渗出；可有凹陷性水肿，皮肤变色、瘀伤、肿胀，水肿范围的最小处直径＞15.0cm；循环障碍，疼痛程度可达中到重度。

随着患者法律意识的增强，因输液外渗导致组织坏死而发生的医疗纠纷也越来越多，临床高危药物的管理直接影响着患者用药的安全性，与患者的人身安全息息相关，是护理安全的一项重要内容。因此提高病情观察与判断能力的同时，如何预防和减少输液外渗的发生，外渗后积极处理预防不良反应发生非常重要。

【举例】

案例1

1. 患者一般情况　患者，女性，85岁。诊断：心律失常，主诉发作性心悸3月，加重3天，既往患有糖尿病、高血压，于今天9：05由急诊轮椅推住心内科病区。患者来时神志清，精神差，活动能力好，医嘱给予甲级心电监护、一级护理、低盐低脂饮食、给予抗凝防血栓及药物转复治疗，入院后对患者及家属进行健康教育及用药指导，并嘱患者如有需求及时呼叫护士，输液侧肢体尽量减少活动，如有肿胀疼痛及时告知。

2. 事件发生经过　9：45分遵医嘱给予5%葡萄糖注射液17ml＋盐酸胺碘酮注射液150mg缓慢静脉推注，10：00药物静脉推注完毕，心电示波：房颤，遵医嘱继续给予5%葡萄糖注射液46ml＋盐酸胺碘酮注射液600mg以10ml/h的速度泵入，11：10护士巡视病房发现患者右侧手背静脉留置针穿刺处皮肤红肿变硬、局部皮温高，疑为药物外渗，立即拔针，更换部位重新穿刺，皮肤外渗处给予毛巾包裹冰袋冰敷，14：00药物外渗3小时后右侧手背及前臂皮肤逐渐呈紫红色，持续冷敷24小时后改用50%硫酸镁湿热敷。第2天皮肤呈黑紫色有多个水疱，局部组织肿胀，用0.9%氯化钠溶液擦拭手背皮肤，1ml无菌注射器抽吸水疱中积液，外涂红霉素软膏，持续抬高右上肢，仔细观察，记录皮肤情况。第3天皮肤仍黑紫色，多处破溃并有黄色澄清液流出，局部仍肿胀明显，用0.9%氯化钠溶液充分冲洗创面后，一抹得外敷，隔日换药观察皮肤情况。两周后坏死皮肤呈黑色，表面干燥，触痛不敏感，且坏死层较厚，给予坏死组织表面划痕，清创胶敷于坏死组织表面，以加快清创，安慰患者，加强心理疏导。3天后清创效果佳，坏死皮肤范围有所缩小，而后给予定期换药观察创面，两个月后创面愈合，填写《护理不良事件报告单》。

3. 本案例原因分析

（1）患者年龄较大，生理功能减退，对肢体的自控能力差，较容易造成针头的异位。

（2）患者患有糖尿病，血管硬化，对疼痛的敏感度感觉较差。

（3）使用微量注射泵推注缓慢，药物外渗时不易察觉。

（4）护士的防范意识不强，对患者的巡视不够及时。

（5）护士对患者及陪护的宣教不到位，未告知高危药物外渗的后果严重性，未引起患者重视。

案例2

1. 患者一般情况　患者，女性，89岁。诊断：肺部感染，主因发热伴咳嗽1周，既往有腔隙性脑梗病史，右侧桡骨骨折，收住急诊科病房。入院评估患者营养状况差，患者长期卧床，全身水肿，低蛋白、低血色素，压疮危险12分，属中度危险，已告知患者家属，护士严密观察患者病情变化。患者入院后查生化，血钾值为2.9mmol/L，血钾偏低，医嘱给予持续输入静脉高营养补液，氯化钾30ml加0.9%氯化钠30ml，以10ml/h速度泵入。医生建议留置中心静脉导管微量注射泵持续泵入高危药物，但家属拒绝，遂遵医嘱采用右手背静脉留置针泵入，评估患者营养状况差，外周循环不好，血管脆性高，静脉条件差，输入高渗药液危险性大，再次向患者家属交待病情及可能出现的并发症，家属仍坚持继续使用外周静脉留置针输液。

2. 事件发生经过　输入液体10小时后，护士巡视时发现患者液体外渗，立即停止药物静脉泵入并报告医生，拔除液路，发现右手背穿刺点上方1cm处出现2cm×2cm白色疱疹，给予抬高右上肢，50%硫酸镁溶液持续湿敷24小时后，用1ml无菌注射器抽吸水疱中液体，涂抹多磺酸黏多糖乳膏，观察患者皮肤情况，3天后患者水疱处皮肤结痂。

3. 本案例原因分析

（1）患者营养状况差，外周循环不好，血管脆性高。

（2）患者既往脑血管病史，可能存在痛温觉障碍。

（3）输入高浓度高渗药物应给予中心静脉给药，向家属交待相关情况但遭到家属拒绝，患者家属缺乏对高危药物外渗不良后果的认识。

（4）护士的防范意识不强，对患者采取高危药物外渗的预防措施不够。

【应急处理流程】

发现高危药物外渗→立即停止使用高渗药物→立即报告主管医生、护士长→了解药物性质→评估皮肤情况及外渗药物量→局部皮肤湿敷或者封闭→抬高患肢→记录过程→禁止在外渗区域再次进行穿刺→严密观察皮肤情况→破溃感染时及时报告医生给予清创换药处理→加强心理疏导→填写《护理不良事件报告单》逐级上报→查找原因→制定改进措施。

【原因分析】

静脉外渗发生率阳离子溶液占 40%，高渗溶液占 35%，血管活性药物占 20%，抗肿瘤药物占 5%。高危药物外渗易发人群多为不会表达的婴幼儿，感觉迟钝的老年人，麻醉未清醒者，应用镇静剂的人，躁动患者等。静脉外渗临床表现局部肿胀，疼痛为烧灼痛或刺痛，并逐渐加重。高渗性药液多为急性损害，易累及深部组织出现红斑、溃疡、坏死等。

1. 患者自身因素

（1）年龄因素：①婴幼儿：由于婴幼儿哭闹、不配合，血管短且不直，能见的血管少，个别家长紧张，护理人员的压力无形中增加，给静脉穿刺增加了难度；往往小儿外渗多于成人，小儿严重外渗也多于成人。②老年人：老年生理功能减退，行为容易失控，导致注射针头容易移位；此外，老年人的自身条件使痛感减低，反应迟钝、皮肤松弛、静脉脆弱也增加了药液外渗的可能。

（2）无法沟通的患者：包括接受麻醉的患者、建立人工气道的患者及使用镇静剂或处于昏迷状态的患者。此类患者当药物发生外渗时，因患者无法表达痛苦的感觉导致药物外渗难以被及时发现。

（3）重症患者：如休克、严重脱水、病危的患者，此类患者由于微循环受损，血管通透性增加，容易发生药液外渗；同时患者病情危重，急救用药物种类繁多，多为高危药品，同一静脉通路滴注多种药物，加大了对血管壁的压力，从而增加了药物外渗的机会。

（4）解剖部位因素：关节、皮下组织少的部位由于活动度大易造成药液外渗；静脉炎患者的血管，由于血管收缩，血管内压力增加容易发生外渗；外周静脉较中心静脉容易发生外渗，而且一旦外渗会造成严重损伤。此外，在同一部位长时间静脉滴注或反复多次穿刺也是发生药物外渗的原因。

2. 药物因素 药物外渗引发局部组织坏死的多为高危药物，多为危重患者治疗用药。主要有：①高渗性及阳离子溶液，如：高渗葡萄糖、高渗盐水、甘露醇、葡萄糖酸钙等；②碱性溶液：碳酸氢钠等；③血管活性药物：多巴胺、去甲肾上腺素等；④抗肿瘤化疗药物：阿霉素、丝裂霉素等；⑤其他：静脉营养药物、某些抗生素等刺激性大的药物。这些药物称为外渗的高危药物，因为这些药物一旦外渗，将会发生严重的后果。

3. 疾病因素 ①癌症是外渗的危险因素；②外周血管疾病，如动脉血管硬化；③糖尿病患者由于糖、脂肪代谢障碍，血管硬化，也容易发生外渗；④上腔静脉综合征，由于上腔静脉压力高，血液回流受阻，容易发生外渗。

4. 技术因素 ①静脉穿刺的操作流程和操作方法不熟练，操作行为不正确或操作流程不科学、不规范，也是导致输液过程中发生药物外渗的原因之一。②对血管情况不了解，局部解剖位置不清楚，导致静脉留置针一次穿刺不成功，同一静脉反复穿刺后将软管送入血管，造成血管壁的损伤，导致静脉滴注过程中易发生外渗。③护理人员缺乏对药物的性质、特点及使用注意事项，输注药物的浓度及速度的了解，在输液途径选择上缺乏认识，使用钢针，钢针外渗是留置针的2倍，在输入高危药物时应尽量采用中心静脉，在采用外周静脉留置针时应建立两条静脉通道交替使用。

5. 认知因素 ①护士对高危药物外渗风险的识别和评估能力不足，对高危药物外渗的关注程度不够，对高危药物外渗造成的危害认识不足，对预防高危药物外渗的相关措施掌握不全面。②患者家属及陪护人员对患者输注的高危药物外渗危险认知力度不够，缺乏相关经验以及对疾病知识的理解，部分患者家属及陪护人员对潜在风险缺乏警惕性。

【防范措施】

（1）尽量取得患者的配合，患者年龄较大或自控能力差时应加强巡视及观察，输注过程中注射部位如有肿胀或者疼痛能及时发现并报告，及时给予对症处理，使用微量注射泵时加强巡视病房，仔细观察注射部位。

（2）提高静脉穿刺一次成功率，加强基本功的训练，提高静脉穿刺一次成功率，穿刺时避开关节。已发生药液外渗者不宜在此处远端再行穿刺，同一静脉尽量避免多次反复穿刺。正确地选择合适的静脉，有计划地使用静脉，一般由远端至近端，使用高危药物及微量注射泵时尽量使用静脉留置针，使用静脉留置针时选择粗且直的血管。

（3）护士应掌握药物的性质、特点及使用的注意事项，注意输入药物的浓度及速度，持续输入高危药物时，应用静脉留置针建立两条静脉通道，每隔2~3小时交替使用，以免药液外渗造成局部组织坏死，输注刺激性大的药物时必须确保针头在血管内才能滴注药物。

（4）加强责任心，多巡视。患者使用高危药物时，必须每15~30分钟巡视患者一次，注意患者的主诉及血管回血情况，局部有无肿胀表现等；特别是危重患者，巡视时要检查输液部位；发现药物外渗如果是高危药物，立即更换注射部位。输注容易引起组织坏死的药物时要进行床头交接班。

（5）做好患者宣教，交待使用静脉留置针的益处及保留静脉留置针的方法；在输注高危药物时要向患者及家属说明，要求患者尽量减少活动，并指导患者及家属学会自我观察，如果出现穿刺部位疼痛、肿胀，及时向护理人员报告。

（6）正确拔针，输液完毕，拧紧调节器，除去胶布，快速拔针。在针尖即将离开皮肤的瞬间，迅速用干棉签沿血管方向按压穿刺点及其稍上方，直至不出血为止，一般为 5～10 分钟，切忌在按压处来回揉压，按压的力度要适中。正确拔针可避免血管损伤，提高血管的再利用率，防止皮下淤血和再次输液时发生渗漏。

（孙文洁　龚丽娟）

化疗药物外渗

化疗药物外渗是指化疗药物在输注过程中渗出或渗漏到皮下组织中，是肿瘤化疗常见的不良事件之一。化疗药物外渗可导致局部皮肤及软组织红肿、疼痛，甚至皮肤坏死、神经损伤及功能障碍，给患者带来巨大痛苦。据报道，化疗药物外渗损伤发生率为 0.1%～6%。因此，全面分析化疗药物外渗发生的原因，掌握有效的预防和护理措施，不断提高护理质量，最大限度地减少患者的痛苦，在临床护理工作中不容忽视。

【举例】

案例 1

1. 患者一般情况　患者，女性，80 岁。诊断：肺癌，主因肺癌 1 年为求进一步治疗由轮椅推入肿瘤科。患者来时神志清，精神差。护理查体：患者消瘦明显，测体温：36.3℃、脉搏（P）：66 次/分、呼吸（R）：20 次/分、血压：135/81mmHg。自理能力评分为 40 分，跌倒及坠床危险因素评分为 7 分。医嘱：一级护理，软食，向患者及家属进行健康教育指导并悬挂警示标识于床尾。

2. 事件发生经过　患者入院后第二日进行化疗，于 11：50 遵医嘱于右侧手背留置静脉针行注射用奥沙利铂 150mg 单药化疗，输注过程中护士多次巡视病房，输液静脉回血良好，管路在位通畅，患者无不适主诉，13：10 顺利输毕。14：00 患者主诉穿刺处疼痛不适，立即报告主管医生及护士长，观察患者穿刺处皮肤红肿，给予抬高患肢制动，外敷马铃薯片，测体温：36.2℃、脉搏（P）：72 次/分、呼吸（R）：20 次/分、血压：140/90mmHg，继续严密观察。20：00 患者仍觉右手背部及前臂疼痛，自行进行局部热敷，症状加重，疼痛明显，且局部出现肿胀5cm×10cm，立即给予停止热敷，报告医生，遵医嘱给予 50% 硫酸镁溶液局部湿敷，第三日8：00 巡视病房，患者主诉疼痛明显减轻，肿胀消失，给予局部使用痊愈妥敷料继续对症处理，并给予患者及家属进行健康教育指导，告知患者卧床，如有需求告知陪护或使用呼叫系统告知护士给予帮助，拉起双侧床档，床尾悬挂坠床警示标识，以预防患者起床、翻身时坠床。

3. 本案例原因分析

（1）患者高龄、体弱、行动不便、精神差，血管条件不好，依从性较差。

（2）化疗药物刺激性大，使用化疗药应首选中心静脉，管腔粗，血流速度快，而此案例考虑单药化疗，留置浅静脉留置针出现药物外渗。

（3）护士风险防范意识不强，对患者、家属宣教不到位，缺乏针对性，未强调化疗药物外渗的严重性以及对血管和皮下组织造成的危害。

（4）由于护士的年资以及经验不足，对患者评估不全面，防范措施落实不到位。

【应急处理流程】

护士发现化疗药物外渗（或患者主诉穿刺处疼痛）→通知主管医生、护士长→评估患者外渗情况→给予抬高患肢制动→严密观察患者意识、瞳孔、生命体征变化→给予 50% 硫酸镁溶液局部湿敷，痊愈妥敷料对症处理→加强巡视，严密病情观察→认真交班→填写《护理不良事件报告单》→报告总护士长→分析不安全因素。

【原因分析】

1. 患者自身因素 ①血管条件：患者长期静脉输液，对血管内膜有不同程度损伤，使血管壁变薄，血管脆性增加，弹性下降，容易造成药液外渗；②活动：一些化疗药物增加患者的不良反应，如恶心、呕吐、大、小便等，会增加患者活动的机会，针头易滑出血管外导致药物外渗；③年龄：一些老年患者依从性差、反应迟钝、痛阈下降、皮肤松弛、血管壁脆性增加，也是导致药物外渗的原因之一。

2. 药物因素 化疗药物对血管内膜有较强的刺激性，尤其当药物在短时间内大量或快速进入血管内，使血管通透性增加，超过血管本身的应急能力或在血管受损处堆积，从而对血管内膜产生不良刺激造成药物外渗。

3. 护理人员因素

（1）护士对化疗药物外渗引起的危害关注程度不够，对化疗药物外渗风险识别和评估能力不足，输注化疗药物前缺乏对患者一般情况和血管条件的全面、准确和针对性的评估。

（2）护士临床经验和知识水平层级不一致，对化疗药物的作用、副作用、注意事项、禁忌证等相关知识掌握程度不同，在对患者健康教育方面缺乏针对性和个性化，健康教育效果不佳，导致患者对化疗药物外渗的危害性和防范能力认识不足。

（3）由于人力资源紧张，护士连续工作时间长，倒班次数多，长期处于过度疲劳状态，对潜在化疗药物外渗风险缺乏警惕性，巡视有效性不够，缺乏发现问题的能力。

【防范措施】

（1）提高护士对患者使用化疗药物外渗的识别和评估能力，操作前要做出评估，全面评估患者的年龄、病情、过敏史、血管条件、化疗药物治疗方案以及化疗药物的性质，选择合适的静脉通路及静脉治疗工具；对潜在或客观存在的各种护理风险进行系统、连续识别和归类，做到持续、有效地进行风险评估。

（2）对长期化疗的患者要合理选择和保护静脉血管，合理使用血管，使静脉得以恢复。经外周静脉置入中心静脉导管、静脉输液港，适合刺激性较强、多疗程化疗药物的输注。如选择外周静脉要根据血管的内径和药物的性质选择合适的针头，选择粗且直、血管弹性好的静脉血管，尽量避开关节处及末梢循环差的静脉血管，以减少对血管的损伤，防止药液外渗。

（3）加强护士专业理论及实际操作能力培训

①掌握化疗药物的相关知识：化疗药物刺激性的强弱与外渗的相关因素，药物外渗的预防与处理方法。

②掌握化疗药输注的注意事项：输注前应先予输注等渗 0.9% 氯化钠溶液，确认静脉滴注通畅无外渗后方能输注化疗药物，输注结束时再给予等渗 0.9% 氯化钠溶液输注，以缩短药物在血管内停留的时间，减少药物对血管的刺激。

③联合用药时，应先输入刺激性一般的药物，再输入刺激性强、发泡性药物，两种化疗药物之间用等渗溶液快速冲管。

④加强护士操作能力训练，提高静脉穿刺成功率，穿刺成功后妥善固定，掌握正确的拔针及按压方法。

（4）掌握化疗药物外渗处理预案。化疗药物一旦外渗，应立即停止输液，给予局部回抽残留药物或进行局部封闭，常用 0.5% 利多卡因注射液 5 ~ 10ml 加地塞米松 5mg 进行封闭，局部可涂多磺酸黏多糖乳膏或者 50% 硫酸镁溶液湿热敷，密切观察渗出区域皮肤颜色、温度、感觉等变化及关节活动情况并记录，可抬高患侧，以利于静脉血回流，促进局部肿胀的吸收，急性炎症期过后，可给予理疗以促进皮肤的康复。

（5）加强责任心，在患者输注化疗药物过程中，护士应加强巡视，特别是病情较重、神志不清、老年患者、不能用言语表达的患者，密切观察，争取早期发现、早期处理，加强对患者家属及陪护的健康教育指导，告知患者在输注化疗药物过程中的注意事项，教会家属正确的照顾方法。

血氧指夹致皮肤损伤

血氧饱和度是血液中血氧的浓度，反映了含氧血红蛋白在血液中的饱和度，它是呼吸循环系统一个非常重要的生理参数。指夹式脉搏血氧仪具有体积小、功耗低、操作简便和携带方便的优点。测量时只要将手指伸入指夹式光电传感器中，设备通过一个光敏探测器采集数据，然后将测量结果显示在指示器上，通过临床试验证明血氧仪具有较高的准确性和可重复性。现已广泛应用于临床，但在持续使用过程中，会出现导致患者皮肤损伤的案例。

【举例】

1. 患者一般情况　患者，男性，72岁，诊断：肺癌，为进一步诊治收入呼吸科。入院后医嘱给予抗炎、止咳祛痰、持续低流量吸氧等治疗。甲级心电监护监测患者生命体征及血氧情况。

2. 事件发生经过　下午交班巡视病房时，接班护士发现患者心电监护血氧指标未显示，取下血氧夹试图更换手指监测，发现患者原夹血氧夹的手指已皮肤青紫，呈严重缺血状态，周围出现散在小水疱。护士立即更换其他手指监测，报告值班医生，安抚患者及家属，给予按摩周围皮肤、消毒、保暖，减少摩擦、按压，让水疱自行吸收。按不良事件上报程序上报。

3. 本案例原因分析

（1）手指受压时间过长，同一手指长期进行监测，会导致探头的热感和压力压迫局部组织，严重影响局部血液循环，致使手指缺血、低氧，局部皮肤就会出现青紫，甚至出现水疱。

（2）患者高龄末梢循环差，导致手指的血液循环不良，当使用血氧夹时，长时间的探头压迫，造成局部组织灌注不良，使手指损伤发生的概率增加。

（3）血氧夹的探头材质过硬，更换手指监测不及时，手指夹式探头对于手指的压力过大，对于组织循环差的患者进行连续监测时，不及时更换手指易造成手指皮肤损伤。

【应急处理流程】

患者发生皮肤损伤→护士立即到患者床旁查看患者皮肤情况→评估监测情况→更换其他手指继续监测→安抚患者及家属情绪，呼叫医生评估患者→消毒患者皮肤损伤处→按摩周围皮肤→注意肢体保暖→观察皮肤自行恢复情况→填写《护理不良事件报告单》上报。

【原因分析】

1. 导管材质因素　手夹式血氧夹材质过硬，持续监测会导致手指皮肤损伤。血氧夹检测不及时导致夹持力量过强，也会导致手指皮肤损伤。针对不同患者选择适合的血氧探头，现阶段临床也应用材质柔软的血氧探头，其对手指的压力明显小于手夹式，对于组织循环差的患者更为适用。

2. 护士因素　在使用血氧夹前对患者整体情况缺乏评估，患者有无末梢循环差、皮肤水肿等现象，应根据特殊情况的患者，选择适合的血氧探头。患者在使用过程中，护士应注意观察患者手指皮肤变化，定期更换位置，避免发生夹伤。

3. 患者因素　患者高龄、自身患有休克、严重低血压及组织灌注差，血液供应差，若长期探头压迫，从而加大损伤发生率。患者手指指端皮肤水肿，局部皮肤水肿可导致皮肤张力增加，也可引起皮肤损伤。患者意识不清，对局部疼痛等不适没有保护性反应。

【防范措施】

（1）护理人员在使用血氧夹前做好患者评估，包括患者的年龄、意识、皮肤状况。提高护理人员的风险防范意识，对可能发生皮肤损害的患者加强观察与护理。

（2）合理选择适合患者使用的血氧探头，首先选择大小合适的探头，对于意识不清者、老年人及婴幼儿选择对指端压迫较小的套入式探头。

（3）使用前应检查监护仪运行状况，护士应将血氧夹在自己手指上夹持感受力度。仪器设备应定期监测维修保障设备安全，减少因设备原因而造成伤害事件的发生。

（4）持续使用过程中应加强观察与护理，护士要每班检查探头的松紧度及探头位置是否合适，每2小时更换监测位置一次，注意检查皮肤情况，警惕损伤发生。

（5）手指局部皮肤有异常表现时应及时处理，避免手指任何接触，注意局部保暖，及时报告医生，根据受压情况遵医嘱给予预防感染、涂抹外用药等措施。

胶布粘贴或撕脱致皮肤损伤

医用胶布是指因为医疗需要，在塑料/织物材料上涂以医用黏胶，是具有压力敏感性的材料，用于覆盖/保护伤口、拉合伤口边缘。在临床工作中，常会因为使用胶布而引起皮肤的损伤，常见的胶布粘贴伤有皮肤撕脱伤、过敏性皮炎、浸渍及黏性残余。

【举例】

1. 患者一般情况 患者，女性，8岁，诊断：脑瘫，为进一步治疗收住儿童神经内科。入院后医嘱给予营养神经、抗感染等治疗。因吞咽障碍，患者长期留置胃管，通过胃管鼻饲进食。

2. 事件发生经过 患者入院后留置胃管，为妥善固定防止胃管脱落，采用黏性高的3M胶布进行固定。在护士交班巡视病房时，为患者更换鼻尖处胶布，撕胶布时发生表皮剥脱，立即报告医生，安抚患者及家属，给予破溃皮肤处消毒、外用药涂抹，更换其他位置固定胃管，按不良事件上报程序上报。

3. 本案例原因分析

（1）皮肤因胶布选择不恰当且黏性太强，又在同一部位反复使用，导致表皮细胞被胶布损伤。

（2）与患者皮肤条件有关，患者皮肤嫩、薄，对于黏性强的胶布易发生皮肤损伤。

（3）胶布粘贴时间过长，未及时更换，不正确的揭除方法会导致皮肤撕脱伤。

【应急处理流程】

患者发生胶布撕脱伤后→护士立即评估皮肤损伤情况→安抚患者及家属情绪，呼叫医生评估患者→消毒患者皮肤损伤处→外用药物涂抹→更换其他位置固定管路→填写《护理不良事件报告单》上报。

【原因分析】

1. 胶布材质因素 临床上医用黏胶产品种类繁多，选用不合理会存在发生患者皮肤损伤的风险，如何正确选择及应用医用黏胶产品，是预防皮肤损伤首要考虑的问题。

2. 护士因素 护理人员在选用时应结合预期用途前提和解剖位置、医用黏胶材质和特性、皮肤状态进行合理选择，选择能够满足预期耐磨损和预期用途的产品。固定胶布的方法不正确、更换胶布时用力不当，也会造成皮肤撕脱伤。其次在同一部位反复使用胶布，对胶布粘贴处的皮肤观察不够，导致不能及时发现损伤。

3. 患者因素　皮肤屏障脆弱的人群是发生胶布导致皮肤损伤的高危人群。小儿皮肤层相当细腻薄嫩，表皮的棘细胞只有 2~3 层细胞，缺乏透明层，角质层由数层相互粘着不紧的鳞片组成，真皮结缔组织相对不成熟，如此细嫩的皮肤，对外界刺激的抵御能力无疑是不如成人的，轻微外伤即可造成损伤。

【防范措施】

（1）使用胶布前了解患者皮肤和全身性情况，根据患者皮肤及全身情况，选择黏性适中、便于观察的胶布。

（2）在使用胶布前可在患者局部皮肤涂抹或喷洒皮肤保护膜，再将胶布粘贴可起到保护皮肤的作用。皮肤保护剂可在皮肤与胶布间形成一层屏障，不影响胶布的黏合度，达到保护皮肤的作用。

（3）揭除胶布时要仔细观察周围皮肤情况，动作要轻柔，要使用正确的去除胶布方法，一手轻按皮肤，一手以 180°水平方向缓慢撕除。当胶布粘有毛发时，顺毛发生长方向撕除。先撕开两侧的胶布，再整个移除。

（4）胶布与皮肤粘贴时间越久越不易揭掉。当胶布粘着皮肤不易揭掉时不要强行揭下，如情况允许，可用 0.9% 氯化钠溶液、清水、乳汁先浸湿粘胶，使之变得容易脱落后再移除，也可用医用黏胶去除剂。

（龚丽娟　刘杰）

案例十四　患者身份识别错误

患者是医疗护理操作的对象。患者身份识别是指医务人员在医疗活动中对患者身份进行查对和核对，以确保正确的治疗用于正确的患者的过程。患者身份识别是临床护理工作中非常重要的基本步骤，是确保各项检查、治疗安全、准确执行的基础。为患者在进行各种、各项检查及有创、无创操作时，选择两种及以上确认患者身份的方法，是执行查对制度最基本、最首要的步骤。只有对事物充分了解掌握，才能识别其中存在的风险从而降低风险。

【举例】

案例 1

1. 患者一般情况　患者，男性，46岁，因鼻中隔偏曲收住耳鼻喉科6床，于2月20日在全麻下行鼻中隔矫正术，因术中血压升高，术后鼻腔出血量较大且持续时间较长转入ICU观察，于术后第一天病情平稳转回耳鼻喉科6床。医嘱：一级护理，冷流食。另一位患者张某某（与6床患者同名），男性，38岁，于2月19日收入耳鼻喉科（6病室）16床，诊断：慢性鼻窦炎鼻息肉，2月21日于全麻下行鼻息肉切除鼻窦开放术，术毕于11：38安返病房。医嘱：一级护理，禁食、水。

2. 事件经过　13：00，16床张某某家属至护士站，询问护士患者是否可以进食，护士问患者床号、名字，家属告知6号，叫张某某，行鼻部手术，回来半天，状态清醒。护士说可以吃（护士误认为是6床医嘱冷流食张某某患者）。家属协助患者进食小米汤，患者出现呛咳，导致鼻腔止血海绵脱出，护士立即报告主治医师，给予重置止血海绵止血。

3. 本案例原因分析

（1）患者同名同姓，手术部位雷同，手术安返病房与ICU转回患者时间相近。

（2）病室号、床号有相似之处，陪护人员对患者基本信息掌握不准确，对潜在风险认识不足。

（3）责任护士对患者及陪护人员入院健康宣教不到位，导致陪护人员对医院环境不清楚，表达有误。对于患者术后进食、水的时间没有明确告知，对于陪护人员协助患者的目的不明确。

案例 2

1. 患者一般情况　患者甲，女性，55岁，于4月28日午间收住耳鼻喉科8床，诊断：突发性耳聋、急性化脓性扁桃体炎，于当日下午14：00遵医嘱给予头孢类过敏试验，皮试结果阴性，嘱患者回病房等待静脉输液治疗。患者乙，女性，68岁，于4月22日上午收住耳鼻喉科9床，诊断：鼻息肉，于4月24日在全麻下行鼻息肉摘除术。术后给予头孢唑肟钠2.25g静脉滴注，2次/日，于4月28日上午遵医嘱停止静脉输液，改口服头孢地尼分散片100mg，2次/日。

2. 事件发生经过　4月28日下午，实习护士看到本组分管的8床患者已经溶好的静脉输注头孢药液放在治疗台上，在带教老师不知情的情况下，把药液和输液器放入治疗盘，带至9床患者床旁（8床、9床为同一病室邻床），注射前她用普通话呼叫8床患者姓名进行查对，9床患者应答并把手臂伸出，做好接受治疗的准备。于是该实习护士将头孢药液输予了9床患者，5分钟后被带教老师巡视发现并予以及时纠正。9床患者因病情平稳由注射用头孢唑肟钠改为口服头孢类药物，观察三天后，患者无不良反应，病情恢复良好遂出院。

3. 本案例原因分析

（1）患者由于地域方言原因，理解出现偏差，对实习护士的询问呼叫错误地理解为呼唤自己。

（2）责任护士对患者健康教育指导不到位，致使患者对自己的治疗方案不了解。

（3）临床带教老师对实习学员的教学管理存在缺陷，对实习学员未起到监督、管理的作用，严禁实习学员单独操作落实不到位。

【应急处理流程】

发现患者识别错误→立即停止当前操作→查明原因→报告主治医生、护士长→检查对患者造成的损害程度→采取补救措施，将损害降至最低→安抚患者及家属→填写《护理不良事件报告单》，24小时内上报护理部→科室制定改进方案→讨论事情发生经过，查找原因，提出整改措施。

【原因分析】

1. 患者自身原因

（1）表达存在偏差，语言不通及沟通障碍。

（2）患者理解水平参差不齐，同样的表达理解并不同步。

（3）患者不能正确佩戴腕带或拒绝使用腕带。

2. 护理人员因素

（1）护理人员不能以床号或房间号作为患者身份识别的唯一方法，应至少使用两种以上的方式对患者进行识别。

（2）床旁各种信息录入不及时、信息不全面，对因危重、谵妄、意识障碍、不能用言语表达以及语言不通需佩戴腕带的患者有遗漏，未使用腕带，未经二人核对佩戴，腕带信息不准确，都是导致患者身份识别错误发生的主要原因。

（3）护理人员落实患者身份识别、查对、交接班等项规章制度不严格，转科患者未按程序进行交接，记录不全面，交接不清楚，重点科室如手术室、急诊科、妇产科、新生儿病房及重症监护科等更应加强监管。

（4）时间环境因素：患者身份错误往往发生在治疗比较集中的时间段，上午治疗工作繁忙，中午值班人员较少，工作量较大，导致护理人员注意力分散易导致患者身份识别错误。

（5）管理因素：科室对于同名同姓患者包括孪生患者及名字字义、字音相近患者没有在管理层面上加以区分，如尽量不予安排同一病室，要进行特殊交班等做到明确区分。

【防范措施】

（1）认真落实患者身份识别制度和操作流程，为杜绝因患者身份识别错误造成医疗、护理差错事件，要求如下所述。

①护士在抽血、给药或静脉输血时，必须严格执行三查八对制度，至少同时使用两种或两种以上的患者身份识别方法，不得仅以床号作为识别的依据。

②对手术及危重、昏迷、谵妄、嗜睡、无自主活动能力、沟通障碍、静脉输血患者以及新生儿需佩戴腕带。

③腕带信息要清晰、准确，便于识别，项目包括：病区、床号、姓名、性别、年龄、住院号，需经二人核对无误后方能佩戴。

（2）重点部位及关键流程的患者识别措施：急诊与病房、手术室、ICU之间，手术（麻醉）与病房、ICU之间，产房与病房之间转接过程中，均以患者姓名、腕带标识信息识别患者身份，并由交接双方科室人员共同核对、交接并记录。

（3）患者身份识别程序

①清醒患者：操作检查处置前查看患者床头卡（查对姓名、性别、床号），询问患者的姓名进行核对，与其确认身份。

②手术患者：护士在术前访视过程中要为患者佩戴腕带，注明病区、床号、姓名、年龄、住院号、血型、过敏史，与患者本人或家属、病房护士进行核对并签名，手术当日进手术间与手术间巡回护士、麻醉师、主刀医生再次共同核对患者身份，术后与病房护士核对交接。

③对手术及危重、昏迷、谵妄、嗜睡、无自主活动能力、沟通障碍患者及新生儿，评估患者病情，执行腕带识别制度，填写患者信息，与患者家属核对确认，执行各项操作前要核对腕带信息并与患者家属确认患者身份。

（4）医生在给患者实施有创操作时，必须认真核对患者身份，包括核对患者的姓名、性别、床号、住院号，仔细查体后与辅助检查结果对照，明确有创操作部位、方法、检查目的、参与操作者的资质，方能进行操作。

（5）手术操作医生进行手术前，应首先与手术麻醉科室参与手术者进行患者身份识别，查看患者腕带内容、复习患者所带辅助检查资料、识别手术部位、必要的术前查体，对神志清楚者要仔细询问患者姓名、主诉、科别、床号、拟做手术名称等，确保手术安全性。

（6）在发生突发事件，患者数量较大，特别是昏迷患者较多时，为防止患者身份识别错误，应尽量将患者进行分组，专人负责每个小组内患者身份识别，认真填写患者腕带所需内容，必要时用专用笔在患者体表做好患者姓名、所需收治科室、手术部位等标识，确保患者身份识别的正确性。

（7）对患者身份识别困惑或不能进行识别时，必须停止所有有创操作及非生命支持所需治疗。危重患者进行急需的辅助检查时，为防止患者身份识别错误，科室应派医护人员陪同，陪同人员要做好检查前后的交接，并做好记录。

（8）住院患者在院内发生意外时，本院所有医护人员都有及时抢救患者的义务，可根据患者腕带提示首先进行必要的抢救，并及时告知患者所在科室，所在科室得知患者情况并到达现场后，须认真核对患者身份并组织抢救。

（陈婕 赵毅）

案例十五 标本丢失

血标本检验是医院最常用的检验方法，血标本检验结果对临床诊断及治疗方案的制定起到非常重要的作用。标本从采集到运送再到实验室环节诸多，只有认真处理好每一个环节，才能保证送检标本的真实性和可靠性。标本丢失会给医患双方带来巨大影响，医方蒙受经济和声誉的损失，而患者得不到正确、及时的诊断、治疗，住院时间延长，承受经济损失，延误治疗时机，甚至导致患者死亡。

案例1

1. 患者一般情况 患者，女性，56岁。诊断：肝硬化伴食管胃底静脉曲张破裂出血，患者主因肝硬化15年，食管胃底静脉曲张破裂出血约1000ml，由急诊平车收入院。护理查体：患者意识清，精神差，双侧瞳孔等大等圆，对光反射灵敏，活动能力差，体温：36.0℃，脉搏：84次/分，呼吸：18次/分，血压：90/60mmHg，既往有乙肝病史。医嘱：一级护理，禁食，报病重，自理能力评分45分，跌倒/坠床评分7分，加强巡视。

2. 事件发生经过 患者入院后，遵医嘱立即给予甲级心电监护，持续低流量吸氧2L/min，口服凝血酶粉两小时1次，醋酸奥曲肽持续24小时静脉滴注，抽血急查血常规、凝血功能、血氨、血型及交叉配血。抽血完毕，由护士将血型及交叉配血标本送往血库检验及配血，其他标本护士打电话请外送人员取血送检。外送人员到达时，护士正在抢救，故没有当面核对、签字。患者病情趋于平稳后，医生查看检验结果，没有收到血氨结果报告，打电话到检验科查询，称并未收到血氨标本，护士再次打电话与外送人员核实，未找到血氨标本，为防止患者消化道出血后继发肝性脑病，遵医嘱再次给予患者抽血。家属鉴于医护人员抢救患者不予追究，但希望杜绝此类事件再次发生。护士立即报告护士长，填写《护理不良事件报告单》，逐级上报护理部，制定并落实相应整改措施。

3. 本案例原因分析

（1）患者病情危重，现场护士一名参与抢救，一名前往血库配血，护理人员不足，致使标本没有当面与外送人员进行交接，造成标本丢失。

（2）护士风险防范意识不强，未严格执行规章制度，尤其是进行抢救时工作环节存有漏洞，整体护理缺乏连续性。

（3）外送人员不具备医学专业基础知识，未经过工作流程及风险防范知识培训，对留取标本的重要性认识不足，未与护士交接直接将标本取走。

【应急处理流程】

标本丢失→了解丢失标本的内容→查找标本丢失的原因和环节，寻找标本→确认标本无法找到→通知医生，报告护士长→遵医嘱再次留取血、尿、便标本→二人查对后与外送人员当面交接、签字→→认真交接班→填写《护理不良事件报告单》→分析标本丢失的原因和可能丢失的环节→制定有效防范措施，进行整改。

【原因分析】

1. 护理人员因素

（1）护士对标本丢失风险识别和评估能力不足。法律意识淡薄致使部分护士对标本丢失不重视，尤其是手术标本（被盐水纱布包裹）以及一些细小标本（内镜标本）等容易丢失。护士预防标本丢失的积极性不高，防范标本丢失的流程不完善，措施落实不到位都是导致标本丢失的主要原因。

（2）护士安全意识淡薄。护理人力资源有限，护士连续工作时间长，倒班次数多，长期处于疲劳工作状态，注意力不能相对集中，对标本丢失的潜在风险缺乏警惕性，标本交接移送过程不仔细，欠缺发现问题的敏锐性。

2. 外送人员因素 医院招聘的外送人员并非医学专业人员，不具备医学基础知识，培训难度大，流动性强，缺乏业务技能培训和职业素质教育，缺乏工作经验，容易发生工作疏漏。在标本的交接以及移送过程中目的性不强，容易造成标本丢失。

3. 科室因素 标本在检验科、病理科发生丢失。

【防范措施】

1. 提高护士对标本丢失的认识 风险识别是风险管理的第一步，是对潜在的、客观存在的各种护理风险进行系统、连续识别和归类。提高护士的风险识别和评估能力可以识别安全隐患，将护理安全事件消灭于萌芽状态。

2. 加强护理人员业务知识的培训 护理队伍年轻化、流动性强，对自己所从事职业的重要性认识不够，经验不足等，导致工作主动性较差，不能及时发现、解决问题，缺乏"查缺补漏"的能力。应加强对护士专业理论知识培训，使之掌握标本的采集、处理以及移送流程，认真执行与外送人员的交接、登记制度。

3. 建立健全规章制度 提高护理人员的安全意识是安全管理的重要措施。加强护理人员法律知识的学习和教育，标本丢失影响患者疾病的诊断、治疗，延误患者的最佳治疗时机，是造成各种医疗纠纷及事故的隐患，因此应予以足够的重视。对于已经发生的标本丢失事件，详细了解标本丢失的原因和可能丢失的环节，分析发生的主、客观因素，共同寻找对策，提出防范、整改措施。

4. 加强与各部门沟通，保障护理安全 与检验科、病理科等相关部门加强沟通合作，不断优化与外送人员、检验科、病理科的标本交接制度，建立标本交接登记本，实行外送人员和护士当面交接后双签名以及外送人员与检验科、病理科的交接登记、签名，杜绝标本丢失事件的发生。

（刘杰 滑菲）

案例十六 标本采集错误

临床检验可为疾病治疗、诊断等提供可靠评估依据，是临床医学的重要组成部分，有助于医疗工作的开展。血标本是临床检测的主要内容，占总标本量的93%，血液标本采集、储存、检验等各个过程中处理不当都容易影响检测结果的准确性与可靠性，对于疾病的诊断和治疗有着重要的意义。

【举例】

案例1

1. 患者一般情况 患者，女性，78岁。患者主因双下肢水肿持续加重5天，伴腹腔感染1周余，由门诊轮椅推行收住肾脏内科。入科诊断：慢性肾功能不全，患者主诉既往有高血压、心脏病病史。护理查体：双下肢重度水肿，腹部膨隆，肾区叩诊无疼痛，左上臂有 10cm×10cm 皮下瘀斑，无破溃。医嘱：一级护理，低盐低蛋白肾脏病饮食。

2. 事件发生经过 入院第二日 6:30 夜班护士遵医嘱给予患者静脉抽取血标本送检。9:10 检验科打电话反映该患者所抽血标本内有血凝块，无法检测，给予退回。护士立即报告主治医生、护士长，检查退回标本的情况，对退回标本进行登记，注明退回原因，错误标本弃去。据夜班护士回忆：由于该患者血管条件较差，夜班护士给予患者同侧肢体连续穿刺三次后才采集好所需标本，在反复抽血过程中导致血标本凝血。

3. 本案例原因分析

（1）患者自身因素：高龄，皮肤松弛，血管弹性差，回血速度缓慢，静脉压力不足等常导致采血时间过长，血流较慢，造成血液在采血针内凝集，出现标本凝血，或导致标本血量不足。反复穿刺使凝血因子激活，也易造成标本凝血。

（2）由于护理人员流动性大，多为低年资护士，临床经验不足，穿刺技术不熟练，不能熟练掌握血标本的采集方法和技巧，采集标本时连续穿刺失败导致血标本凝集。

案例 2

1. 患者一般情况 患者，女性，68 岁，主因肝硬化 15 年为行复查收入肝病科。入科诊断：肝硬化。患者入院时神志清，精神一般，自理能力评分为 95 分。医嘱：一级护理，冷流食。

2. 事件发生经过 6:30 夜班护士遵医嘱给予患者王某静脉抽取血标本送检。下午 14:00 主治医生查询血标本结果，发现其与患者主要临床症状不符，患者主诉无糖尿病，血型为"A"型，而结果显示该患者空腹血糖偏高，且血型为"O"型，询问夜班抽血护士。夜班护士回忆今日并未给予王某抽血，而是给邻床患者谭某抽取了血标本，由于疏忽大意，将谭某所采血标本误认为王某的血标本进行送检。因此上述血标本结果为患者谭某的，经与邻床患者谭某的主治医生沟通，检查谭某病例与检查结果相符。

3. 本案例原因分析

（1）护理人员未认真落实查对制度，查对不严格，以至于发生张冠李戴；或采集标本类型发生错误；或采集的标本量不准。

（2）护理人员未能严格执行静脉抽血操作流程，未按规定扫描检验申请单及试管条形码，导致试管信息与患者信息不一致。

（3）护理人员法律意识淡薄，不能充分认识到标本采集错误给患者造成的伤害和对患者诊断、治疗带来的危害以及容易引发的医患纠纷。

【应急处理流程】

发现标本采集错误→若标本未送达检验科，及时找回标本并弃去→若标本已经送至检验科，应立即电话通知检验科暂停检验，并将错误的标本收回毁弃→及时向主治医生、护士长报告标本采集错误的经过→确定是否补做错误标本检验项目→向患者及家属做好解释工作→填写《护理不良事件报告单》，24小时内上报护理部→科室讨论事情发生经过，查找原因，提出整改方案。

【原因分析】

合格的标本是保证检验结果的前提，如果采集的标本不合格，之后的检验质量就无从谈起。不准确的检验结果可能会对医生的诊治造成误导，对患者造成不良的影响。因此，加强保证血液标本的质量，对临床诊治具有重要意义。

（1）肥胖、血容量不足、红细胞增多症等患者因抽血不畅，出现溶血现象。还有的患者已被告知采血，可由于某种原因已经进食但是怕贻误治疗，谎称未饮食，导致结果失真，护士操作前也没再次核实。

（2）护士没有严格执行查对制度。个别护士工作不认真，导致核对患者的信息错误。

（3）护士在患者需要空腹采血时，未提前通知患者，或对患者在采集血标本前的注意事项交待过于笼统，造成告知不到位，从而影响检测结果，致使结果不能反映患者的真实情况。

（4）采血管应用不当

①应该用抗凝管却错用普通的或反之，应该用急诊试管却用普通试管，原因是对检查项目不熟悉，或对采集的试管不熟悉或粗心大意。

②用错抗凝管，未掌握真空采血管的种类不同，颜色标识不同，其用途也不同，尤其是抗凝管内的抗凝剂量不同。

③使用无真空负压或内负压不足的采血管，使血液回流缓慢，血液间断进入负压管，中间夹有气泡，造成标本凝血或标本血量不足；使用负压过高的采血管，使得血液流速增快，造成标本溶血。

（5）血标本采集技术不过关

①长时间使用止血带使身体局部缺血、缺氧，导致血液成分及浓度发生改变，造成标本溶血。

②采血后没有摇匀或未及时摇匀、摇匀时间不够、摇匀方式错误，使血液未能与抗凝剂充分混匀，导致标本凝血。

③摇匀抗凝试管过度，造成标本溶血。

【防范措施】

工作人员在采集血液标本时，应严格按照操作规程进行，注意根据取血用途和检验要求按规定取血，认真核对好血样对应的送检单和患者信息，及时送检，应有高度的责任感，重视血液标本的采集，注重自身操作技术的提升，处理好血液标本采集的各个环节，保证血液标本的质量，从而保证检验结果的准确、有效，为临床提供可靠的诊治依据和指导。

1. 加强护士责任心，严格执行查对制度　不断加强护士的责任心，尤其对年轻护士的教育更要重视。我们的每一项操作都与患者的治疗效果息息相关，甚至会影响患者的生命，要时刻把以患者为中心作为行为准则，严格执行三查八对制度，并且认真落实到每一次操作中，检验科一旦提出异议要立即查找原因，采取积极的补救措施。

2. 加强业务学习与培训，提高护理人员专业水平

（1）定期组织护理人员学习检验新项目的采集要求，更新护理人员的相关知识内容，使护理人员对所有检验项目及采集要求都能做到心中有数，以减少或杜绝由于护理人员知识缺乏引起的采血管选择不当、标本血量不足的血标本采集错误事件发生。加强护理人员血标本采集技术的培训与考核，特别是对低年资护理人员的培训与考核，提高护理人员血标本采集的技术水平。

（2）通过培训与考核，使护理人员掌握正规的操作方法，严格遵守采血管额定量，血液采集后及时将试管轻轻颠倒 180°，摇匀 5～8 次；出血缓慢时边采集边摇匀，防止凝血。静脉采血扎止血带的正确位置为距穿刺点上方约 10cm 处，止血带使用时间应少于 1 分钟（建议在针头穿刺进入血管后即可放松止血带），以免引起血液淤滞，局部组织缺氧，造成血液某些成分的改变，出现标本溶血。

（3）采血前仔细检查真空采血管的质量，查看有无裂隙、管塞有无松动。真空采血管有无负压肉眼往往无法确定，采血过程中如发现负压不足、血流缓慢，在排除血管因素外应及时更换采血管。

（4）掌握血管条件差的老年人、小儿的穿刺技巧，提高其穿刺成功率，避免由于患者血管条件差引发的标本血量不足或标本凝血。

（5）注重护理人员沟通与心理护理能力的培训，使其具备能够改善患者情绪变化的能力，使患者积极配合血标本采集工作，减少或杜绝患者情绪变化造成的标本凝血。

3. 血液标本采集最佳时间　为禁食后 12 小时的清晨空腹，在该段时间采集可及时规避进食后各类蛋白质、糖类等进入血液对标本检验结果造成影响。患者禁食与空腹时间以不超过 24 小时为宜，这是考虑到长时间空腹易致血清胆红素异常升高，致使机体处于低血糖影响血生化检验结果；另外，长时间空腹也会导致患者三酰甘油等多种指标发生异常变化，对检验结果造成影响。血液标本采集前要让患者处于平静状态，避免过度运动造成血液中钾、钠、钙、尿素氮、谷丙转氨酶等指标升高，因此采集前至少要保证患者安静休息时间超过15分钟。采集血液标本前要指导患者避免进食浓茶、咖啡及含有酒精的饮料，以免血液中乳酸、尿酸盐等浓度失衡影响结果准确性。对于部分输液患者血液标本的采集要尽量安排在输液后两小时，避免输液成分影响血液内凝血因子成分与水平，对标本检验结果造成干扰。

4. 送检时间　标本采集后要迅速把握时机进行送检，降低存放时间可能对标本检验结果造成的影响。临床报道显示，标本的长时间存放会严重干扰检验结果的准确性，且由于血液中含有多种生化指标，对存放环境要求较为严格，一旦外在环境不合要求，很容易对血液内各种成分产生影响，致使检验结果出现误差。比如采集后的血液标本若无法及时送检，可能会出现血液标本中酶活性下降、血糖量与钾含量升高等情况，这些都会影响临床诊疗工作，因此一旦采血完成后要尽量在1小时内完成血清分离；若无法及时分离，血液标本的存放环境应为 2～4℃密封环境下。

5. 合理安排班次　护士长要高度重视在患者多、工作量大、值班护士基础相对薄弱的情况下，要弹性排班，充分考虑这些相关因素。尽量减轻患者的痛苦，节约资源，提高检验结果的准确率。如安排新上岗的护士早晨到病区参与大夜班血标本采集，尽快熟练操作规程，提高穿刺成功率。

6. 改变服务态度耐心服务　针对老年患者，其听力、反应能力均有下降的情况，护士在进行多项护理操作时要注意反向识别，如问患者，请问您叫什么名字，以便让患者说出名字，同时核对患者腕带等信息，做到双重确认。

（贾康妹　王会接）

案例十七　使用药物错误

给药错误是指在开医嘱、转录、配置和给药过程中发生的与药物和静脉注射有关的错误。给药过程是医院一个复杂的子系统，通过医生开医嘱，医嘱的转录、药物的配置，最后由护士给药这个过程，患者才能得到适当的治疗。给药错误的范围包括：给药途径错误、给药时间错误、遗落给药、输液速度错误、计量错误、药物错误、给药频次错误、给药对象错误、在缺少医嘱的情况下给药、药物过期及药物损坏等等。给药错误往往会给医院和患者双方带来巨大影响，医方蒙受经济和声誉的损失，而患者得不到正确的药物治疗，安全受到威胁，经受痛苦，住院时间延长，承受经济损失，导致后遗症、重度伤残甚至死亡。

【举例】

1. 患者一般情况　患者，男性，67岁。诊断：持续植物状态，患者主因意识不清由脑科 ICU 转入普通脑科病房。患者来时处于浅昏迷状态，GCS 评分为 7 分，留置胃管、尿管、气管切开套管均固定良好，生活不能自理。医嘱：一级护理，鼻饲营养要素饮食，入科后即给予患者家属及陪护人员进行健康指导，并告知患者家属、陪护人员如有需要告知并给予帮助。

2. 事件发生经过　晨 6：00 夜班护士发放晨间口服药，因发药过程中其他病重患者病情发生变化，护士忙于抢救，有患者家属前来询问晨间口服药发药时间，护士便利用抢救间隙继续发放未发完的口服药。完毕后，一患者家属反映口服药未发放，护士立即返回病房发现其药物在邻床患者的床头柜上，经询问邻床患者尚未服用，之后将口服药再次核对后发给该患者。该床患者家属表示理解夜班护士的忙于抢救工作繁忙未追究其责任。为患者测量生命体征：体温：36.3℃，脉搏：72 次/分，呼吸：21 次/分，血压：132/84mmHg，观察患者瞳孔意识无明显变化，继续严密观察患者病情变化，加强巡视病房。

3. 本案例原因分析

（1）患者意识不清，不能言语，陪护人员存在依赖性。

（2）住院患者较多，病重患者病情发生变化给予抢救，未能按时将口服药发放到每位患者。

（3）查对制度落实不到位；缺乏责任心；巡视病房不及时。

（4）对陪护人员宣教不到位，欠缺针对性。

【应急处理流程】

做好安全防范→发现给药错误后立即到患者床旁停止所给药物→及时主动报告医生→严密观察患者生命体征，加强巡视→再次核对后重新发放口服药→记录患者的生命体征、一般情况和抢救过程→及时上报→做好护理记录，填写《护理不良事件报告单》→做好患者及家属安抚工作→必要时医患双方封存药品。

【原因分析】

1. 护理人员因素

（1）执行医嘱不认真：护士执行医生在非紧急情况下下达的口头医嘱，未按章行事，导致差错。

（2）未严格执行查对制度：由于护士责任心不强、工作忙乱、执行医嘱时未认真查对患者的姓名、性别、药名，导致使用药物错误。

（3）低年资护士不熟悉业务：低年资护士知识缺乏，技术水平低，工作经验不足，对患者病情、治疗情况不熟悉；工作责任心不强，不能认真执行"三查八对"制度及护理操作流程。

（4）巡视病房不及时：未按照病情及时巡视病房发现问题，给予患者增加不必要的负担，甚至耽误治疗。

2. 药物因素

（1）药名相似或包装外观相似的药品极易导致护士给药错误；药品标签的浓度表示方法不当易造成剂量错误；同种药物不同规格也常引起药物剂量错误。

（2）医务人员不了解新药的剂型特点导致口服、注射、静脉、外用药物等给药途径或方法错误。

3. 工作任务因素　存在护理人员不足，护理人员年轻化，治疗任务重，工作量大，夜间值班人员少，未能执行双人核对制度，药物摆放凌乱等问题。

【防范措施】

（1）加强患者及陪护人员的用药教育，为患者把好关。错误用药可能给患者带来不良或严重后果，甚至死亡。不良事件分级标准将其分为以下 7 级：0 级：执行事件前被制止；Ⅰ级：事件已被执行，但未造成伤害；Ⅱ级：轻微伤害，生命体征无变化，需进行临床观察及轻微处理；Ⅲ级：中度伤害，部分生命体征有改变，需要临床进一步观察及简单处理；Ⅳ级：重度伤害，生命体征明显改变，需提升护理级别及紧急处理；Ⅴ级：永久性功能丧失；Ⅵ级：死亡。因此，教会患者正确用药，详细交待药物的用法等至关重要，尤其是老年患者，尽量做到通俗易懂。

（2）严格执行给药查对制度，规范药物核对行为，针对给药对象错误，除了强化临床护士遵守"三查八对"操作规程外，意识不清的患者均使用腕带，使用反向式询问患者的姓名和核对腕带信息双重核对方法，提高给药对象身份核对的正确性。

（3）收集、整理科室常规药品说明书，要求每名护士必须掌握科室常用药物的药理作用、适应证、注意事项及不良反应，避免由于护士的知识缺乏，在实际工作中做出一些自认为正确的判断和处理。

（4）制定护理工作流程，针对科室出现的问题，认真查找原因，制订各班次护理操作流程，如执行医嘱流程、查对医嘱流程、取药工作流程、输液流程、带教工作流程等，并严格执行。工作流程的设置，使护士分工明确，责任到人，各项护理工作安排合理，对低年资护士起到指导作用，避免由于工作繁忙导致工作的疏忽、遗漏，提高护士的工作效率及工作质量，避免由于护士个人水平和能力不足等问题导致护理缺陷甚至差错的发生，确保患者用药安全。

（5）加强学习，提高护士的业务素质。护理工作具有很强的独立性，需要具备一定的理论知识水平和操作技能。要加强专科理论知识和技术培训，对新护士要由有经验的教师负责带教，新护士具备独立操作能力方可上岗，通过业务讲座、护理查房等形式强化理论学习，逐步提高其专业技术水平。

（6）加强护理工作高危时段的管理，夜间、中午、双休日、节假日、患者较多、护士工作繁忙、考试频繁、情绪不稳定时是护理缺陷的高发时段，合理排班、弹性排班，做到新老搭配，强弱搭配，节假日、双休日指派责任心强、工作经验丰富的高年资护士全面负责，以应对科室发生突发状况，确保护理安全。

（7）发生错误及时上报：预防给药错误的发生与差错的准确上报是密切相关的。护士长应告知护士给药差错上报的重要性及差错不报或少报可能带来的危害性，鼓励护士积极、及早上报给药差错，将差错的危害性降到最低限度。组织护士认真分析缺陷的原因，从中吸取教训，并提出相应的改进措施，防止类似差错再次发生。

（白妙春　赵晓辉）

案例十八　静脉操作错误

护士操作错误是指凡在护理工作过程中由于责任心不强、粗心大意、不按规章制度和技术操作规程办事发生差错，对患者产生直接或间接影响，但未造成严重不良后果。分为一般差错和严重差错。

一般差错：未对患者造成影响，或对患者有轻度影响但未造成不良后果的护理过失。

严重差错：由于护理人员的失职行为或技术过失，给患者造成一定的痛苦，延长了治疗时间。

【举例】

1. 患者一般情况　患者，男性，60 岁。入院诊断：突发脑出血伴肢体无力两天由急诊平车收住神经外科，入院时患者意识模糊，GCS 评分为 6 分，右侧肢体活动能力较差，言语表达不清。医嘱：一级护理，禁食、水，绝对卧床，入院后对患者及家属进行健康教育指导。

2. 事件发生经过 患者入院后一周前夜班护士23：50为患者输液，选择右下肢足背静脉进行留置针穿刺，穿刺成功后给予患者输入20%甘露醇液体，忘记松开止血带，0：05离开病房后与夜班护士床旁交接班。30分钟后药液滴注完毕，夜班护士0：30给予患者静脉留置针肝素液封管后仍未发现止血带未松解，依旧捆扎于患者右下肢踝关节上10cm处，1：30夜班护士在巡视病房时发现该患者止血带未松解，立即松解止血带，观察局部有红色勒痕，右下足颜色正常，皮温正常，足背动脉搏动良好，抬高患肢，患者躁动，报告值班医生及护士长，值班医生立即到床旁检查患者神志、受伤部位、伤情程度及全身状况并联系骨科医生急会诊，于8：00行右足背X线及足背超声检查，结果显示：未见异常。

3. 本案例原因分析

（1）护士未严格执行输液操作规范，违反静脉输液操作规程，静脉穿刺成功后未及时松解止血带，输液结束后未及时清理输液用物，是造成事件发生的主要原因。

（2）护士缺乏工作责任心，夜间病区光线较暗，容易导致观察上的疏漏，床旁交接班流于形式，口头交待病情，查看患者不仔细，当患者出现病情变化、躁动时，没有引起护理人员的重视。

【应急处理流程】

发现止血带未松解→立即松解止血带→报告值班医生、护士长→查看受伤部位情况（皮肤色泽、温度、血运情况）→抬高患侧肢体→密切观察生命体征变化→安抚患者情绪→请相关科室急会诊→行X线、超声检查→加强巡视病房，观察病情变化→填写《护理不良事件报告单》→分析不安全因素→制定整改措施→进行质量持续改进。

【原因分析】

1. 主观因素

（1）护士责任心不强，巡视病房及交接班时观察病情不仔细。

（2）护士没有按照护理操作流程为患者实施各项治疗操作，缺乏临床护理工作经验。

2. 客观因素

（1）护理人员配备不足，导致护理人员长期超负荷工作，工作压力过大，工作繁忙、身心疲惫。有研究表明：过度紧张会使护士身心、免疫系统受到影响，工作质量降低，发生差错事故的概率增加。

（2）护士职业厌倦感加重，临床一线护士大多为聘用制人员，参加工作后与在学校学习完全不一样，加之临床科室护理工作量大，护理风险系数高，不适应倒班工作性质。个别患者及家属对护理工作的不理解和对护士的不尊重，使护士对护理工作的期望值降低，出现职业倦怠，工作粗心大意、心不在焉，导致差错的发生。

【防范措施】

（1）严格执行护理操作流程：对护理人员进行相关理论知识及技能培训，护理人员受年资、工作经验等影响，在知识的掌握、技术操作能力上存在差异，尤其是各项技术操作应严格按规程执行。同时，培养护士的慎独精神、严谨的工作作风、一丝不苟的工作态度，是避免发生护理差错的重要举措之一。

（2）按分级护理要求巡视病房，并做好患者床旁交接班工作，应密切观察患者的一般情况，发现问题应采取积极有效的处理措施，尤其是当患者病情变化，如持续躁动等更应引起护士的高度警惕，认真仔细观察患者，查找原因并积极对症处理。

（3）加强护士核心制度落实，严格执行三查八对、床头交接班制度。加强各类应急预案的学习，掌握各类应急预案的处理流程，一旦发生护理不良事件及时上报，分析原因，制定整改措施，并进行质量持续改进。

（4）改善医院就医环境，确保患者在院期间的护理安全，病室布局合理、安全，光线适宜，夜间开启地灯，确保光线明亮。

附：

【护理差错上报管理制度】

（1）病房护理差错事故登记报告由护士长或指定专人负责，各科室备有差错事故登记本，认真做好登记报告工作。

（2）发生事故差错时，责任者要立即向护士长报告差错事故的发生经过、原因和结果。护士长在24小时内口头或电话报告护理部，重大事故要立即报告护理部、科主任，并同时提交书面材料，护理部核实后，及时报院部。

（3）发生差错后，应立即采取积极的补救措施，以减少和消除由于差错造成的不良后果。发生严重差错事故，应努力将差错事故对患者造成的损害降至最低限度，并指定熟悉全面情况的专人负责与家属做好思想工作。有关患者的标本、化验结果、药品、器械、病史记录等，应妥善保管，不得销毁或涂改。对疑似输液、药物等引起不良后果的，医患双方应当共同对现场实物进行封存和启封；封存的现场实物由科内保管。

（郭康洁　赵毅）

案例十九　静脉输液意外——静脉炎

输液性静脉炎是指静脉血管发炎，患者血管内膜增生，管腔变窄，血流缓慢，周围皮肤可呈现充血性红斑，有时伴有水肿，以后逐渐消退，充血被色素沉着代替，红斑转变为褐色。输液性静脉炎是临床输液治疗中常见的并发症，有文献报道，在接受静脉输液的患者中近 80% 可发生程度不等的静脉炎。临床静脉输液既是护士基础护理操作的重要内容，也是疾病治疗的主要手段，在临床疾病的抢救治疗和康复中起重要作用。由于输入药物种类多，有些药物浓度高、刺激性强，且静脉输液是一种最频繁的无菌操作，是有创治疗，具有潜在的感染和并发症的危险；不同原因引起静脉壁的化学性或感染性炎症，给患者带来痛苦，也造成静脉穿刺困难，甚至影响药液的顺利输入，影响疾病的治疗效果。所以我们在临床上应重视由输液引起的静脉炎，并针对发生的原因给予积极预防。

【举例】

1. 患者一般情况　患者，男性，76 岁。诊断：脑梗死，因呼吸困难、血氧饱和度低由普通病区转入脑科监护病房。患者病情危重，持续甲级心电监护，气管切开，呼吸机辅助呼吸，留置胃管，四肢水肿明显，右手背带有静脉留置针。

2. 事件发生经过　患者住院后遵医嘱输入 0.9% 氯化钠 250ml + 注射用美洛西林钠舒巴坦钠 3.75g，输注完毕后为患者更换 0.9% 氯化钠 250ml + 注射用七叶皂苷钠 20mg，20 分钟后护士观察输液部位皮肤情况，发现沿静脉走行出现发红并伴有条索状硬结，立即停止输液，报告医生，遵医嘱给予 50% 硫酸镁溶液局部湿敷，多磺酸黏多糖乳膏外涂保护。

3. 本案例原因分析

（1）主观因素：患者年老、体弱、营养状况差、免疫力低下，存在意识障碍，并且长期卧床，肌肉萎缩，四肢水肿，血管不良，末梢血液循环不良。

（2）客观因素：长期采用外周静脉进行输液，血管受损严重。

（3）注射部位局部疼痛、肿胀是七叶皂苷钠注射液药物不良反应之一。

（4）护理因素：护士对静脉炎的观察及防范措施相关知识培训不够，静脉输液意外处理欠佳。

（5）护士对患者的血管评估欠佳，对患者的观察巡视不到位，欠缺针对性。

【应急处理流程】

患者发生静脉炎→立即拔除外周静脉液路，查看穿刺部位情况→通知医生评估病情→密切观察患者红肿部位皮肤颜色、温度、弹性等变化→做好护理记录→给予50%硫酸镁溶液局部湿敷、多磺酸黏多糖乳膏外涂保护→请相关科室会诊，遵医嘱用药→抬高患肢，避免局部受压→红肿部位皮肤破溃感染时及时报告医生，给予清创换药处理→加强巡视，密切观察病情→红肿部位痊愈前禁止在外渗区域周围及远心端再行各种穿刺注射。

【原因分析】

由于静脉输液药物种类繁多及临床联合用药，使静脉输入液的 pH 值过高和体液浓度增高，对血管壁造成不良刺激；加之消毒不严格和加药物时反复穿刺脱落的微粒污染等均可导致静脉炎。

1. 患者自身因素

（1）疾病因素：患者病情危重，机体抵抗力低下，如糖尿病、免疫抑制治疗、中性粒细胞减少或缺乏、免疫抑制疾病，特别是皮肤黏膜的防御能力下降是输液性静脉炎发生的主要原因之一。患者疾病特点与静脉炎的发生率相关，如风湿性疾病患者由于生物性损伤静脉壁的原因，输液的治疗过程中很容易发生静脉炎。

（2）年龄因素：年龄与静脉炎的发生也有一定关系，>60 岁使用静脉留置针患者静脉炎发生率为 66.7%，30～60 岁发生率为 33.3%，<30 岁发生率几乎为零。

2. 药物因素 药物性静脉炎是较常见的输液性静脉炎，化疗药物、抗生素、电解质、维生素、营养素等各种药物输液后均可引起静脉炎。其可能因素包括：药物的刺激性、溶液的 pH 值、溶液的渗透压、药物本身的毒性作用及其引起的Ⅲ型变态反应。输入化疗药物静脉炎的发生率为 57.65%，研究表明输注抗生素及输入大量液体的患者静脉炎发生的危险性高。

3. 污染因素 输液微粒的污染是指在输液过程中，输液微粒随液体进入人体，对人体造成严重危害的过程。输液微粒是指在输液过程中进入人体的非代谢性的颗粒杂质。输液微粒、异物可引起肺肉芽肿，微粒进入人体后可随血液循环，引起血管内壁损伤，使血管内正常状态发生改变，引起血小板黏着，形成血栓和静脉炎。输液器终端滤器可截留任何途径污染的输液微粒，对静脉注射中使用终端过滤器进行研究表明：未使用终端过滤器的患者中，静脉炎发生率为 35%；使用终端过滤器的患者中，8% 发生静脉炎。污染导致的细菌性静脉炎影响因素复杂，常见于护士静脉输液无菌操作不严谨，如护士在输液时输液盘内物品过多，清洁物品与污染物品混放。

4. 机械性损伤　各种机械损伤均可直接导致机械性静脉炎，如：①静脉输液完毕拔针前就将棉签按压在穿刺处，拔针时因按压力与快速拔针时针尖的锐角会产生切力，导致切割血管的机械性损伤；②固定不牢和选择不良穿刺部位，造成针尖与血管壁不断摩擦；③护士穿刺技术不佳或手法过于粗暴，都可以使血管内膜受到损伤，把促发凝血的内皮下细胞基质裸露，促使血栓的形成而发生静脉炎；④止血带结扎过紧或结扎时间过长都可能造成对血管的损伤；⑤对化疗药物推注速度及压力与血管损伤研究发现：与微量泵推注化疗药物相对照，常规手工推注由于速度及压力不均衡产生的冲击力，显著加重了静脉血管的机械损伤，从而增加了机械性静脉炎的发生概率；⑥选用穿刺针型号与静脉机械损伤也有关系，排除不同药物对血管的化学刺激、输液时间、个体差异等影响因素研究证明：在内径和血流速度相同的血管内，直径较小的留置针漂浮在血管中，减少机械摩擦及血管内壁损伤，对血管壁的机械性刺激较小，引起的炎症反应也较轻。

5. 液体温度　当输入温度过低的液体时，局部血管易产生痉挛，血流速度减慢，药物易附于血管壁，增加了药物对血管壁的刺激，引起局部炎症介质释放；同时也使得血管壁本身的供血减少，血管内皮细胞处于相对缺血、缺氧状态，血管通透性增加，从而引起静脉炎发生。如需长期输入甘露醇可采用局部湿热敷或加温药液的方法，使用前可先将甘露醇放在恒温箱内加热，加热温度以患者感到舒适为宜，一般为 30～36℃。

6. 输液量及速度　有学者指出每日输液量大于 1500ml 时静脉炎的发生率明显高于输液量小于 1000ml 者；此外，输液速度过快时会加大对血管壁的压力。

7. 血管选择　静脉炎的发生与穿刺部位有关，远端（踝部、手背）发生静脉炎的概率明显高于近端（腕部、肘部），下肢明显高于上肢，可能与下肢静脉瓣多、远端血液回流慢、血液在血管内滞留有关。外科手术患者中建立输液通道主要以大隐静脉留置针居多，而术中、术后的体位决定了术后踝部发生静脉炎的概率远远高于其他部位。

8. 输液器具的选择　护士在行静脉穿刺术时，存在消毒不严格，消毒液浓度过低的情况，同时输液袋中存在污染微粒，微粒可阻塞血管，造成血管内皮局部缺血、缺氧，形成血管栓塞和静脉炎。

【防范措施】

（1）下肢静脉血流缓慢，易产生血栓和炎症，输液时最好选用上肢静脉，输入刺激性较强的药物时应尽量选择粗且直的血管。

（2）输注非生理性 pH 药液时，适当加入缓冲剂使 pH 值尽量接近 7.4 为宜；输注氨基酸类或其他高渗药物时，应与其他液体混合输入，而且输入速度要慢，使其有充分稀释过程。

（3）合理安排输液，用药顺序为先输入高渗性或刺激性较强的药物，后输入等渗或刺激性较小的药物。输注抗生素等刺激性较强的药物后及时输入少量 0.9% 氯化钠注射液冲洗静脉通路。若从远端静脉输注时，输液速度宜慢，使药物得到充分稀释，以减少药物对血管壁的刺激及液体对血管壁的侧压力，并且要严密观察输注抗生素和输液量较多的患者，注意输注刺激性药物的浓度，如红霉素浓度以 0.1% 为宜。另外，氯霉素、氯化钾以及各种化疗药物等都应注意低浓度慢速输入，以防止静脉炎的发生。

（4）防止输液微粒进入血管，在操作过程中，严格按操作流程进行操作，为防止从输液管带入微粒，选用有空气滤过装置的输液器，可减少静脉炎的发生。

（5）输液时局部消毒要严格，穿刺针要固定牢固以防针头摆动损伤静脉。密切观察穿刺部位，做到早期发现、早期治疗。一旦发生静脉炎，应抬高患肢，局部用 50% 硫酸镁湿敷，超短波理疗，如合并感染应根据医嘱给予抗生素治疗。

（6）根据患者的血管条件、输入药液的性质及留置针固定的难易程度选择合适的穿刺工具、材质及型号。需长期输液超过一周或者需要输注高危药品患者建议留置中心静脉导管，防止局部静脉炎症发生。

（7）加强对护理人员穿刺技术以及预防静脉炎相关知识培训，护士应掌握熟练的静脉穿刺技能，了解掌握药物的药理性质、配伍禁忌、输注方法等相关知识及外周静脉的解剖位置，以免造成不必要的损伤。

（曹樱花　王晓伟）

案例二十　胃管意外拔除

胃管是由鼻腔插入，经由咽部，通过食管到达胃部，从而协助临床诊断治疗的管道。非计划性拔管是指插管意外脱落或未经医护人员同意，患者将插管拔除，也包括医护人员操作不当所致的拔管。胃管的非计划拔管易导致患者术后并发症的发生，给患者造成损伤，延长疾病恢复时间，增加费用，甚至导致死亡。总结非计划性拔管的发生原因并提出有效的预防对策，对于提高护理工作质量有着非常重要的意义。

【举例】

案例 1

1. 患者一般情况 患者，女性，56 岁，因右乳浸润性导管癌晚期，脑转移，双肺转移，为求进一步治疗收入肿瘤科，入科后观察患者病情重，全身消瘦明显。医嘱：禁食，静脉营养支持治疗，于入院后第三日遵医嘱给予患者放置胃管并留置，引流通畅，妥善固定。患者病情进行性加重呈嗜睡状态，呼之可应答，可正确回答问题，责任护士向患者及其家属和陪护人员进行健康教育指导，告知留置胃管的重要性以及防止管道滑脱的相关措施，床位悬挂警示标识，做好床旁交接班。

2. 事件发生经过 夜班护士于 01：23 进行护理文书记录时，陪护熟睡，而患者突然将胃管拔出。护士立即至病房查看患者情况，观察脱出的胃管完好，未残留于体内，立即报告医生并上报护士长。医生给予患者查体，护士遵医嘱给予患者测量生命体征，体温：36.5℃，脉搏：102 次/分，呼吸：20 次/分，血压：118/66mmHg，协助患者取舒适卧位。医嘱：观察，加强巡视，书写护理记录单并做好交接班。

3. 本案例原因分析

（1）患者因右乳浸润性导管癌晚期脑转移，病情重，生活不能自理，意识模糊，呈嗜睡状态，对留置胃管的重要性缺乏足够的认识。

（2）陪护人员由于疲劳，夜间放松警惕，对妥善保护留置胃管的意识淡薄。

（3）责任护士对患者管道滑脱的风险评估不足，夜间值班人员少，对高危风险的患者措施落实不到位，对患者家属脱管风险教育强调不够。

案例 2

1. 患者一般情况 患者，男性，73 岁，主因肝癌为进一步治疗由平车推入肝病科。患者脑梗后语言沟通障碍，由家属代为陈述，患者糖尿病史 20 年，无家族史、过敏史。诊断：原发性肝癌，患者神志清、消瘦、巩膜及皮肤黄染明显，自理能力缺陷评分为 25 分，跌倒危险评分为 6 分。医嘱：一级护理，记录 24 小时尿量，保肝对症治疗，为保证患者营养，医嘱给予留置胃管，肠内营养治疗。

2. 事件发生经过 入院后第 5 日 12：35 患者发生病情变化，出现肝性脑病，躁动不安，医嘱静脉给予降血氨药物治疗。护士为其进行静脉输液治疗时，患者躁动，将胃管拽出。护士立即报告值班医生，检查患者情况，测量生命体征均平稳，继续给予镇静及降血氨药物治疗，次日患者意识清楚重置胃管。

3. 本案例原因分析

（1）患者因疾病原因意识不清、躁动不安，缺乏自控意识。

（2）患者家属拒绝为患者使用保护性约束，又未控制住患者，不了解放置胃管以及肠内营养的重要性，缺乏意外拔管的风险意识。

（3）责任护士对患者拔管的风险评估不足，应根据患者的病情变化进行动态评估，并采取有效的预防措施。

【应急处理流程】

患者发生胃管意外拔除→护士立即赶至患者身旁查看管道情况→通知医生评估病情→协助患者取舒适体位→检测生命体征，密切观察患者病情变化→嘱患者卧床休息→加强巡视，密切观察患者情况→填写《护理不良事件报告单》上报。

【原因分析】

发生非计划性拔管的主要原因是导管固定不牢和患者自拔管路，可造成对患者的损伤，增加重插管率，增加医院感染的发生机会，延长患者住院天数。

1. 患者因素　对于神志清醒的患者，非计划拔管多是主观因素造成的，尤其是老年患者，认知水平偏低，对留置胃管的认识不足，缺乏保护导管的意识，加之承受疾病带来的心理冲击，不能耐受鼻胃管所带来的咽部疼痛、异物感等不适，情绪烦躁将胃管强行拔出；对于神志不清的患者，处于浅昏迷或谵妄状态时，如未及时使用镇静药物或保护性约束，患者躁动不安，自我行为不可控制，极易将胃管拔出。

2. 护理人员因素

（1）鼻胃管固定不妥当：患者皮肤潮湿时，固定管道的胶贴被患者面部的油渍、汗液、口腔分泌物污染而使胶布的黏性下降，固定松动。当患者变换体位或抻拉拽导管时极易造成管道脱出。

（2）由于护理操作不当而造成的导管脱出，如鼻饲治疗或胃管内注药时因操作不当抻拉导管或在给予患者翻身、更换体位时动作不当或用力过猛导致导管被牵拉过度而脱出。

（3）对患者的病情以及患者管道滑脱的危险因素评估不足，护患沟通不到位，护士不了解患者的病情及心理状况，健康教育流于形式，只简单交待管路留置的注意事项，未强调非计划拔管对患者造成的危害，使患者及家属重视不够，导致非计划拔管。

（4）高危时段重视不足：从非计划拔管发生的时间段看，多发生在工作忙、人员少的中午与夜间，主要因值班护士忙于治疗或对睡眠状态的患者主动巡视不够所致。

3. 导管因素 导管为介入性物质，其软硬、粗细、导热性、置入位置等方面的特质和特性会对体内的组织造成一定程度的刺激，压迫鼻黏膜，从而刺激局部神经，使患者无法耐受而拔管。

4. 疾病因素

（1）因剧烈呕吐导致鼻胃管呕出，鼻饲治疗时由于患者不遵医嘱自行调节加胃、肠营养液的滴速，或鼻饲物过凉导致短时间内大量营养液倾倒入胃，引起胃部不适进而引起剧烈呕吐导致鼻胃管脱出。同时患者因长期卧床，胃肠蠕动减慢，当鼻胃管被药物、黏稠的胃液、食物残渣等堵塞造成不通时，胃肠道的积液、积气不能排出，造成胃肠道的逆蠕动，鼻胃管和胃内容物一同被呕出。

（2）肺部疾病患者咳嗽频繁、剧烈使胃管脱出，老年患者肺部感染较多，呼吸道分泌物增多，患者咳嗽排痰时，腹压突然增高，可导致胃管脱出；另外，由于鼻胃管刺激鼻黏膜导致患者打喷嚏也极易造成胃管脱出。

5. 陪护人员疏忽时拔管 置管后约束情况下胃管脱出占 40.48%，其中约束放松期间的拔管占 26.19%，其中放松约束时陪护人员放松警惕是患者自行拔管的主要原因。陪护人员非专业护理人员，不清楚留置胃管的重要性和注意事项，对留置胃管的意识淡薄。

【防范措施】

（1）护理人员应认真评估患者意识状态及合作程度，确定患者是否存在导管滑脱的风险。对于神志不清、烦躁不安、躁动的患者应重点关注。选用合适的约束器具，约束带必须有软垫，使用时松紧适宜，严格交班，密切观察肢体情况。每两小时放松 1 次并协助被动活动，使患者身体处于舒适位置。

（2）对于存在管路滑脱风险的患者应及时采取有效的干预措施，如：在床位悬挂警示标识；对于意识不清不能配合的患者，经家属同意采取约束措施；对患者及家属进行风险告知与防范宣教，使其充分了解预防管路滑脱的重要性。

（3）妥善固定导管，对于汗液较多影响各类胶布固定的患者，有需要频繁实施检查治疗的患者应采取妥善固定方法，防止导管滑脱。最有效的方法是先用胶布撕成 Y 形，未分离段固定在鼻部，分离部分左右分别环绕导管，鼻部再加固胶布，用衬带分别固定两管经双侧面颊部绕过枕后，在耳廓上方打结固定。

（4）增加患者舒适度：减轻胃管对患者鼻咽部的刺激，按时给予患者石蜡油 3 ~ 4 滴涂抹鼻腔，降低胃管对鼻黏膜的损伤。每日两次进行口腔护理，观察口腔内情况，保持患者口腔的清洁、干燥，减少口腔异味，可增加患者的舒适度。

（5）护士应加强巡视，认真做好床旁交接班，随时了解胃管固定情况，特别是拔管的高危时段（23：00～2：00，6：00～8：00）应增加巡视次数，了解患者的意识状况及情绪状态，并做好记录，若发现不安全因素应及时解决。

（6）加强护理人员培训，对低年资护士进行专科护理理论知识及实践技能培训，并定期进行考核，加强护士对各类管道重要性的认识，使护士能够掌握各种管道的护理观察方法，提高对管道的管理能力，从而将非计划性拔管降到最低限度。

（张杰　王晓伟）

案例二十一　尿管意外拔除

非计划性拔管是指插管意外脱落或未经医护人员同意，患者将插管拔除，也包括医护人员操作不当所致的拔管。大量研究证实非计划性拔管可导致患者受到严重影响，造成患者损伤，重插管率增加，增加了院内感染的机会，住院天数延长，患者住院费用增加，危及患者生命甚至死亡。留置导尿技术是临床上一项重要的护理措施，广泛用于排尿困难、麻醉和术后患者的病情观察等。但由于各种因素，尿管意外拔除的情况时有发生，导管固定不牢和患者自行拔管是尿管意外拔除的主要原因，针对尿管意外拔除的原因采取综合的护理防范措施对护理工作具有重要意义。

【举例】

1. 患者一般情况　患者，男性，52岁。诊断：呼吸衰竭。患者主因10天前着凉后反复咳嗽、咳少量痰伴喘息加重，呼吸困难，夜间不能平卧，胸闷、口唇发绀，遂就诊急诊科。晨7：00患者进行性意识障碍，氧饱和度下降至69%，立即行气管插管术，呼吸机辅助呼吸，置尿管留置导尿，经抢救患者神志渐改善，为进一步诊疗于9：52办理急诊留观。

2. 事件发生经过　给予患者留观后患者出现意识障碍、烦躁不安、拒绝配合，医生给予拔除气管插管，护士给予保护性约束，患者大声呼叫，拒绝治疗，向患者家属交待病情，有再次行气管插管的可能，嘱家属提高依从性，患者家属表示理解。15：25时患者自行拔除尿管，尿道口有少量鲜红色血液流出，立即通知医生，测量生命体征：体温36.8℃，脉搏130次/分，呼吸22次/分，血压125/77mmHg，遵医嘱立即给予注射用血凝酶1单位静脉壶入，请泌尿外科急会诊，遵医嘱再次放置尿管并留置，给予膀胱冲洗，继续密切观察病情变化，加强巡视，书写护理记录单，做好交接班。

3. 本案例原因分析

（1）患者诊断为呼吸衰竭，缺氧和二氧化碳潴留，出现躁动不安、兴奋、依从性差，不能配合治疗。

（2）家属及陪护人员对拔管带来的危害认识不足，对患者留置导管重视不够。

（3）护士风险防范意识不强，对安全隐患缺乏预见性；对拔管高危风险患者的家属健康宣教不到位。

（4）护士未能实施有效的导管固定，未实施下肢约束，导致躯体和下肢位置上移，使尿管靠近双手而被约束了的双手拔除。

【应急处理流程】

患者拔出尿管→护士立即至患者床旁查看尿道情况→通知医生评估病情→密切观察生命体征变化及尿道口出血情况→请泌尿外科医生会诊→根据病情遵医嘱再次留置尿管→遵医嘱呋喃西林液膀胱冲洗→加强巡视，观察尿管引流情况→遵医嘱止血、抗感染、对症治疗。

【原因分析】

患者病情的影响、尿管固定不牢或不妥当、对患者安全管理不到位、对患者评估不足、护患沟通不足等都是发生尿管意外拔除的危险因素。

1. 患者自身因素

（1）年龄因素：尿管意外拔除多见于老年患者和小儿。大部分老年患者生活不能自理，固执、行为不能自控、不自主动作较多、依从性较差，容易造成意外拔管。小儿对治疗不理解、不配合，也容易发生意外拔管。

（2）患者的意识状态：由于疼痛、昏迷、内环境的紊乱以及环境刺激等均可引起患者出现不同程度的精神或意识障碍，如狂躁、悲观、绝望甚至攻击行为，拒绝配合治疗护理而导致意外拔管。

2. 护理人员因素

（1）护士对风险防范意识不足，对护理安全隐患缺乏预见性，对患者的年龄、意识、精神状况、对疼痛的耐受力及沟通情况要充分评估，制定出相应的措施并组织实施。对拔管高危患者，护士已经意识到危险存在但措施落实不到位也可导致患者意外拔管的发生。另外，片面认为意识清醒的老年患者能较好地配合治疗而疏于健康指导及巡视，也可导致患者自行拔管。

（2）护士对尿管固定不牢或固定不妥当，如气囊导尿管水囊注水量不够或水囊有慢漏液的情况下导致患者非计划拔管能够顺利实施；同时，非计划拔管过程中水囊的压力可导致尿道黏膜的损伤。

（3）对躁动、意识不清患者护士未能实施有效的约束及镇静，采取有效的肢体约束是预防非计划性拔管的重要措施。护士往往只注重患者上肢的约束，而忽略躯体及下肢的运动，导致躯体和下肢位置上移，使尿管靠近双手而拔管。

（4）对患者心理干预不足，对意识清醒的患者，根据其具体情况给予相应的健康指导，告知留置导管的目的及非计划性拔管对身体的危害。对意识障碍的患者，护士要和患者家属进行充分的沟通，避免只是简单交待留置尿管的注意事项，而未反复强调拔管的危害性，不能引起家属及陪护人员的重视。

3. 药物因素　没有合理使用镇静剂是非计划性拔管发生的危险因素之一。患者由于疾病本身、周围环境刺激而常伴有烦躁、焦虑、谵妄、躁动、极度恐惧，构成对患者的恶性刺激，加重患者的病情及使其不能配合治疗，加之患者不能耐受留置管道的刺激而导致患者自行拔管。

4. 环境因素　患者处于陌生的环境，日夜不熄灯，各种机器的运行及报警声、呼喊声的刺激，其他患者抢救或逝世的影响，医护人员紧张、忙碌的工作，加之自身疾病及身上各种管道带来的不适感，极易引起患者高度紧张，产生恐惧感，难以配合治疗，从而导致意外拔管的发生。

5. 陪护因素　陪护人员的文化程度低、专业相关知识的欠缺、对拔管危害的认识性不足，对患者的留置导管没有引起重视，都可增加导管意外拔除的风险。

【防范措施】

1. 为患者提供舒适的治疗环境　病室温度适宜，护理操作尽量有计划地进行，避免频繁操作对患者造成不良的刺激；减少探视和人员走动，让病室相对保持安静以利于患者休息；对仪器的报警使用以不影响患者休息为宜；合理安排危重患者的抢救环境，抢救患者尽量与非抢救患者分开，以免引起非抢救患者的精神刺激。

2. 适宜、有效的约束　合理正确的约束是对烦躁患者的保护性措施。约束带使用前向患者及家属解释约束的原因、目的、方法，以取得配合与支持。约束方法应针对不同部位采取不同措施，采取约束的患者也应密切观察、按时巡视，避免因约束而使护士产生麻痹思想，导致意外拔管。

3. 妥善固定导管　导尿管一般是气囊内的固定，大多数患者未进行尿管外固定，当各种因素造成气囊塌瘪时可导致尿管脱出；或是采取了外固定，固定的位置、方法不当，也会导致患者肢体活动时导尿管脱出。可使用胶布从患者大腿内侧来对导尿管进行加固处理，同时勤观察胶布固定情况，防止胶布因患者出汗、潮湿或分泌物浸湿而造成松脱滑出。

4. 合理使用镇静剂 合理使用镇静剂对患者的紧张、焦虑、恐惧等情绪改善有帮助作用，还可克服因插管带来的诸多不适。当患者躁动严重时，合理应用镇静剂是必要的，常用的镇静药物有哌替啶、咪达唑仑、吗啡、地西泮等。合理控制剂量，严密观察患者病情变化，防止不良反应的发生。

5. 加强落实护理人员的综合防范措施

（1）健康宣教落实到位：让患者家属了解陪护的重要性，根据患者的意识状态对患者或家属给予相应的宣传教育，告知并强调留置尿管的目的及非计划拔管的危害性。取得家属的配合，同时加强护士的观察与巡视。

（2）注重患者的诉求及心理指导：伴有精神症状的患者虽然缺乏自控能力，但仍有感觉和思维，护士应主动问候和引导患者，及时了解患者的心理状况，以缓解患者的焦虑、恐惧心理，使患者获得满足和信任感，从而配合治疗护理。

（3）将躁动患者作为护理床旁交接班的重点对象：护士交接班要认真观察患者意识状态、全身及四肢的活动情况，评估患者躁动程度有无改善，约束是否合适有效，导管是否固定妥当，并在护理记录单上详细记录。

（4）提高护士综合评估的能力：密切观察病情，及时对患者的意识状态和自控力进行评估，参看患者以前的评估（有无插管治疗，是否发生过自行拔管），对有拔管动机和高危因素的患者提前采取相应的护理措施，避免因评估不到位造成护理措施落实不及时，导致患者非计划拔管的发生。

（刘爱红　李慧莉）

案例二十二　T 管意外拔出

近年来，随着外科手术种类和难度的增加，各种留置管道在肝胆外科的使用机会日益增多。管道的安全受多方面因素的影响，在患者安全康复过程中起着尤为重要的作用。其中肝胆外科术后 T 管引流的有效护理是保证手术成功的关键。T 管意外拔除是医院内常见不良事件之一，可能导致患者病程延长、住院费用增加、医护工作量增加，甚至导致患者死亡。所以分析患者意外拔管原因及制定相关防范措施至关重要，以尽量减少此类情况发生。

【案例回顾】

1. 患者一般情况 患者，男性，70 岁，主因半月前无明显诱因间断出现右上腹疼痛，加重三天，出现全身黄疸伴瘙痒、恶心、食欲下降。诊断：肝门部胆管癌，经急诊科步行收住肝胆外科，患者入院时神志清，精神一般，既往有糖尿病史、冠心病史。护理查体：体温：36.5℃，脉搏：76次/分，呼吸：18次/分，血压：117/76mmHg，营养状况良好，皮肤巩膜中度黄染，心理状态正常，自理能力评估50分，疼痛评估3分，患者表示可耐受。入院后在全麻下行胆管癌根治术，术后带有胃管、尿管、T管、腹腔引流管、皮下引流管，术后给予患者一级护理，禁食、水，为抗炎保肝支持治疗。

2. 事件发生经过 患者于术后第七日凌晨4：00自行咳痰时，腹压增高，感觉疼痛剧烈，突然用力坐起不慎将T管抻出。值班护士听到患者咳嗽声，即刻赶到病房查看，测量生命体征均平稳。患者主诉疼痛，查体发现患者T引流管脱出约20cm，嘱患者取平卧位，严禁自行活动引流管，即刻报告值班医师，值班医师查看后，给予无菌纱布覆盖，要求患者平卧位，减少活动，于8：00在导管室重新置管。值班护士填写《护理不良事件报告单》并上报。

3. 本案例原因分析

（1）患者高龄、术后体弱、反应能力差，对T管放置的重要性缺乏了解，以至活动或翻身咳嗽时没有保护意识，不慎将T管脱出。

（2）T管壁缝合不牢，剪线过短，与皮肤固定不牢固，腹壁外T管过短不利于患者翻身活动，引流袋内的引流液过多，未能及时倾倒，重力作用导致T管被牵拉。

（3）对患者风险评估不足，尤其是排痰不畅，导致患者剧烈咳嗽，腹压增高，疼痛剧烈。

（4）护士T管意外拔除的风险防范意识不强，对高危人群巡视不够，护士对患者及家属健康指导欠缺针对性，尤其是能够部分自理的患者。

【应急处理流程】

引流管滑脱→立即报告医生，采取相应措施→对患者情况进行初步判断→协助患者取合适体位，安抚患者→无菌敷料覆盖引流口处→严密观察患者病情变化→认真记录脱管过程及救治、护理过程→填写《护理不良事件报告单》→分析原因，制定改进措施。

【原因分析】

1. 患者因素

（1）年龄因素：随着年龄增长，患者生理功能减退、反应能力降低，发生T管意外拔除的可能性就越高。

（2）患者因个体差异对护士的健康指导内容在掌握、理解程度上存在差异，导致遵医行为不一，部分患者对自身能力估计过高，对管道脱出的危害性认识不足，未引起足够重视，也是 T 管意外拔除的原因之一。

（3）疾病因素：晚期肿瘤、心血管疾病，同时伴有多种疾病的患者发生 T 管意外拔除的概率更高，这些疾病导致患者抵抗力低下，加上长期禁食、水，使患者身体协调性、平衡性、反应性降低。

2. 护理人员因素

（1）护士安全防范意识淡薄，尤其是低年资、护理经验不足的护士对患者脱管的危险因素缺乏全面、针对性的评估，不能有效地识别有自行拔管的高危人群，巡视不及时，交接班流于形式，缺乏工作责任心。

（2）护士对管道护理的相关知识缺乏系统培训。在临床工作中，外科大手术后的患者往往需要留置多种管路，护士需要掌握各种引流管护理的相关知识、注意事项及对患者的指导要点。管道护理是护理工作的重点之一，如果护士相关理论知识不足，会造成对患者的宣教不到位。

（3）护士健康宣教欠缺针对性，护患沟通不足。护士对患者的疾病情况、手术方式、心理状况了解不全面，护患之间缺乏有效的沟通，只向患者及家属交待防止 T 管脱出的相关措施，没有强调 T 管意外脱出可能会对患者产生的危害；导致管道脱出不良事件的发生。

（4）护理人力资源不足。护理不良事件以晨起、午间或夜间发生频率最高，这些时间段值班护士相对较少，而工作量相对较大，护士巡视不到位，发生护理不良事件的风险性增高。

（5）缺乏有效固定。管道固定不牢或固定不妥当是发生管道脱出相关不良事件的重要影响因素之一。T 管仅通过丝线固定于腹壁处，腹壁外侧未用宽胶带或引流管固定扣加强固定，腹壁缝线断裂或松动，当患者起床活动或咳嗽时均可导致 T 管意外脱出或拔除。

【防范措施】

1. 重视风险评估，正确评估患者，严格落实各项规章制度

（1）根据患者的病情，按照住院患者脱管危险因素评估内容进行评估，完善并落实防管道意外滑脱相关制度，对与 T 管意外拔除有关的危险程度进行评分及分类。加强管道护理指导，对患者的体位、管道的安置、管道相关标识、观察重点、护理记录、拔管后观察要点、健康指导内容等进行规范化培训和指导，促进管道护理的标准化与规范化。

（2）认真落实护理床旁交接班及分级护理等规章制度。要求护士每班认真交接各种管道的名称、部位、作用、外露长度，观察管道是否受压、扭曲、堵塞、移位和滑出，并且注意置管口部位有无松动，引流管各衔接处有无漏气及脱出，置管局部皮肤的变化，有无液体外溢，引流液的色、量、质的变化，对于未达到管道护理固定要求的需及时调整固定方法。

（3）对谵妄、躁动、高龄患者及曾有过意外拔管的患者，及时交班并记录，并作为重点护理观察的人群。交班巡视病房不能流于形式，护理人员应做到"心中有数，重点观察"，加强巡视，进行必要的沟通，重点在于及时发现并积极处理问题，从而防止脱管不良事件的发生。

2. 完善相关制度及管道滑脱质控体系

（1）成立防管道滑脱护理小组，由病区护士长、责任组长及高年资护师组成，制定职责，包括负责制定管道护理指引和现场指导护士防管道脱落方法，组织学习防管道滑脱的新知识、新理论，提高临床观察和实践操作能力。

（2）实行责任护士–小组成员–护士长三级管理。制定管道护理指引及应急预案，内容包括体位安置、固定方法、观察要点、护理措施、拔管时机、拔管后观察重点、管道脱落应急处理、健康指导等。

（3）对管道滑脱不良事件进行质量持续改进，发生管道滑脱时，小组成员应到现场查看，填写《护理不良事件报告单》逐级上报，组织小组成员讨论分析管道滑脱原因，制定改进措施并抓落实，以达到质量的持续改进。

3. 加强护理人力资源的配置　护理管理者应根据临床工作需要对班次进行合理安排，实行责任制排班与弹性排班相结合，加强夜间护理人员配置，有效降低护士的工作强度和压力。对于危重症，老年患者较多，治疗、护理工作量大的特殊时段应在护理人力资源配备上给予倾斜，以减轻护士的工作负荷，进而达到减少或避免护理不良事件的发生。

4. 加强培训，提高安全意识

（1）提高护理人员的安全防范意识，安全护理意识是实施安全护理的基础，定期召开护理质量分析会，组织全体护理人员对发生的管路不良事件进行讨论分析，总结教训，鼓励护士及时发现问题并提出对策，制定有针对性的改进措施；护理部将发生的不良事件的典型案例组织全院进行分析、交流，针对现有护理缺陷进行防范，以达到安全护理的目的。

（2）加强护士的专业理论知识与技能的培训，讲解各种引流管的护理常规。加强考核，督导护士主动学习相关知识，提高自身业务水平；此外，加强对年轻护士的重点培训，提高其风险意识。

5. 加强健康宣教力度　健康宣教是预防 T 管意外拔出的有效途径之一。

（1）对清醒患者及时告知留置 T 管的目的、重要性及置管后可能产生不适的应对方法和拔管时机，取得患者的配合。及时了解患者需求、指导患者正确带管活动。向患者及家属重点强调自行拔管和非计划性拔管的危害，以确保患者及家属对所置管道的重视。指导患者带管期间变换体位时动作幅度要小，防止将引流管牵拉、滑脱。保持引流瓶/袋的密闭状态，防止引流瓶破碎。患者下床活动时，要妥善固定或携带，引流瓶或袋要低于引流出口部位，不能倾斜。

（2）重视就医过程中缺乏有关风险意识的老年患者、病情严重缺乏自理能力的患者，针对这类人群，护士要有针对性地对其进行教育指导，采取有效的防范手段，采取多种宣教形式对其进行相关知识的指导，让患者能够积极、主动地参与到自身的医疗护理安全及卫生保健中来。

6. 增强陪护人员 T 管意外拔除相关内容的教育指导　强化陪护人员的安全防范意识，让其了解患者的需求。管道护理是临床护理工作的重要内容之一，其结果会直接影响到患者的治疗与康复。大量的临床实践证明，只有重视管道的风险评估，提高患者及其家属和护理人员的风险意识，认真落实各项护理规章制度，不断完善管道护理标准，提高护理人员综合素质，改进护理排班模式，降低护士的工作强度和压力，从而达到有效降低管道意外拔除的发生率。

（沈小青　龚丽娟）

案例二十三　气管切开套管意外拔除

气管切开是临床连接呼吸机实行机械通气常用的手段之一，气管套管对保持呼吸道通畅、维持有效通气和充分的气体交换起到重要作用。气管套管护理的关键是必须保持气管套管的通畅，防止套管脱出，如发生气管套管脱出，导致气管切开处发生闭合，可导致患者窒息甚至呼吸停止。因此，预防气管套管脱出不容忽视。

【举例】

案例 1

1. 患者一般情况　患者，男性，64 岁。诊断：脑干梗死，意识清楚，留置胃管，左侧肢体肌力正常，右侧肢体肌力 2 级，入院后因病情需要行气管切开术，留置气管套管固定良好，持续甲级心电监护，低流量吸氧，持续泵入硝普钠控制血压。

2. 事件发生经过　患者于夜间 0∶20 将气管切开处气管套管拔除，立即报告值班医生，患者血氧饱和度波动在 65% ~78%，给予有效吸痰、加大氧流量、简易呼吸器辅助呼吸，协助医生重新置入气管套管，经积极处置于 0∶40 患者血氧饱和度波动在99%~100%，生命体征平稳。

3. 本案例原因分析

（1）在进行吸痰护理时，由于对气道的刺激，患者出现呛咳、呼吸困难、烦躁不安，从而出现非计划性拔管。

（2）患者家属对非计划性拔管的危害性意识不到位，拒绝使用约束带。

（3）护士风险防范意识不强，对可能发生非计划性拔管高危人群巡视不够；护士对患者及其家属宣教不到位，欠缺针对性；护士经验不足，对高危患者评估不全面。

案例 2

1. 患者一般情况　患者，男性，55岁。诊断：右侧丘脑出血破入脑室，患者由脑科 ICU 平车转入脑科普通病区。护理查体：患者意识浅昏迷，格拉斯哥评分为5分，对光反射消失，眼球双侧球结膜黄染伴水肿，骶尾部陈旧性压痕，双上肢水肿，给予抬高双上肢，留置胃管（内置55cm）、气管切开套管均固定良好在位通畅，甲级心电监护，持续低流量吸氧，自理能力评分为0分，跌倒坠床危险因素评分为12分，床旁悬挂各种警示标示。

2. 事件发生经过　患者于凌晨2:00护士为其做治疗护理时，出现剧烈呛咳，导致气管切开套管脱出。护士立即报告医生。医生床旁查看患者，并重新给予患者置入气管切开套管。护士遵医嘱给予患者吸痰，监测患者体温：37.1℃，脉搏：104次/分，血压：135/86mmHg，患者未出现特殊不适。护士遵医嘱严密监测患者生命体征，观察患者呼吸情况，加强巡视，填写护理不良事件报告单，做好护理记录，加强对患者及家属、陪护的宣教力度，有异常及时通知医生，做好床旁接班。

3. 本案例原因分析

（1）患者剧烈咳嗽导致气管切开套管脱出。

（2）护士已向患者家属宣教管路的维护与安全告知，但未引起足够的重视。

（3）护士对管道脱出高危患者评估不到位，发现异常应及时妥善固定。

【应急处理流程】

发现套管拔除→立即报告值班医生，给予吸痰、简易呼吸器辅助呼吸→调节氧流量→观察生命体征及血氧饱和度→协助医生重新置入气管套管→密切观察患者病情变化→加强巡视，继续密切观察病情→做好护理记录→床旁交接班→填写《护理不良事件报告单》→逐级上报至护理部。

【原因分析】

1. 患者自身因素

（1）年龄因素：高龄患者情绪不稳定，适应性缺乏，在醒睡之间易出现恍惚状态，产生一过性认识不足而自行拔管。

（2）心理因素：疼痛、紧张、舒适度改变等均可使患者产生焦虑、恐惧感，与家属及医护人员交流障碍，从而烦躁不安、悲观失望而自行拔管。

2. 护理人员因素

（1）护理操作不当：如实施气管切开护理、治疗性变换体位时，由于操作不规范，用力过猛，都可使导管过度牵拉而脱出。

（2）健康教育不到位：患者及家属不理解插入气管套管的作用，意识不到拔除气管套管给患者带来的危害。医务人员仅简单解释为"救命的管道，这个管道很重要"，而患者因置入管道后引起的不适容易导致自行拔管。

（3）护理人员人力资源不足，连续工作时间长，倒班次数较多，长期处于过度疲劳的状态，工作注意力降低，对潜在风险缺乏警惕性，加之低年资、低职称、低学历护士在护理人员中比例较高，成为影响患者安全的重要因素。

（4）缺乏有效的肢体约束：患者大多有不同程度的意识障碍，烦躁不安，如未及时给予有效的肢体约束，很容易导致自行拔管。而一些清醒患者，虽然无意识障碍，但因认知角色的改变及插管导致的不适，也会变得烦躁不安，不予以肢体约束也会将导管拔除。

3. 客观因素

（1）气管套管固定不牢：气管切开套管颈部固定带是保持套管正常位置的重要手段。固定带应选择无弹性的寸带，将两根寸带以手术结方法打结，松紧度以带子和皮肤之间刚能伸进一指为宜，太松套管容易滑出，太紧影响颈部的血液循环。

（2）气囊充气不足或气囊破裂影响有效的机械通气，气管切开套管常规选择远端带有气囊的一次性套管。插管成功后，向气囊内注入一定的空气。气囊内充气不足或无充气时气囊在气管内容易上下滑动，患者翻身、咳嗽或呼吸机管道牵拉时易导致气切套管脱出。

（3）套管内置管相对较短：根据患者病情变化及个体差异会出现套管内置管相对较短而滑出气管外。一般成年男性选择 9 ~ 10 号气管套管，成年女性选择 8 ~ 9 号气管套管。正常人的颈围为 30 ~ 36cm。如患者全身水肿，颈部组织高度肿胀，表皮与气管之间的距离增厚，套管相对缩短而在其他无明显诱因情况下滑出气管外。

【防范措施】

（1）心理护理：置管前做好充分的评估，了解患者的病情、意识状态、合作程度，做好宣教，向患者及家属解释气管切开的目的、作用及自行拔管的危害性；评估患者心理状态，给予心理疏导，并与家属沟通，发挥亲属的社会支撑作用。

（2）妥善固定：及时调整和更换固定带，选择黏性和韧性较好的胶布做交叉固定，并在此基础上另加一条系带，系带长度依据患者头颅大小，经乳突或耳廓上绕过枕后在插管上系紧，再环绕 1~2 圈打结，松紧以可容纳一指、左右推动插管不滑动为宜。护士床旁交接班检查套管固定带的松紧度，如发现固定带与皮肤之间容纳超过一指应及时调整，调整时应两人操作，一人固定气管套管的位置，一人调整长度，注意不要打活结，以免自行松开。

（3）护士进行吸痰等操作时动作轻柔，避免牵拉；在改变体位或是搬动患者时，应将管路与插管暂时分离，避免操作不当导致脱管的发生。呼吸机辅助通气的患者随时调节呼吸机管道支架，妥善固定呼吸机管道，使气管套管承受最小牵拉力，防止牵拉过度导致气管套管脱出或断裂。

（4）套囊充气不仅可使气管导管与气管壁之间连接密切，有效防止呼吸道分泌物或胃内容物反流进入气道，而且能使机械通气时不漏气；另外套囊充气还可使套管固定在气管内一定位置。因此，每班检查气囊的充气情况，及时充气，以保证气囊充气的有效性，同时注意倾听由于充气不足而从口腔中发出的漏气声，如发现充气后气囊外置、充气气囊仍干瘪或气道内产生漏气情况，应考虑气囊破裂，及时报告医生更换套管。

（5）在充分评估置管患者耐受程度的基础上，对有拔管倾向或曾有拔管行为的患者给予肢体约束。约束时要注意约束带的长度，用约束带固定四肢，并加手套固定。约束患者手腕的松紧度要适宜，经常检查约束带有无松散。约束带放置位置不能离头面部太近，避免自行拔管。

（6）对长期留置气管切开套管及躁动的患者，遵医嘱使用镇静剂，如地西泮、咪达唑仑、冬眠合剂等，使用中要严密观察药效，依据患者的病情调整用药剂量，可以减轻患者的不适感，减少呼吸机做功而有利于治疗。

（郭康洁　谢惠）

案例二十四　气管插管意外拔除

意外拔（脱）管是指导管意外脱落或未经医护人员同意患者将导管拔除，也包括医护人员操作不当所致的拔管。意外拔（脱）管在 ICU 属于严重的不良事件，尤其是气管插管意外拔管，其发生率为 0.3% ~ 14%。非计划拔管是气管插管中较为严重的并发症，其发生率占所有气管插管并发症的 5.4% ~ 15.5%。

【举例】

案例 1

1. 患者一般情况　患者，女性，77 岁。诊断：肺癌、肺脓肿、慢性阻塞性肺疾病。主因咳嗽、咳痰 20 余年，加重伴喘憋 1 天由门诊扶行收住呼吸内科，来时神志清，精神差，活动能力较差。医嘱：一级护理、普食。患者三日后病情加重，血气分析示：Ⅱ型呼吸衰竭，病情危重，搬重症监护病房给予无创呼吸机辅助呼吸，患者病情进一步加重，行鼻气管插管连接呼吸机辅助呼吸，插管期间患者意识清醒，持续发热体温 38 ~ 40℃，痰液量多黏稠，全身水肿进行性加重。

2. 事件发生经过　患者插管上机 10 天后，病情逐渐趋于稳定。医生告知患者配合脱机训练，锻炼呼吸运动，并计划将于近期为其拔管。患者在上机期间意识清醒，拒绝肢体约束，同时表示积极配合，脱机锻炼第三天下午两位值班护士为其他患者翻身时，患者在无任何征兆的情况下自行将气管插管拔除。护士立即至患者床旁查看，给予鼻导管吸氧；同时，另一名护士立即通知医生评估患者病情，遵医嘱给予无创呼吸机辅助呼吸，血氧饱和度维持在 90% 以上，密切观察患者意识、瞳孔、生命体征变化。

3. 本案例原因分析

（1）患者在脱机锻炼期间，医生多次告知患者将近期为其拔管，患者认为自己可以的情况下，在脱机锻炼第三天护士为其他患者翻身时，自行拔除气管插管，缺乏自行拔管风险意识，对拔管产生的危险性不了解。

（2）护士风险防范意识不强，对插管患者未做到重点关注；护士对患者及家属宣教不到位，以至于患者和家属一直拒绝约束；护士经验不足，对护理安全隐患缺乏预见性。

案例 2

1. 患者一般情况　患者，男性，66 岁，主因颅脑损伤收住神经外科，入院时意识呈浅昏迷，GCS评分为7分，呼吸功能障碍。医嘱：一级护理，禁食、水，行气管插管，持续甲级心电监护，心电示波示窦性心律，患者躁动不安，无法配合治疗操作，在充分告知后给予使用肢体约束。

2. 事件发生经过　于入院第2天10：00责任护士为患者清洁口腔、更换固定经口气管插管胶带时，咬合垫不慎吞入患者口中，立即报告护士长及主治医生，采取半卧位，头偏向一侧，翻身叩背，主治医生给予拔除经口气管插管。患者躁动不安，无法配合，遵医嘱给予地西泮注射液10mg肌内注射，主治医生使用喉镜、止血钳等器械，将咬合垫取出。观察患者血氧饱和度98%以上，各项生命体征均在正常范围。

3. 本案例原因分析

（1）患者意识不清，躁动不安，虽然使用约束，但有效约束不佳，影响各项护理操作。

（2）护理操作前对患者评估不足，对可能出现的不良事件缺乏预见性。

（3）护士缺乏护理技能的规范化培训，操作技术不够熟练，导致咬合垫吞入口中。

【应急处理流程】

患者拔除气管插管→护士立即至患者床旁查看，给予鼻导管吸氧→同时即刻通知医生评估病情→密切监测生命体征→遵医嘱给予无创呼吸机辅助呼吸→翻身、叩背、吸痰→密切观察患者意识、瞳孔、生命体征变化→报告病区护士长→书写护理记录单→填写《护理不良事件报告单》→逐级上报。

【原因分析】

气管插管意外拔除已成为ICU患者护理中的常见问题，或是由于患者的有意拔除，或是护理过程中的意外脱出所致，气管插管意外拔除可导致通气不足、缺氧、误吸、呼吸困难、气道损伤、出血、窒息等严重后果，甚至使病死率增加，且发生非计划拔管后，插管重置率明显高于计划性拔管的患者，需要重新置管的患者病死率达25%。

1. 患者自身因素

（1）颅内因素：躁动是意外拔管的主要原因。引起躁动有许多因素，首先是颅内高压状态。

（2）颅外因素，如呼吸道不畅，痰痂阻塞，尿液引流不畅，大便干结，卧位不适和瘫痪、肢体受压以及冷、热、痛所致的种种不适，可导致患者在意识逐渐恢复的过程中意外拔管。

2. 护理人员因素

（1）护士安全意识淡薄，对高危患者脱管因素评估能力不足，缺乏全面性、针对性的评估能力，对导管脱出的防范缺乏系统化培训，护理人员对导管脱出相关知识掌握不足。

（2）护士健康宣教不足，缺乏针对性，因气管插管的危重患者病情较重，护士往往忽略对其健康教育指导，使患者对自己所留置的各种管道的目的、意义认识不足，缺乏对自身所置管道的保护意识，常因不耐受自行拔管。

（3）导管固定方式欠妥，如缺乏有效导管固定、胶布固定不合理或将导管固定在别的物体上意外将导管带出。一些患者皮脂腺分泌过多，出汗，口腔分泌物、血液或呕吐物将胶布浸湿污染，使胶布失去黏性无法有效固定。

（4）医疗护理操作失误，如护士进行交接班、翻身更换体位、吸痰、口腔护理等操作时用力过猛、动作不当或不慎使导管被牵拉过度而脱出；另外，在搬运患者或运送患者外出检查途中，由于动作不协调、操作不当（包括使用简易呼吸器）或过度牵拉易导致气管导管（插管）被带出而导致意外脱管。

3. 药物因素 维持气管插管的基础是达到一定的镇静深度，从而使患者能够耐受气管插管的刺激而适应插管进行呼吸。若镇静措施不当，患者会因导管对咽喉黏膜的刺激、局部压迫、失音、无法完成吞咽而造成患者的不配合乃至对抗呼吸，从而引起患者烦躁而自行拔管。

4. 环境因素

（1）病房光线过强或过暗，引起患者烦躁。

（2）病房过热或过于干燥等也易引起患者的躁动不安。

（3）监护病房各类仪器的噪音也会引起患者的烦躁情绪。

（4）监护病房环境压力使患者心理紧张、恐惧而导致意外拔管。

5. 人力资源因素 护理人员合理配置，直接影响患者安全和护理质量。从意外拔管发生的时间来看，多发生在工作忙、人员少的中午及夜班。

6. 疾病因素 在意外发生拔管的患者中，晚期肿瘤、慢性呼吸系统疾病患者较多见。患者常年忍受疼痛、缺氧、憋气的折磨，不仅严重影响了患者的生活质量，也使患者认为自己给家人带来严重经济负担，成为发生意外拔管的重要原因之一。

【防范措施】

（1）合理使用有效镇静剂：患者长期置管有烦躁表现者，应与医生进行有效沟通，合理应用镇静剂，控制 RAMSAY 评分以 3～4 分为宜。维持有效镇静，可大大减少患者的不适感，减少呼吸机做功，有利于治疗和病情的稳定。

（2）掌握合理拔管时间：避免不必要的拔管延迟，对有拔管指征的患者及时拔管。

（3）加强沟通，做好患者及家属的心理护理：在治疗护理的过程中，要观察和分析引起患者烦躁的主要原因，尤其在意识恢复的过程中应严加看护。对于意识清醒的患者，要通过鼓励性的眼神等非语言沟通方式来促进护患沟通。患者烦躁不安想要拔管时，要安抚患者的情绪，耐心解释气管插管的重要性，提高此类患者的依从性，降低意外拔管的发生率。

（4）严格遵守操作规程：对气管插管患者进行规范的护理操作，对导管加以有效的固定，帮助患者翻身或者搬运患者时，要先将呼吸机管道从固定架上取下，然后要随着患者的移动同步同向地移动，避免因牵拉而使导管脱出。增加对气管插管患者的关注，尤其要增加对躁动或不合作患者的关注，时刻记录患者的情况，一旦发现有意外拔管征兆，及早做好准备工作，降低意外拔管事件的发生。

（5）妥善固定气管插管导管：每班经常检查导管插管固定情况，注意气管套囊充气量，防止套囊破裂滑脱。对于意识不清、烦躁不安、手脚乱动不配合的患者，为了防止意外拔管，给予肢体保护性约束是不得已而为之的措施，约束时应松紧适宜而且保持肢体处于功能位。

（6）加强培训，降低意外拔管发生率：针对意外拔管隐患，组织护理人员进行规范化培训，培训内容包括对意外拔管的认知，意外拔管的相关护理对策等。采取弹性排班，加强重点环节和重点时段的人力配置管理及巡视。由于夜间护理人员相对较少、光线暗等原因，护理人员在交接班或给患者翻身时一定要掌握技巧，注意动作协调，防止不慎拔管或脱管。

（7）适时的健康指导：护理人员应该鼓励患者增加对自身疾病的认识，并介绍患者所患疾病及呼吸机相关知识，应主动向患者及家属讲解气管插管的目的、作用及对其治疗的必要性、暂时性和自行拔管的危险性，辅助呼吸过程中患者的注意事项。

（8）营造良好的就医环境：对行气管插管的患者进行护理操作时动作要轻柔，尽量降低 ICU 病房内各种医疗器械和设备发出的噪音，意识清醒、病情稳定患者与抢救的危重患者应避免同室，要分区安置，使其情绪稳定，避免患者因烦躁不安而发生意外拔管事件。

（安春鸽　王斐）

案例二十五　胸腔引流管意外拔除

非计划性拔管是指插管意外脱落或未经医护人员同意，患者将插管拔出的行为，也包括患者转运途中或医护操作不当所致拔管，是医院发生率较高的护理不良事件。非计划拔管不仅增加患者的痛苦和再次插管的风险，还会延误病情，增加医疗费用及住院时间，甚至导致患者死亡，存在较大的安全隐患及医疗风险，因此对非计划拔管进行原因分析及对策研究有着重要意义。

【举例】

案例1

1. 患者一般情况　患者，男性，43 岁。诊断：上消化道出血，主因肝病史 15 年，间断黑便约 200ml 由急诊收入肝病科，入院时患者神志清、精神差，生活欠自理。医嘱：一级护理，禁食、水，入院后因胸腔积液留置胸腔闭式引流管并给予妥善固定，床位悬挂警示标识，对患者及家属进行健康教育指导，告知患者翻身或活动时注意保护管路，以免脱出。

2. 事件发生经过　患者入院当日 22：00 夜班护士巡视病房，患者烦躁不安，及时报告值班医生，遵医嘱给予患者静脉滴注脱氨药物、肌注镇静剂，双侧床档竖起，向陪护人员讲解注意事项，加强巡视病房，23：00 巡视病房患者取平卧位休息，23：30 查看患者胸腔引流管在位通畅，23：35 呼叫应答至患者床旁，发现患者已将胸腔引流管拔除，管路末端完整无损，立即用无菌纱布覆盖伤口，同时通知值班医生，测量生命体征：血压：100/70mmHg，脉搏：94 次/分，呼吸：18 次/分。医生为其查体，碘伏消毒伤口，0.5g 云南白药覆盖，无菌纱布加压包扎，继续观察生命体征。

3. 本案例原因分析

（1）患者处于肝硬化晚期，消化道出血导致血氨升高，躁动不安。

（2）护士风险防范意识不强，未使用保护约束用具，对陪护人员宣教缺乏针对性，对脱管高危患者评估不全面。

案例2

1. 患者一般情况　患者，女性，56 岁，主因既往卵巢癌术后贫血、发热、胸闷憋气 1 周入院，患者病情重。诊断：急性肺部感染伴胸水，呈嗜睡状态，偶有躁动不安，加床档，给予约束带约束。医嘱：一级护理，病重，甲级心电监护，持续低流量吸氧，于入院后第 2 天，主治医师为患者行胸腔穿刺引流术，术毕留置胸腔引流管。

2. 事件发生经过　留置胸腔引流管第 3 天 11：05，值班护士为邻床患者更换液体，患者约束带处于放松状态，患者左手自行将胸腔引流管拔除，立即报告主治医生及护士长，无菌纱布加压包扎引流口，观察胸水渗出情况及生命体征变化，查看脱出引流管末端完整。填写《护理不良事件报告单》，记录事件发生经过及护理过程，密切观察患者生命体征变化，有异常及时报告医生，做好床旁交接班。第二天，穿刺处无渗出，患者生命体征平稳，及时更换无菌纱布。

3. 本案例原因分析

（1）患者躁动不安，曾有拔管史。

（2）患者家属对发生脱管的危险性认识不够，在放松患者约束时，未提高警惕。

（3）护士风险意识不强，风险评估能力较差，不能全面评估患者。

（4）应加强对患者家属使用约束带的指导。

【应急处理流程】

患者将胸腔引流管拔除→护士立即至患者床旁查看伤口情况→通知医生评估病情→处理伤口→密切观察意识、瞳孔及生命体征变化→嘱患者卧床休息→继续观察生命体征→填写《护理不良事件报告单》→做好记录→做好床旁交接班。

【原因分析】

造成患者意外拔管的因素主要有患者自身、护理人员、护理操作方法等方面。只有对非计划性拔管的原因做到正确的分析，才能针对原因做好针对性的风险评估和预防，做到正确稳妥的固定、有效的健康宣教、适度的镇痛和肢体约束，加强护理人员的培训，提高护理人员的工作责任心，可以有效预防患者非计划性拔管的发生，从而提高护理质量。

1. 患者因素

（1）患者的年龄、意识水平、精神状态、舒适度的改变，均可引起患者的焦虑和躁动，是导致意外拔管的重要原因。

（2）患者对自身病情绝望，对治疗失去信心，使其不能配合治疗和护理，造成意外拔管。

（3）夜间意外拔管高于日间，夜间迷走神经兴奋，心率、呼吸频率降低，易出现头痛、烦躁、幻觉等精神障碍，大部分患者在睡眠状态下拔管。

（4）患者对插管的重要意义认识不足，缺乏对管道的自我保护意识，同时对管道的适应性差，对不适的敏感度高，使患者发生自行拔管的危险增加。

2. 护理人员因素

（1）护士对存在自行拔管、脱管风险的患者评估不足，加之人力资源的不足，尤其在夜间、晨间等不良事件高发时段人员少、工作量大、巡视不及时，年轻护士护理经验不足，对留置管路的重视程度不够、肢体约束不当、管道固定不妥、对插管深度不知晓以及交接班不仔细等都是导致患者发生自行拔管以及脱管的重要原因。

（2）护士对带管患者的健康宣教欠缺针对性，患者因认知能力差异对宣教知识掌握、理解程度存在差异，导致遵医行为不一，同时欠缺连续的宣教和指导。护士对自行拔管、管路滑脱健康宣教知识缺乏系统性培训，在对患者以及家属的健康教育中，对管道留置的重要性及管道脱出对患者的危害性强调不够。

3. 导管因素

（1）导管的理化特性：导管的粗细、软硬度、光滑度、对组织的化学刺激性。

（2）导管的置入位置：不同位置的导管与患者机体的相互影响程度不同。

（3）导管置入和固定方法：置入手法粗暴可造成局部组织损伤，是否牢固也可造成舒适度的差别。

（4）导管的标记不清：导管置入时间和类别标记不明确。

4. 疾病因素　由于疾病的原因造成患者意识障碍，如肝硬化晚期患者，门静脉高压导致食管胃底曲张静脉破裂出血，肠道积血导致血氨升高，患者出现躁动不安等不同程度的意识障碍均可造成患者无意识拔管。

【防范措施】

（1）重视风险评估：护理人员应认真评估患者的意识状态及合作程度，确定患者是否存在脱管的风险。首先，对新入院患者必须进行全面的护理评估，包括年龄、神志、精神状态、既往史及脱管史；其次，对住院患者的定期评估要重视，以便及时发现高危对象及因素，采取适合个体的护理干预。

（2）对存在意识障碍的患者：护理人员在管道的维护及健康指导中应特别予以关注，对患者家属或其他陪护人员强调留置管路的重要性及注意事项，特别是对存在高危风险脱管的患者，要妥善固定管路，加强巡视，必要时给予保护性约束。

（3）加强健康宣教力度：健康宣教是降低脱管发生的有效途径之一。强化患者及家属脱管的风险防范意识，掌握预防脱管的要点，明确脱管带来的危害及不良后果，从而减少脱管的发生。加强护患之间的有效沟通，由于患者受文化程度、理解能力个体差异影响，护理人员要有针对性地进行宣教，可采用多种宣教形式，如口头宣教、文字宣传册、视频等，也可进行反复多次的强化教育指导。

（4）改进导管固定方法：与医生进行沟通，对胸腔引流管患者可进行皮肤缝针或使用思乐扣固定，建立有效标识，注明管道名称、放置时间、插管深度，做好每班床旁交接，并做好护理记录。

（5）采取有效的约束：有文献报道，GCS 评分在 8 分以上者为脱管发生的高危人群。因此，对躁动、谵妄、意识不清的患者根据情况使用保护用具，并保证约束带的有效固定，加强巡视，做好交接班，每班检查约束带的固定是否稳妥，肢端循环是否良好。对躁动不安、不能配合治疗的患者，合理使用镇静剂是重要的治疗手段；没有充分、合理地使用镇静剂是非计划拔管发生的危险因素之一。

（6）提高医院环境安全，改善医院配套设施：病室布局合理、安全，光线适宜，夜间开启地灯；将呼叫器放置到合适位置，床档位置合适，引流瓶（袋）高低适宜，引流管长度不影响患者翻身或变换体位。

（7）加强对陪护人员脱管相关内容的教育指导：强化陪护人员的脱管防范意识，培养彼此默契，让陪护人员充分了解患者需求，将护理安全贯穿于整个陪护工作中。住院患者发生脱管是由潜在危险因素导致的，通过护理干预可以得到有效地减少和控制。预防脱管是护理人员重要的职责之一，因此护理人员要重视对患者的全面评估，提高自身护理能力，增强风险意识，从而降低脱管的发生率和致死率。

（刘杰　龚丽娟）

案例二十六　脑室引流管意外拔除

脑室引流是经颅骨钻孔或锥孔行脑室穿刺后，将带有数个侧孔的引流管前端置于脑室内，将脑脊液或血性液经引流管引出，以缓解颅内压增高的急救手段，常用于脑外科疾病的诊断、治疗及颅内压的监测。意外拔管是指插管脱落或未经医护人员同意，患者将插管拔除，以及由医护人员操作不当引起。神经外科患者由于病情危重经常要施行各种置管术，一旦发生意外拔管，可能会对患者造成二次损伤、延长住院天数、增加医疗费用等不良后果，所以置管护理的重要一环是防止意外拔管的发生。

【举例】

1. 患者一般情况　患者，女性，27 岁。诊断：颅内占位。主因头胀两月余于

8月15日入院，入院方式：步行。护理查体：意识清楚，四肢肌力正常，近视，视野正常，饮食、睡眠、二便正常。于入院后在全麻下行右侧枕下经天幕入路肿瘤切除术，于术后第二天在局麻下行脑室穿刺引流术，头部敷料包扎完好，留有右侧脑室引流管通畅在位，引流袋悬挂于床边，指导患者及家属注意引流管的位置，避免牵拉。

2. 事件发生经过 凌晨5：00夜班护士巡视病房，患者处于睡眠中，双侧床档立起，陪护人员在患者床旁陪护床上休息，护士观察引流袋内无引流液流出，遂检查头部引流管情况发现引流管已脱出，立即报告医生。值班医生检查患者的神志、伤口情况、肢体活动状况，测量患者生命体征，协助医生给予头部穿刺部位消毒包扎，行急诊头颅CT检查，安抚患者，嘱患者卧床休息，嘱严密观察患者意识、瞳孔及生命体征变化。

3. 本案例原因分析

（1）患者过高估计自己的活动能力，不愿麻烦他人照顾。

（2）夜间患者及其家属安全意识不强，加之疲劳、疏忽大意造成脱管。

（3）护士风险意识不强，不能全面评估患者，尤其是夜间巡视不足也是风险发生的原因之一。

（4）与患者沟通不够，告知不详，重点是管道滑脱等安全防范措施没有督促落实到位。

【应急处理流程】

护士发现脑室引流管脱出→立即报告医生→医生评估患者病情→密切观察意识、瞳孔和生命体征的变化→协助医生给予头部相应部位消毒包扎，安抚患者→必要时行急诊头颅CT检查→加强巡视，密切观察患者意识、生命体征→填报《护理不良事件报告单》上报→做好护理记录。

【原因分析】

1. 患者自身因素

（1）年龄因素：老年人和年龄较小的患儿，由于对管道的意义认识不足，缺乏对管道的自我保护意识，同时对管道的适用性差，对不适的敏感性高，所以此类患者更易发生自行拔管。

（2）患者意识状态：拔管者大多数是意识障碍的重病患者，常伴有不同程度的烦躁不安，特别是在夜间，由于迷走神经兴奋，心率、呼吸频率降低，肺泡通气不足，CO_2潴留，易出现头痛、烦躁、幻觉等精神障碍，如果没有采取有效的措施，引流管往往易随着患者的躁动不安而自行拔除或脱出。

（3）舒适的改变：因病情需要患者身上往往有多根管道，造成患者活动受限，使患者产生紧张、烦躁、悲观、绝望的情绪，其结果是不配合治疗和护理，产生抗拒心理，造成意外拔管。

2. 护理人员因素

（1）未采取适当、有效的肢体约束：对于清醒患者，护士往往认为患者清醒而产生麻痹思想，观察不认真或指导不到位而造成患者意外拔管；而对于昏迷、躁动、麻醉未醒、言语表达不清的患者，护士忽视患者的拔管倾向而未采取适当、有效的肢体约束，致使患者意外拔管。

（2）未及时采取有效的镇静：对烦躁不安或意识不清的患者未使用镇静剂或不能合理运用镇静也可引起拔管、脱管。

（3）缺乏有效的沟通：医护人员往往因插管患者病情危重而忽视了对患者及其家属的相关知识的健康宣教，患者和家属对引流管的置管意义认识不足，缺乏对管道的保护意识，常因自身不适意外拔管或活动时管道意外脱出。

（4）护士的知识、经验不足，巡视不及时：年轻护士缺乏工作经验，在操作中对管道的保护未引起足够的重视。此外，在人员少的中午或夜间，由于巡视不及时，护士未采取有效的预防措施而发生意外。

【防范措施】

（1）心理护理：分析患者留置引流管的带管感受，为患者提供最佳的护理，减少并发症的发生，与患者通过图片、画板和手势等方式进行交流，允许患者表达内心的情感与需求，将特殊信息和观察结果记录在护理记录中。向清醒患者解释病情，表达对患者痛苦的理解，帮助患者树立战胜疾病的信心和勇气。

（2）加强人员培训，落实防范措施、提高防范能力：对护士进行专科理论和抢救技能培训，弹性排班合理安排人力。完善不良事件上报流程，认真填写《护理不良事件报告单》，逐级上报，对意外拔管事件进行原因分析、讨论、提出改进措施，达到持续质量改进。

（3）合理用药，规范操作流程：对于谵妄、躁动不安、术后疼痛的患者，遵医嘱有效使用镇静剂，并关注对镇静效果的评估，选择最佳的镇静方案使其达到理想的镇静水平，既不影响病情观察又能安静入睡。

（4）妥善固定，采取分类管理：加强管道分类及标识管理，根据管道拔除或滑脱后可能带来的危害及处理的难易程度将所有管道分为高危、中危、低危3类，如气管插管为高危管道，引流管为中危管道，并根据不同分类制定各类管道置管期间相应的巡视、宣教、固定、标识、交接及记录要求。

（5）优化约束流程，规范约束管理：明确约束方法、约束固定和放松指征，保证在放松约束前充分评估患者有无拔管的可能性，并采取适当的替代措施；已有约束患者应每两小时检查约束的松紧情况，及时评估并向医生汇报患者的意识和精神状态，以便及时地采取药物镇静或其他替代方法。

（侯艳君　赵晓辉）

案例二十七　中心静脉导管意外拔除

中心静脉置管是危重患者建立静脉通道的重要手段，既满足了患者病情的需要，也减轻了反复穿刺给患者带来的痛苦，还减轻了护理工作量。非计划拔管是指插管意外脱落或未经医护人员同意，患者将插管拔出的行为，也包括患者转运途中或医护操作不当所致的拔管，也包括根据病情仍需静脉给药，但因某种因素不得不拔除中心静脉导管。非计划性拔管是医院内发生率较高的护理不良事件，存在较大的安全隐患及医疗风险，因此对非计划拔管进行原因分析及对策研究有着重要意义。

【举例】

案例1

1. 患者一般情况　患者，男性，54 岁。诊断：肝昏迷，主因肝硬化 30 年，肝区不适两天，为进一步治疗由急诊收住。患者入院时神志清、精神差、生活不能自理，跌倒及坠床危险因素评分为 4 分，悬挂警示标识予以关注，并进行入院健康指导。医嘱：一级护理，低盐饮食，保肝对症治疗。患者于入院当日由于病情需要于 18：00 行左侧颈内静脉置管术，术后敷料包扎固定良好，按深静脉置管护理常规护理，对家属进行健康宣教，并嘱家属在患者翻身或活动时注意保护管路，以免脱出。

2. 事件发生经过　置管后第三天 21：00 值班医生及护士夜间查房，观察患者性格行为有所改变，扑翼样震颤阳性，考虑有肝性脑病可能，遵医嘱给予患者静脉输入脱氨药物，密切观察患者病情变化。22：00 巡视病房，患者安静入睡，管路通畅在位。22：15 患者家属呼叫，护士立即至患者床旁，发现患者已经将颈内静脉导管拔除，立即通知值班医生，并用驯碘消毒穿刺部位伤口，用无菌纱布覆盖包扎，测量生命体征：P 为 82 次/分，R 为 18 次/分，BP 为 110/60mmHg。医生为患者查体，嘱继续观察穿刺部位情况及生命体征变化，于 22：30 报告护士长，填写《护理不良事件报告单》，做好护理记录，床头交接班。

3. 本案例原因分析

（1）患者处于肝硬化晚期，血氨升高，意识不清，躁动不安。

（2）陪护人员对发生脱管风险认识不强，看护不到位。

（3）护士对高危患者评估不全面，在患者出现精神状态下未使用保护用具。

案例2

1. 患者一般情况　患者，男性，79岁。诊断：急性脑梗死。患者主因右侧肢体偏瘫、不能言语，由门诊平车推入神经外科。入院时护理查体：患者意识清楚，右侧肢体偏瘫，肌力一级，左侧肢体肌力四级，不能言语。右侧留置锁骨下中心静脉导管，固定良好，生活自理能力评估为35分，需部分协助，防跌倒评分为9分，为跌倒中危人群，床旁悬挂防跌倒警示标识。

2. 事件发生经过　患者住院后第二天6：00护士在病房行晨间护理，6：10陪护为患者打水时，患者自行将中心静脉导管拔出，护士得知后立即到达患者床前，查看导管端侧完好，无残留，立即报告医生，给予患者穿刺处消毒、加压包扎，无菌敷料覆盖，无明显渗血。监测体温：36.4℃，脉搏：82次/分，血压：140/80mmHg，生命体征平稳。

3. 本案例原因分析

（1）患者急性脑梗死，营养状况差，语言沟通障碍，患者缺乏自我保护导管能力，精神状态不稳定、焦虑不安导致拔管。

（2）护士告知家属及陪护留置中心静脉导管的注意事项及脱管的危害性，均未引起足够的重视。

（3）中心静脉导管管腔较细、材质柔软而光滑、置入体内长度较短，容易因患者活动不慎将导管抻出。

【应急处理流程】

患者将中心静脉管路拔出→护士立即至患者床旁查看伤口情况→通知医生评估病情→处理伤口→嘱患者卧床休息、安抚患者→密切观察生命体征变化→填写《护理不良事件报告单》→做好护理记录→床头交接班。

【原因分析】

1. 患者因素

（1）患者因疾病导致情绪紧张、烦躁甚至失眠，对留置导管的重要性不理解、不重视，不配合治疗，自行将导管拔除。

（2）患者舒适度的改变，如疼痛、不适等都可导致患者自行拔管。意识不

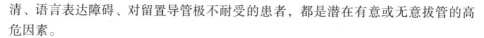

清、语言表达障碍、对留置导管极不耐受的患者，都是潜在有意或无意拔管的高危因素。

（3）患者出汗、皮肤潮湿、低蛋白血症等，导致穿刺处易渗出，无菌敷料固定不牢，易发生脱管。

2. 护理人员因素

（1）护士对留置管路的重视程度不够、护理经验不足、肢体约束不当等。护士责任划分不明确，对患者巡视不够，对存在脱管风险的患者缺乏警惕性。

（3）护士健康宣教缺乏针对性。护士对管道脱出相关知识掌握不足，不能有针对性地进行健康宣教，同时患者因个体差异对宣教知识掌握、理解程度存在差异，导致遵医行为不一，导致拔管。

（4）护理人力资源不足，工作时间长，倒班频繁，长期处于过度疲劳状态，工作时注意力下降，对潜在风险缺乏预警性，加之低年资、低职称、低学历护士在护理人员中比例较高，成为影响患者安全的重要因素。

3. 置管因素

（1）操作方面：有张力的固定方法，胶布未使用高举平台法固定。

（2）更换敷料时沿导管方向撕除旧敷料，局部消毒不彻底或者未待干，敷料固定不牢固，导致导管脱出。

（3）导管的标记不清：导管置入时间和类别标记不明确。

4. 疾病因素　肝硬化晚期患者，门静脉高压导致食管胃底曲张静脉破裂出血，肠道积血导致血氨升高，患者出现躁动不安等不同程度的意识障碍。

【防范措施】

（1）筛查高危脱管患者，对高龄（年龄＞65）、存在脱管史及风险的患者进行护理干预。护理人员应对住院患者发生脱管的高峰时段引起重视，加强护理巡视，有针对性地进行健康宣教，以降低住院患者脱管的发生率。

（2）由于部分患者存在意识障碍，护理人员在入院宣教中应特别注重对患者家属或陪护人员强调留置管路的重要性及注意事项，特别是对存在脱管高危风险的患者，要妥善固定导管，加强巡视，必要时给予保护性约束。

（3）重视风险评估，对新入院患者必须进行全面的护理评估，包括年龄、精神、神志、既往史、脱管史，以便及时发现高危对象及因素，采取适合个体的护理干预。提高护理人员脱管风险意识，强化防范意识，对可能发生脱管的危险因素及时采取护理干预，做详细的说明以取得患者及其家属的理解和配合。

（4）健康宣教是降低脱管发生的有效途径之一，可包括以下几个方面的内容：穿刺点出血的观察；置管侧手臂的负重要求；穿脱上衣的方法；导管如何保护；带管沐浴等。可采用多种宣教形式，如口头教育、文字宣传册、视频等，也可进行反复多次的强化宣教。

（5）改进导管固定方法，180°去除敷料，常规更换敷料1~2次/周，在应用透明敷料的基础上，加用3条胶布交叉固定导管。更换敷料时，嘱患者头颈偏斜30°~60°，敷料的走行沿胸锁乳突肌穿刺点的走向无张力固定，将穿刺点放在敷料的中心位置，先塑型再固定，使患者的颈部可自由活动，没有紧绷感，提高患者的舒适度。

（6）及时合理约束患者。有文献报道，GCS评分在8分以上者为脱管发生的高危人群。因此，对躁动、谵妄、意识不清的患者根据病情使用保护用具并保证约束带的有效固定，加强巡视，做好交接班，每班检查约束带的固定是否稳妥，肢端循环是否良好。

（徐威　郝雪梅）

案例二十八　颈内透析导管脱出

建立血管通路是进行血液透析的必备前提，国内外指南均推荐自体动静脉内瘘为血管通路的首选，但在某些情况下（如短期血液净化、血流动力学不稳定），不能及时建立自体动静脉内瘘，此时中心静脉置管成为临床常用的临时性血管通路。中心静脉导管相关并发症包括感染、血栓形成、胸膜损伤、出血、管道滑脱等。因临时性血管通路保留时间较长，缝线易断裂，或者人皮肤对异物（缝线）排斥，使缝线脱离皮肤，因此管道滑脱在临时性血管通路中较常见。管道滑脱分为导管不全滑脱与导管完全滑脱两种情况。导管不全滑脱会导致透析血流量下降；导管完全滑脱会导致穿刺处出血，如按压方法不正确容易导致出血不止和皮肤血肿。

【举例】

1. 患者一般情况　患者，男性，72岁，诊断：慢性肾功能不全，为进一步治疗收入肾脏病科。入院后医嘱给予低盐、低蛋白饮食。由主治医生为患者留置透析用深静脉导管，由右颈内静脉穿刺置管，过程顺利，导管与皮肤缝合固定，导管穿刺处皮肤贴无纺布敷料，穿刺处无渗血。

2. 事件发生经过　夜间床头交接班时护士检查管路在位情况，无菌敷料完好，管路在位，导管固定情况良好。夜班护士按等级护理巡视病房时再次向患者进行防脱管宣教。次日晨责任护士为患者量血压时发现透析用中心静脉置管脱出，检查患者右颈内置管处缝线断开，导管无断端，观察患者无发热、胸闷、头晕等不适，安抚患者及家属，立即报告值班医生，嘱患者卧床休息，穿刺处给予加压包扎，无菌敷料覆盖。上报护士长及科主任，重新留置深静脉导管继续透析治疗。

3. 本案例原因分析

（1）患者精神情况差，理解能力差，护士反复进行管路相关知识宣教，患者仍不理解，防脱管意识薄弱。

（2）透析用导管体外部分较长，约15cm，且质地较硬，不易固定，穿刺部位在颈部，颈部活动时缝线容易断开，无菌敷料采用无纺布材质的不透明敷料，在不揭开敷料的情况下，观察不到穿刺处皮肤及缝线。

（3）护士对于导管脱出的预见性不强，对于依从性较差的患者，防护措施不到位，宣教力度不够。

【应急处理流程】

患者静脉置管脱出→护士立即查看置管处情况→评估穿刺部位→嘱患者卧床制动，穿刺处加压包扎→观察患者生命体征→呼叫医生评估患者→备齐急救用物置于床旁→安抚患者及家属→查找脱管原因，填写《护理不良事件报告单》上报。

【原因分析】

1. 固定因素 缝线固定不牢固，缝线的松紧度关系到导管的牢固程度，若缝线固定过松会增加导管的活动度，容易脱管。

2. 患者因素 患者年龄大，皮肤松弛，营养状况差，缝线不牢固，穿脱衣物或排便时未注意，部分患者存在意识障碍，家属对导管无保护意识，导致管路脱出。患者局部皮肤感染，伤口周围皮肤瘙痒，患者无疑是抓痒从而使缝线脱落导致导管滑脱。

3. 医源性因素

（1）导管材质选择不当。

（2）置管者技术不熟练，经验少，缝线的固定手法不当。

（3）护理人员没有做好导管的维护工作，穿刺成功后未选用合适的敷料，更换敷料时动作粗暴，揭去敷料的方法错误，应顺导管走向180°去除敷料，夜间护理人员巡视力度不够均与导管滑脱有关。

【防范措施】

1. 牢固固定中心静脉管 导致导管滑脱的一个重要原因是导管固定不牢固。由于血液透析用中心静脉置管在体内留置时间较长,当患者有较大的活动就有可能将导管拉至脱出。在粘贴敷料时让患者自行活动,在保证导管不存在扭曲、打折的情况下再粘贴敷料。

2. 护理人员做好风险评估 对置管患者进行护理评估,包括患者的年龄、精神状态、意识及患者的依从性,提高护理人员的风险防范意识,对可能发生脱管的高危患者采取有效的护理预防措施。

3. 认真执行告知制度 操作者置管前认真与患者沟通,告知患者置管的目的、方法及配合注意事项,评估患者掌握情况,便于置管后积极配合导管维护。

4. 加强观察 对高危患者(如意识障碍、躁动、有拔管史、依从性差的患者)的观察,作为重点交接班内容详细交接。

5. 强化患者及家属教育,提高防范意识 置管前告知日常生活注意事项,置管后对患者进行活动指导,让患者掌握正确的活动方法。告知患者深静脉置管有关注意事项和发生脱管的自救方法。治疗间隙期间,嘱患者保持局部清洁干燥,不要擅自撕下贴膜。贴膜有卷曲、松动,贴膜下有汗液时及时请护士按照标准程序更换,每2~3天更换1次贴膜,对导管进行冲管。发现异常及时请护士进行专业维护。

6. 加强护理人员风险意识教育 加强临床护士对导管滑脱的风险意识教育,尽可能避免脱管发生。

7. 提升护理人员专业技能 定期组织护理人员进行深静脉置管相关知识培训,对导管发生的相关危险因素进行全面评估及分析,根据评估分析结果对患者及家属进行健康教育,提高护理人员及患者家属的风险防范意识。

(许秀萍　王筱君)

案例二十九　鼻胆引流管体外弯曲、打折

鼻胆引流术具有操作简便、安全、创伤小等优点,目的是充分引流胆汁、冲洗胆管、明确胆汁引流量、直接观察引流效能。鼻胆引流管体外弯曲、打折,是临床中较常见的问题,易加重患者的病情,同时增加住院天数,加重患者经济负担,应引起临床护理高度重视。

【举例】

1. 患者一般情况　患者，男性，60 岁，诊断：胆管结石，为进一步治疗收入消化内科。患者入院后医嘱给予流食、抗炎、肠外营养支持治疗。择期行内镜下 ERCP 术，术中给予网篮取石，留置鼻胆引流管，安返病房，给予持续低流量吸氧，心电监护，鼻胆管妥善固定，在位引流通畅。

2. 事件发生经过　患者留置鼻胆引流管期间定期给予更换导管固定胶布。留置第 3 天，全天未见胆汁流出，报告医生，进行注射器抽吸，未见引流液，患者未诉特殊不适，遵医嘱给予继续观察。第 4 天护士床旁交接班发现仍未有引流液流出，沿管路查看，发现引流管在患者面部胶布固定处下方弯曲、打折，重新更换胶布，并整理管路妥善固定，上午责任护士再次巡视患者发现有胆汁流出。

3. 本案例原因分析

（1）护士责任心不强，固定导管时没有发现管路打折、弯曲，导致引流不畅。

（2）鼻胆引流管材质较硬且管径窄，外露长度较长，容易打折，弯曲。同时容易受患者体位改变影响导管固定。

（3）护士存在思想麻痹，对导管弯曲、打折的预见性不强。

【处理流程】

出现鼻胆引流管引流不畅或不引流情况→查看引流管与引流袋的连接接头是否松开→仔细观察导管完好性→检查管路是否存在体外打折、弯曲的现象，重点观察胶带固定处管路情况→及时上报医生，查找问题→安抚患者，填写《护理不良事件报告单》上报护理部

【原因分析】

1. 导管材质因素　鼻胆引流管是不透射线的聚乙烯，由于治疗特殊性，管径窄，置管后体外暴露长度较长，易发生脱出、弯曲、打折。

2. 护理人员因素　护理人员责任心不强，对待护理工作粗心大意，缺乏谨慎细致精神。固定管路时不认真，导致引流管在胶带固定处打折。出现导管引流不畅，未能及时考虑到是否存在引流管打折，不能及时发现问题。

3. 患者因素　部分患者依从性差，日常活动未能严格遵守护士交待的注意事项，在留置鼻胆引流管期间，拖拽外露在体外的引流管，剧烈活动，翻身，出现管路在体外打折的现象。

【防范措施】

1. 护理人员做好风险评估 对留置鼻胆引流管的患者进行全面的评估，包括年龄、配合程度、意识状态等，对有可能发生管路打折、弯曲的高危患者进行重点观察。

2. 认真执行告知制度 责任护士在留置管路前要和患者及家属进行沟通，告知患者留置管路重要性及术后保持引流管通畅的意义，取得患者及家属的配合。

3. 加强护理人员风险意识教育 发现引流管引流不畅或不引流现象时，要及时查找原因，重点检查管路护理方面是否存在问题。

4. 加强护理人员责任心建设 进一步加强护理人员责任心建设，强化护理工作无小事的工作态度，深化护理工作，落实小心谨慎的工作作风，提高慎独精神。

5. 提升护理人员专业技能 定期组织护理人员进行鼻胆引流管相关知识的培训，加强自身专业技能水平。对导管发生体外打折、弯曲的危险因素进行全面的分析，制定相应的防范措施，指导患者及家属正确地进行管路维护。

（谢惠　许秀萍）

案例三十　PICC（经皮中心静脉置管）导管意外拔除

PICC 是将导管经贵要静脉、头静脉、肘正中静脉等置入上腔静脉中下三分之一或锁骨下静脉，是保护外周静脉，降低反复穿刺，减轻患者痛苦的一种新型置管技术，具有安全、性价比高、并发症发生率低的优点。PICC 意外拔除是指由于各种原因导致导管功能丧失，患者预定治疗尚未结束，不得已而拔出导管，包括因意外过失而拔管，增加了患者的痛苦，浪费了资源。因此，减少并发症，提高PICC 护理质量，始终是临床护理人员研究的方向。

【举例】

案例 1

1. 患者一般情况 患者，女性，80 岁。诊断：肺癌，为进一步诊治平车收入肿瘤科，患者入院时自带 PICC 导管并在位通畅，入院后病情进行性加重，出现意识模糊、睡眠、饮食差，大、小便正常，生活无法自理。给予坠床/跌倒、压疮、脱管、疼痛等各种评估，医嘱：一级护理，普食，给予抗生素、营养支持治疗。

2. 导管滑脱发生经过　患者入院后长期卧床、偶有躁动，自带 PICC 管在位通畅，导管端口位于上腔静脉下 1/3 处，使用维护正常，患者无不适。于入院后十天患者疼痛加重，经常出现暴发痛、体质虚弱、大汗淋漓。PICC 导管处常因汗液过多，敷料卷边固定不牢，给予及时消毒并更换敷料。护士夜间 22：00 交班查房时发现患者 PICC 管脱出，查看导管端口完好，未残留体内，立即报告值班医生，给予患者穿刺处消毒、加压包扎，监测体温：36.3℃，脉搏：66 次/分，血压：135/81mmHg，生命体征平稳。

3. 本案例原因分析

（1）患者意识模糊，偶有躁动，因持续疼痛且镇痛效果不佳，患者经常大汗淋漓导致敷料固定不牢，使导管自行脱出。

（2）患者对置管的认知度及依从性较差。疾病导致患者情绪不稳定，甚至烦躁，不能配合治疗，极易发生自行拔管及脱管。

（3）护士风险防范意识不强，对发生 PICC 意外拔管高危患者重视不够，巡视或床旁交接班时对导管外露长度、敷料固定是否妥当等观察不仔细。

（4）护士与患者及其家属沟通不到位，多数患者习惯于普通输液方式，对 PICC 导管的重要性缺乏了解，对导管脱出的危险性认识不足。

案例 2

1. 患者一般情况　患者，女性，78 岁。诊断：肠癌及肝癌晚期，骨转移、脑转移、腹腔及淋巴多发转移，收住肿瘤科；给予患者自理能力评分为 25 分，生活中度功能障碍，生活依赖，消瘦、营养状态差，按时巡视患者，给予生活所需；患者精神状态焦虑不安，自带 PICC 导管在位通畅；给予脱管危险因素评估并将脱管危害性告知患者及家属。

2. 事件发生经过　中午 12：00 护士于其他病房实施治疗时，该患者陪护人员外出买饭未告知护士，护士巡视该患者时发现患者将 PICC 导管自行拔出，查看导管尖端完好未残，立即报告主治医生及护士长，遵医嘱给予患者穿刺处消毒、包扎，监测体温：36.6℃，脉搏：80 次/分，血压：122/78mmHg，生命体征平稳。

3. 本案例原因分析

（1）患者肠癌及肝癌晚期，全身多发转移，脑转移致神志清但回答问题不准确，定向力丧失，精神焦虑不安，存在意识模糊的情况。

（2）护士已向患者及家属宣教 PICC 导管的维护及安全告知，未引起患者家属及陪护人员的足够重视。

（3）患者属意外脱管高危人群，护士对患者意外拔管的防范意识不强，预警性不高。

（4）在健康教育指导时护士未把导管拔除的严重程度及不良后果充分向家属及陪护人员告知，对此种癌症晚期疾病的发展及发生意外的预见性不强，存在麻痹大意的思想。

【应急处理流程】

患者 PICC 意外拔除→护士立即到患者身旁查看脱管部位情况→评估穿刺部位是否出血→给予患者穿刺处消毒、加压包扎，使用无菌敷料压迫止血→检查 PICC 导管尖端是否完整→密切观察穿刺处有无渗血、红肿、发热等→嘱患者 24 小时内置管侧肢减少活动、下垂→通知医生评估病情→加强巡视，密切观察病情变化→填写《护理不良事件报告单》上报。

【原因分析】

随着 PICC 在临床中的广泛应用，应用过程中易发生导管滑脱、非计划拔管等不良事件。临床研究发现，导管脱出的原因主要有护理人员操作失误，导管固定方法不正确，无菌敷料覆盖不严，置管后患者的防范意识不强，带管活动期间意外脱管，分析 PICC 脱管原因可以指导护理人员更好地规避脱管不良事件的发生。

1. 患者自身因素　置管后患者防范意识缺乏，易忽视导管的存在，在活动或穿、脱衣服时不慎抻拉导管导致导管脱出，特别是精神躁动及老年患者更易导致导管的意外脱出。多汗患者隐性脱管也是近年来意外拔管的主要原因之一，患者出汗较多时，敷贴黏附性差容易松脱，导管松动导致脱管。

2. 护理人员因素

（1）对护理人员的培训及考核不规范，PICC 置管成功后护士对 PICC 导管的维护对导管能正常使用起着至关重要的作用。维护的方法、频率应该严格按操作规程进行，认真观察管路在位情况、插入的深度、敷料有无松动，避免因管路的滑脱、敷料的松动为患者自行拔管提供条件。

（2）置管后护士对患者的评估缺乏重视，针对性不强，包括患者的病情、意识状态、用药情况、心理因素、对疼痛的耐受性以及依从性，患者有无拔管史等，尤其是意识不清、躁动不安及老年患者属管道滑脱以及自行拔管高危患者，应予以关注。

（3）护士健康宣教不足、欠缺针对性，随着我国医疗水平的不断提高，大多数患者对普通静脉输液认知度比较高，对 PICC 导管置管、留置、使用缺乏足够的认识，尤其是对管路的维护、保管重视不够，对留置 PICC 导管对患者的治疗所产生的意义以及管道脱出或自行拔管的危害性缺乏足够的认识，思想上未予重视，导致自行拔管。

（4）护士安全意识淡薄，缺乏防范意识。由于护理人力资源缺乏，在风险发生的高峰时段护理人员少、工作量大，注意力相对不能集中，护士对存在导管拔除风险的患者缺乏警惕性，敷料固定不牢，主动巡视不够，交接班流于形式等也是患者自行拔管的原因之一。

3. 药物因素　拔管高危患者均患有多种基础疾病，长期口服药物治疗，如止疼、降压、降糖、利尿、镇静催眠等药物均可影响患者的精神状态，从而导致患者 PICC 导管意外拔除的发生。

4. 疾病因素　如皮肤干燥，多屑，对贴膜过敏者覆盖贴膜处皮肤瘙痒难耐，患者常不慎将贴膜抓破，导致导管脱出。出汗较多时，贴膜潮湿黏附性差、不易固定，导管细滑随患者身体活动易致脱管。

5. 陪护因素　有调查显示，陪护人员对患者 PICC 导管意外拔除相关风险的认识只有 28%～53%，这与陪护人员的文化程度、导管意外拔除相关知识缺乏有关，其风险认识不足与护理人员宣教不到位有着密切关系。

【防范措施】

（1）认真筛查高危意外拔管患者，对高龄（＞65）、意识障碍、存在意外拔管风险的患者进行护理干预，住院患者作息时间有一定的规律性，护理人员应对其发生意外拔管的高峰时段引起重视，加强护理巡视，严格床旁交接班，以减少住院患者 PICC 导管意外拔除的发生率。

（2）护理人员应重视风险评估，对新入院带 PICC 导管患者进行全面的护理评估，包括年龄、精神、神志、PICC 留置情况、包扎固定情况。提高护理人员 PICC 意外拔管风险意识，对可能发生 PICC 意外拔管高危患者及时采取护理干预，做详细的说明以取得患者及家属的理解和配合。难免脱管患者，应全面评估患者情况后，制定切实可行的护理措施，预防脱管及拔管的发生。

（3）重视对患者的健康教育指导，部分患者存在自我认识欠缺及自尊心强等特点，护理人员在对置有 PICC 导管患者进行健康指导时应特别注重安全引导，强化导管的重要性及注意事项，强调不能擅自松动 PICC 敷料，特别对存在焦虑、抑郁的患者要进行心理疏导，对意识障碍、躁动的患者必要时使用约束。

（4）针对不同患者制定 PICC 维护个体护理方案，多汗患者更换导管固定贴膜方法，更换 1 次/3 天，汗多潮湿敷料不粘贴时及时更换，以防导管松动。研究发现，导管可在穿刺点周围 2 厘米内活动，如固定不当则易发生脱管，尤其是上肢内收外展时导管位置容易在插管位置周围 2 厘米范围内发生变动，据此可以在近穿刺点 2 厘米处，在导管上透明辅料下加贴 1 条长 10 厘米、宽 1 厘米的水胶体辅料，因为水胶体辅料具有可吸收渗液等特点，可减少敷贴松动。

（5）对护理人员进行 PICC 相关知识培训，针对低年资护士多、护理经验缺乏等特点，组织护理人员系统学习导管维护相关知识，对脱管发生的危险因素进行全面的评估及分析，并根据评估结果对患者及其家属进行健康教育，预防脱管的发生。

（6）细化临床导管维护工作，强调导管固定中重点环节的质量控制：①选择固定、透气性好、患者耐受性好、致敏性低、便于观察的透明敷料进行导管固定；②每周更换无菌敷料 1 次，患者如发热使用发汗剂等药物时及时观察敷料有无松动，出现松动、卷边时及时更换；③正确更换贴膜的方法：从下而上顺导管方向轻撕需要更换的贴膜，一手撕贴膜，另一手用消毒棉签固定导管，嘱患者保持局部皮肤清洁、干燥，不要擅自撕扯贴膜，贴膜有卷曲、松动或有汗液时，护士按流程及时更换，敷料应在消毒液干后覆盖；④使用思乐扣固定装置固定 PICC 导管，能减少导管相关并发症及脱管的发生率，思乐扣固定装置的固定垫应与皮肤牢固粘合在一起，更换时应先用酒精浸湿，避免较大拉力将导管意外带出，也可减少对皮肤的损伤。

（7）严格交接班制度及考核制度，要求护士对重点患者进行严格的交接班，认真评估、检查患者的导管情况，对脱管高危患者做好记录，若患者在住院期间发生脱管，要及时分析原因，提出整改措施，按考核标准进行严格的考核，根据考核结果给予相应的处理，以提高护理人员对脱管的重视。

（8）增强陪护人员跌倒相关内容教育，强化陪护人员的安全隐患防范意识，让陪护人员充分了解患者需求，将护理安全贯穿于整个陪护工作中。发放管道维护手册，教会患者及其家属和陪护使用方法：发放专门 PICC 安全教育手册，人手一册，教会患者准确测量臂围和外露长度及管路维护时间并记录在安全手册上，直观、连续、动态地反映 PICC 置管时的情况和置管后的变化。鼓励患者学会自我护理，有效减少 PICC 管路并发症的发生，实现全程 PICC 护理系统教育。

住院患者发生 PICC 意外拔管是由潜在危险因素导致的，通过护理干预可以得到有效地减少和控制。预防 PICC 意外拔管是护理人员重要的职责之一，因此护理人员要重视对患者的全面评估，提高自身护理能力，增强风险意识，从而降低 PICC 意外拔管的发生率。

（张杰　赵毅）

案例三十一 PICC（经外周穿刺置入 中心静脉导管）导管断裂

PICC 置入技术因其操作方便、痛苦小，被广泛应用于临床，但同时有堵管、感染、血栓形成及断裂等并发症的发生。其中导管断裂是 PICC 置管后的严重并发症，分为体内断裂和体外断裂两种情况。导管体外断裂易导致输注药物外漏、继发感染、进入空气等问题；体内断裂时导管可能会随着血液流动进入右心房，随时可能有肺动脉栓塞、心律失常的发生，若抢救不及时，可危及患者生命。

【举例】

案例1

1. 患者一般情况 患者，男性，62 岁，诊断：胃癌，为进一步诊治收入普通外科。入院后医嘱给予禁食、抗炎、肠外营养补液治疗。由有 PICC 穿刺资质的护士为其进行 PICC 置管，由右肘正中部静脉穿刺，过程顺利，置入 47cm，外露 4cm，测量臂围 25cm，X 线片显示导管前端位于右侧胸骨后 7～8 肋间即右心房入口处。

2. 事件发生经过 早交班后责任护士进行静脉输液治疗，检查无菌敷料及连接器无异常，液体滴注通畅。下午患者在正常输液过程中发现右上肢 PICC 导管贴膜处仅见输液接头看不见导管。家属急忙呼叫护士。值班护士立即赶至患者床旁，检查患者右上肢置管处接头及贴膜处未见导管，观察患者无胸闷、心悸等不适，立即报告值班医生，安抚患者及家属，嘱患者严格卧床休息，置管侧肢体制动，止血带扎于近心端。上报护士长及科室主任，联系床旁 X 线定位导管位置，联系血管外科介入会诊，行手术切开取出导管。

3. 本案例原因分析

（1）患者习惯右侧卧睡眠姿势，且右手臂枕在头下，护士劝说多次无效。右肘处长期弯曲使连接处处于弯曲状态，增加断裂的风险。

（2）PICC 导管是硅胶材质，质地柔软，理论上不易折断，但是 PICC 连接处是金属柄，患者肘关节活动时，硅胶导管会受损，曲肘活动时容易折断。PICC 导管置入包装内带有白色固定器，患者常感觉安装固定器导致肘部互动受限，故使用一段时间后会取下，导管无固定器后易进入体内。

（3）护士对于 PICC 导管断裂的预见性不强，存在麻痹思想，对于依从性较差的患者，防护措施不到位，宣教力度不够。

【应急处理流程】

患者 PICC 断裂→护士立即到患者床旁查看置管处情况→评估穿刺部位→嘱患者卧床制动，止血带扎于近心端→观察患者生命体征→呼叫医生评估患者，床旁 X 线确定导管位置→备齐急救用物置于床旁→请相关科室急会诊采取有效处理方法→安抚患者及家属→填写《护理不良事件报告单》上报。

案例 2

1. 患者一般情况　患者，男性，68 岁，诊断：急性胆囊炎，患者于 2021 年 4 月 12 日因上腹部疼痛 5 天收入我科，入科诊断：急性胆囊脓肿，护理查体：患者嗜睡状态，体温 38.6℃，脉搏 104 次/分，呼吸：28 次/分，血压：104/64mmHg。患者自理能力评分 50 分，生活中度功能障碍，生活依赖，按时巡视患者，给予生活所需。医嘱禁食，肠外营养支持，有 PICC 操作资质护士给予患者右侧贵要静脉 PICC 置管，置管顺利，置管深度 37cm，外露 6cm，固定完好，由放射科 X 线定位检查，发现导管尖端位于右心房位置，报告医生，遵医嘱在严格消毒下拔出导管 3.5cm，内置 33.5cm，外露 9.5cm，外露导管摆 "S" 形位置，透明敷料固定完好，经 PICC 导管输入营养液顺利。并给予脱管危险因素评估，并将脱管严重性逐一告知患者及家属。

2. 事件发生经过　2021 年 4 月 17 日上午 8：10，责任护士查看患者精神可，PICC 置管在位，固定完好，给予连接液体静脉输入顺利、通畅，未见异常。10：00 责任护士巡视病房时发现患者 PICC 置管透明辅料贴膜内有少量液体渗出，立即停止液体输入，打开透明辅料，检查导管穿刺点及外露导管，穿刺点未见渗液，连接 20ml 注射器向导管内注射 0.9% 氯化钠溶液，可见导管与连接器连接处有小水珠渗出，立即反折导管，给予无菌纱布包裹渗液导管，报告值班医生及护士长。有 PICC 操作资质护士在无菌操作下剪掉受损导管残端 3.5cm，重新固定连接器，0.9% 氯化钠溶液脉冲方式冲管检查导管，未见渗液，重新更换无菌透明辅料妥善固定，此时导管内置 33.5cm，外露 6cm，并仔细检查导管处于完整状态后继续完成静脉营养支持治疗。填写《护理不良事件报告单》，上报护理部。

3. 本案例原因分析

（1）患者医从性差，PICC 置管侧手臂活动幅度大，对护士宣教不在乎，也不按照要求执行。

（2）PICC 导管为质地柔软的医用硅胶管，但是连接器较硬，PICC 置管操作时动作粗鲁，或连接器固定不牢固，置管后维护不当，如高压冲管，不正确固定等。

（3）责任护士护理不当，外露导管位置摆放夹角小于180度，导致导管与连接器固定不牢固或松懈。

【应急处理流程】

患者PICC体外断裂→护士立即到患者床旁查看导管情况→评估穿刺部位→可见导管体外断裂渗液→立即反折导管，给予无菌纱布包裹渗液导管→报告值班医生及护士长→有PICC操作资质护士在无菌操作下行体外导管断裂修复→修复成功→重新固定连接器→固定导管，连接输液接头→0.9％氯化钠溶液脉冲方式冲管检查未见渗液→无菌透明辅料妥善固定导管→安抚患者及家属→填写《护理不良事件报告单》上报护理部。

【原因分析】

1. 导管材质因素　现阶段，临床应用的导管为医用级硅胶材质，硅胶材质柔软、光滑，但其韧性差，遇锐器易发生损伤断裂。导管不耐高压，若用力不当，易发生破损。PICC连接器材质为金属，与连接器连接的PICC管易受到磨损，长期使用容易发生断裂。

2. 连接器损伤　导管外露长度过短，无法做"S"形造型，导管与连接器垂直固定在前臂，当前臂屈、伸活动时，由于肌肉收缩，导管与连接器连接处发生打折。或导管外露长度虽然够长，但是造型固定时导管与连接器的夹角小于180度，连接器与导管壁反复摩擦损伤导管而发生导管断裂。

3. 导管夹闭综合征　是指导管经锁骨下静脉时进入第1肋骨和锁骨之间的狭小间隙，导管受挤压产生狭窄或夹闭，不但影响输液，且易造成导管嵌顿不易拔除，严重时可致导管破损或断裂。导管夹闭综合征在临床发生率低，典型症状为置管后反复出现输液速度减慢且日益加重，最终输液受阻，导管完全嵌顿不易拔出，此类情况经胸部CT检查可以确诊。

4. 患者因素

（1）部分患者因其对PICC导管的认识不足，对维护的重要性不理解、不重视，置管侧肢体活动范围较大，容易造成PICC导管脱出或断裂。

（2）患者带导管出院后，未按照医院要求主动按时前往医院接受PICC导管维护，因此使得PICC导管发生扭曲、折叠、死角、贴膜松动以及固定不佳等情况。

（3）个别患者在生活中操作不当误剪断导管而导致PICC导管断裂。

（4）也有一部分患者会对PICC导管透明贴膜产生过敏反应，出现瘙痒等症状，此时在抓挠的情况下，也会造成PICC导管损伤，甚至引起导管断裂。

5. 导管维护管理因素

（1）置管者技术不熟练，经验少，置管过程中可能操作不当。

①早期国产的导管直接从钢针送入，可能送管不畅时反复操作，容易刺破或切割导管，造成体内断管。

②经穿刺鞘送管不畅，反复送管、撤管，鞘的头端可能损伤导管，肉眼无法观察到，置管后可能发生体内断管。

③有些操作者在导管送入体内后，发现抽回血困难，将已经撤出的支撑导丝重新送回导管（可能暴力送入），若导管体内路径不顺打卷、反折，支撑导丝可能刺破、损伤导管。

④采用塞丁格技术置管，导引导丝送入穿刺针时不畅，继续强制送入，回撤时阻力过大，穿刺针针尖斜面可能损坏甚至切断导丝。

⑤三项瓣膜导管尾端修剪不齐、导管未完全推入连接器金属部分、与减压套管连接未锁牢。

（2）护理人员没有做好导管的维护工作。置管成功后护士对导管的正确维护对导管的使用起到关键作用。穿刺成功后未采用固定翼固定，或导管套至连接器金属柄上，未推到底，减压套筒上的沟槽与翼行部分下的倒钩未紧密对齐锁定，造成导管松动脱落。部分护理人员对 PICC 管的材质及性能了解不透彻，在实际操作中未采取正确的方式。部分护理人员工作态度恶劣，敷料的选择不合适，更换敷料时动作粗暴，体外导管摆放方式错误，揭去敷料的方法错误，冲洗导管时操作不规范。在拔出导管时，没有对患者的身体情况进行评估，部分患者会因为静脉炎导致血管痉挛，因此导致导管移位，不易顺利拔出导管。这些因素都可以导致导管断裂。

【防范措施】

（1）护理人员做好风险评估：对置管患者进行护理评估，尤其是首次置管、年龄偏大、文化程度不高、需带管出院的患者，务必让患者充分认识 PICC 导管可能存在的风险（包括患者的年龄、精神状态、意识及患者的依从性），并指导患者在日常生活中采取正确的防范措施。提高护理人员的风险防范意识，对可能发生导管断裂的高危患者采取有效的护理预防措施。

（2）认真执行告知制度：操作者置管前认真与患者沟通，告知患者置管的目的、方法及配合注意事项，评估患者掌握情况，便于置管后积极配合导管维护。

（3）强化患者及家属教育，提高防范意识：置管前根据导管《长期护理手册》的相关内容告知日常生活注意事项，置管后对患者进行置管侧肢体活动指导，让患者掌握正确的活动方法。告知患者 PICC 导管有关注意事项和发生断管自救方法。患者输液间隙常回家休养，在此期间护理尤为重要。嘱患者保持局部清洁干燥，不要擅自撕下贴膜。贴膜有卷曲、松动，贴膜下有汗液时及时请护士按照标准程序更换，每7天回医院更换1次贴膜，对导管进行冲管。发现异常及时返院请护士进行专业维护。请患者留下联系电话、家庭地址，对特殊的患者进行必要的家访。发现问题及时指导，保证患者在家中也能获得PICC导管的安全维护。

（4）加强护理人员风险意识教育：加强临床护士对导管破损的风险意识教育，提高其对导管破损的识别能力，尽可能避免断管发生。

①禁止高压注射：高压注射会增大PICC导管壁的压力，从而导致断裂，进行辅助检查时要避免高压注射。当导管不太通畅时，避免使用注射器加压冲洗，严禁使用10ml以下注射器冲洗导管。如果在冲管时发现阻力过大，切不可强行推注，应检查原因，适当调整导管的角度。护理人员在输液或冲洗导管前后均应检查导管和针眼处有无漏液，因针眼处漏液为导管断裂征象之一。

②牢固固定PICC管：导致PICC导管断裂的一个重要原因是导管固定不牢固。由于PICC导管在体内留置时间较长，化疗间歇期需带管回家休养，因此在此期间导管平直固定或角度过大，患者肢体有较大的活动就有可能将导管拉至断裂。在粘贴敷料时让患者自行活动肢体关节，在保证导管不存在扭曲、打折的情况下再粘贴透明敷料。建议固定导管时，将留在体外的导管部分盘成S形后再固定贴膜。

③正确拔管：为避免导管断裂，拔管前需用热毛巾敷上臂10~20分钟，使上臂的肌肉放松、血管扩张，患者取坐位或平卧位，手臂自然放松，操作时沿与皮肤平行的方向慢慢拔出导管。在拔管过程中如遇阻力切忌用力拔管，可调整手臂位置查找原因慢慢拔出。导管拔出后观察导管是否完整，防止导管断裂在体内。

（5）提升护理人员专业技能：定期组织护理人员进行PICC相关知识培训，对导管发生的相关危险因素进行全面评估及分析，根据评估分析结果对患者及家属进行健康教育，提高护理人员及患者家属的风险防范意识。

（徐燕　贾康妹）

案例三十二　患者分娩意外

分娩意外是指产妇在产科护理过程中出现的相关损伤，是在诊疗过程中可能对患者产生影响，增加患者的痛苦和负担，引起护理纠纷的事件。因此临床上应采取积极、有效的方法提高护理服务质量，减少产妇在分娩护理过程中的不良事件显得至关重要。

孕妇一旦进入产程，观察是一个连续的过程，其质量关系到母婴生命的安危，必须由具有助产资质的人员给予孕妇提供产时全过程保健。随着社会的进步与发展，人们对健康有了更深的认识和迫切的要求，作为为患者健康提供服务保障的医务人员如何更好地满足人们对健康的需求，特别是从事产科工作的医务人员，如何为孕产妇及婴儿提供更好的服务，是摆在我们面前的一个新课题。由于某种特殊原因可能会影响产程的质量，出现分娩意外，导致不良后果，因此提高产妇分娩过程中的护理服务质量是规避产程中出现意外的根本条件。

【举例】

案例1

1. 患者一般情况　产妇，22 岁，于 22：10 由 120 急救车平车推入产科，入科后产妇主诉怀孕足月，偶有腹痛，伴阴道流水 2 小时，夫妻有同房史。产妇入科后精神紧张，测血压：150/100mmHg，多普勒听胎心 142 次/分，否认既往史及家族史。诊断：妊娠 39^{+4} 周，孕 3 产 1，妊娠合并高血压，胎膜早破。医嘱：一级护理，普食。入院后医生进行查体：宫口扩大 2cm。查看产前病例发现孕期在医院进行的产检不全，存在漏诊现象，遵医嘱急查血、尿常规并准备完善各项检查。产妇入破水观察室观察。

2. 事件发生经过　产妇于 22：30 入破水观察室后遵医嘱抬高床位，行胎心电子监护，给予 25% 硫酸镁 15g 静脉输注，监测血压变化，助产士为其检查宫口情况：宫口扩张 2cm，产妇有不规律宫缩，复测血压 140/95mmHg。23：25 产妇主诉腹部疼痛缩短，心情焦急，不配合助产士检查，并大哭大闹。0：00 进行交接班，接班助产士检查宫口为 4cm。1：45 孕妇疼痛加重且持续，助产士给予检查宫口情况：宫口近开全。助产士快速将其转运到分娩室，并立刻报告医生，消毒会阴，铺巾备齐接产物品，于 2：17 产妇自娩一活男婴，体重 2500g，阿氏评分：10 分，常规进行新生儿处理，并请新生儿科会诊。15 分钟后胎盘娩出，助产士检查胎盘完整，认真检查软产道，会阴裂伤，会阴部水肿，医生立即给予会阴缝合处理。上级医生询问病史得知产妇孕前患有甲亢，立即请内分泌科会诊。产后观察产妇子宫收缩好，阴道出血不多，遵医嘱每天给予硫酸镁溶液会阴湿敷，密切观察产妇会阴部裂伤处伤口及水肿情况，避免感染，并严密监测产妇体温变化，产妇及新生儿安全出院。

3. 本案例原因分析

（1）产妇为经产妇，盆底肌松弛，使骨盆软产道能较好地适应胎头形状和径线的改变，胎头易于通过产道。

（2）产妇子宫收缩过强，第一产程缩短。

（3）妊娠后期夫妻同房，垂体释放垂体后叶素过早、过多，使子宫收缩过强致早产、急产。

（4）产妇为重度妊娠高血压综合征，产前应用解痉药物，使产妇对疼痛不敏感，助产士很难掌握产妇何时进入产程。解痉药物使产妇全身肌肉松弛，胎儿易娩出，造成急产。

（5）产妇情绪焦急，不配合助产士进行检查。

（6）产妇孕期未按规定进行产检。

案例2

1. 患者一般情况 产妇，蒙古族，于11：00由门诊收入产科，主因怀孕足月，过预产期三天，下腹部不规律疼痛。入院后产妇生命体征正常，精神状态紧张，入院后多普勒听胎心134次/分。诊断：妊娠40＋3周，孕2产0，左枕前。医嘱：一级护理，普食。入院后医生查体：宫口扩张3cm。由于近期未行超声检查，请超声科行床旁超声检查，提示：双顶径9.2cm，腹围34cm，羊水指数22cm，可以进行试产。

2. 事件发生经过 产妇于11：40入产房进行待产；查宫口开大3cm，骨盆正常，行人工破膜，羊水色清，继续进行待产；13：40下腹疼痛时间缩短，胎心正常，查宫口开大5cm；14：30规律宫缩，查宫口开大6cm，头入盆；15：25宫口开全，15：45分娩一活女婴，体重4200克，阿氏评分为10分，常规进行新生儿处理；10分钟后胎盘娩出。助产士常规对胎盘、软产道等进行检查，发现产妇阴道出血较多，产妇自身会阴弹性差，出现会阴Ⅲ度裂伤，立即给予缩宫素促进子宫收缩，并报告医生进行裂伤缝合、修补术，助产士密切观察阴道出血及产妇生命体征情况，给予产妇心理安抚。术后观察阴道出血不多，遵医嘱进高热量、高蛋白、易消化流食，导尿并留置，会阴擦洗2次/日，换药1次/日，硫酸镁溶液进行会阴湿敷，随时更换会阴垫，保持会阴部清洁、干燥，给予抗炎补液治疗，防止伤口感染。3天后经常规检查确认伤口开始愈合，遵医嘱饮食改为半流食，液体石蜡油20ml口服2次/日，以利于大便排出。密切观察产妇体温变化、伤口情况和恶露的量、性质及有无异味。产妇未出现肛门胀痛等不适。产妇自解大便一次，排便顺畅，为成型便。遵医嘱拔除尿管后产妇自行排尿顺畅，查体未发生感染、尿瘘等并发症，产妇及新生儿出院。

3. 本案例原因分析

（1）胎儿因素：胎儿过大，在生产过程中经过产道，使会阴过度撑大导致会阴裂伤。

（2）产妇先天条件或由于外界影响造成会阴弹性过小、阴道过窄，导致会阴裂伤。

（3）未能正确评估胎儿体重。

【应急处理流程】

评估孕妇转运至分娩室→立即做好接生准备→消毒会阴，铺巾，备齐用物→产妇发生分娩意外→立刻通知医生→检查会阴及软产道→按产道裂伤常规处理→安抚产妇→常规处理新生儿→密切观察会阴伤口及体温变化→报告护士长→填写《护理不良事件报告单》→上报护理部→详细记录护理记录单→做好交接班。

【原因分析】

1. 患者自身因素

（1）孕妇自身子宫收缩过强，产程进展的三个主要因素是产力、产道和胎儿。在产程进展中，宫缩力是主要产力，如果宫缩持续时间超过1分钟，间歇时间少于2分钟，第一产程明显缩短，宫口迅速扩张，导致急产。另一种情况是子宫收缩的频率变快，而强度不增加，使得子宫颈迅速扩张，宫口迅速开全，第一产程明显缩短，胎儿娩出。

（2）产妇软产道梗阻、狭窄、有疤痕，会使会阴、阴道因扩张困难导致分娩过程中裂伤。

（3）胎儿因素：胎儿较小而产妇骨盆宽大，胎儿位置抵达坐骨棘下，使胎儿通过整个产道时间缩短，胎儿较大和体位及胎先露异常会导致难产。

（4）患者隐瞒病情：产后医生发现入院诊断与实际病情不符，产妇隐瞒病情。询问时机不当、不详细、接诊宣教不到位，导致患者隐瞒合并症如肝炎、心脏病、甲亢等。

（5）缺乏孕前检查资料：孕妇及家属不配合，不重视检查结果的保留价值，误认为只要重要检查有结果，别的检查可以不做或者不用保留检查结果资料，甚至随意扔掉，导致产检检查与住院配合脱节。孕妇住院产检资料不齐，失去了产检的目的及意义，影响到了住院治疗及处理方式。有些孕妇甚至不做产检，缺失或无产检资料。

2. 医护因素

（1）产程观察时限随意性大：一般情况要求定时观察产程，但遇到宫缩过强、经产、急产、特殊孕妇时应适时检查，灵活应对，以便于发现异常及时处理。

（2）人力资源配备不足：产科是个较复杂、周转率较高的科室，科室护理人员工作任务繁重，工作压力大，护理人员易出现疲惫、注意力不集中，存在不安全隐患。

（3）护患沟通缺乏：孕产妇及新生儿都需要护理人员的观察及护理。良好的护患关系建立在有效的沟通基础上，有些护理人员由于语言表达不谨慎、沟通能力差，导致健康教育指导落实不到位。

3. 环境因素 孕妇在同一个待产室内待产，待产室环境嘈杂，给孕妇带来恐惧感，子宫收缩疼痛，孕妇缺乏自信，不配合医护人员进行检查。

【防范措施】

（1）重视孕期保健，加强产前宣教，认真做好产前检查，详细了解孕妇的孕产史，特别是习惯性流产史、早产史、急产史，及早识别急产的高危因素。有急产史的孕妇在预产期前1~2周不宜单独外出，提前住院待产，增加孕妇对产检的重视程度。

（2）了解产前检查情况，加强对重点孕妇的观察，详细了解产前检查情况，认真询问孕妇既往史及家族史。对于有急产史的孕妇，向其说明急产的危险，取得孕妇的配合；加强巡视，重点交接班，一旦发现孕妇出现规律宫缩、宫口扩张、胎先露下降等情况，及时进产房做好分娩准备及新生儿抢救工作。遇到有规律宫缩的孕妇要求大便时，应先了解宫口及胎先露情况，防止在卫生间发生分娩意外，随时观察孕妇的产程进展情况。

（3）建立孕妇支持体系，给予孕妇心理支持。孕妇进入产房后，助产士应给予其心理支持。孕妇的精神状态影响着宫缩及产程进展。特别是初产妇，容易产生焦虑、紧张和急躁情绪，对此助产士需要耐心讲解分娩过程，增强孕妇对自然分娩的信心，使其与助产士密切合作，便于顺利分娩。开展"导乐"全程陪伴分娩，让孕妇选择助产士陪伴分娩，以缓解产妇的恐惧及焦虑。第一产程，特别是潜伏期，保证孕妇充分休息，保存体力，进入活跃期，宫缩增强，助产士应加强心理护理，给予正确的引导，以减轻宫缩疼痛。第二产程，随时给予鼓励，开展家庭分娩方式，让丈夫或家属陪伴孕妇分娩，共同参与分娩支持全过程，并通过榜样宣传，使孕妇增强信心。

（4）正确观察子宫收缩情况，要求每位助产士必须认真按照正确观察宫缩的方法进行观察。助产士将手掌放于孕妇腹壁上，宫缩时宫体隆起变硬，间歇式松弛变软。观察宫缩强度的持续时间和间隔时间必须用表准确计时。宫缩强度的判断可用手掌在有宫缩时轻按宫底，有凹陷说明子宫收缩力较弱，无凹陷说明子宫收缩力中等，硬如板状说明宫缩过强，至少要观察3次宫缩，有2次间歇，才能判定宫缩是否规律。

（5）正确处理产程，使用缩宫素，在产程中使用胎心监护仪，观察胎心及宫缩情况。产程中孕妇应选择左侧卧位，给予氧气吸入，防止因子宫收缩过强而引起胎儿窘迫，提早做好接产及新生儿窒息复苏准备。遇到阴体紧、弹性差和水肿的孕妇，尽可能采用会阴侧切，并与孕妇做好沟通，在胎头着冠时，嘱孕妇张口呼吸，不要用力向下屏气，并且让胎儿在宫缩间歇期缓缓娩出，防止会阴撕裂伤。正确、合理地使用缩宫素，严格掌握缩宫素的使用指征。在使用时，先建立静脉液路，调好输液滴速后，再将缩宫素加入液体中，从小剂量开始，助产士看护，每 15~30 分钟根据宫缩情况调节滴数一次，并且在使用过程中严密观察产程进展、胎心及孕妇生命体征。

（6）产后注意密切观察子宫收缩及阴道出血情况，产后注意观察子宫收缩、宫底位置及阴道出血情况，并监测产妇生命体征变化。产后 1~2 小时，子宫底一般在肚脐和耻骨联合之间，如果子宫底位置偏高，触诊质软，阴道出血较多，应立即按摩子宫，使用缩宫素，促进子宫收缩，减少阴道出血。产后观察膀胱充盈情况，膀胱涨满会抑制子宫收缩，增进产后出血的危险，评估产妇的身体状况，鼓励尽早排空膀胱。

（7）建立识别急产先兆的便捷方案：①待产妇具备急产的前提条件；②对于符合急产产程表现者，应立即按急产护理并及时送入产房；③在第一产程潜伏期，对于身心状态表现符合急产的间接征兆者，要密切观察产程表现；④属于急产高发孕妇，有急产高危因素者，随时注意观察身心状况和产程表现；⑤不具备急产征兆的孕妇，按待产区常规执行观察，实施护理的关键在于要有及时、准确、完整、清晰的护理记录和全面地评估孕妇的病史和现状。

（8）加强科室管理，提高核心制度执行力。产科是个比较特殊的科室，为了提高产科护理质量，护理人员应该树立"以患者为中心"的理念，要善于分析，找到不良事件的根本原因，采取有效的方法进行预防。合理安排护理人员班次，调整人员结构，充分利用人力资源。

（9）加强护理人员专业技术培训。护理人员在帮助产妇分娩的过程中不仅需要常规的护理知识，同时必须具有扎实的专科理论基础和娴熟的操作技能。必须提高护理人员的专业技能水平，定期组织培训、考核，防止因技术不娴熟导致不良事件的发生。

（10）加强护理人员法律知识的培训，提高安全意识。对产科而言，护理人员除具备专业技能外，还要增强自我保护意识和法律意识，尽可能规避风险。当产妇突发状况时能够从容解决，从而有效地预防纠纷的发生。在护理过程中，尽可能为患者提供人性化护理，尊重、理解、关心孕产妇。

（吴鸿雁　王会接）

案例三十三　医疗材料故障

尿管意外脱出

留置导尿术是医院常见的诊疗技术之一，是先将尿液储存在膀胱，然后再将其导出的方法。尿管意外拔（脱）出是指尿管意外脱落或未经医护人员同意，患者将尿管拔除，也包括医护人员操作不当所致尿管脱出。另外，因导尿管材料质量问题，如水囊漏液固定不稳妥等原因也可能导致导尿管自行脱出，因此加强留置尿管的管理是护理管理的重要工作。

【举例】

1. 患者一般情况　患者，女性，73 岁。诊断：慢性阻塞性肺疾病急性加重，因咳嗽、咳痰四十年，加重两天由急诊轮椅推入呼吸内科。患者入院时神志清、精神差，活动能力较差。医嘱：一级护理，低盐低脂饮食。患者于入院第二日凌晨主诉右下腹剧烈疼痛，立即报告医生，医生查体后嘱给予导尿，放置尿管过程顺利，但水囊注水时严重受阻，值班护士只能用带针头的注射器经尿管与水囊交叉（"Y"形管口）处穿刺注水约 10ml，轻轻提拉尿管在位，固定良好。告知患者和家属尽量减少床下活动，翻身、活动时注意避免牵拉尿管等注意事项。

2. 事件发生经过　患者留置尿管后，腹痛症状未缓解，患者疼痛、烦躁，并多次下床想自行排尿，护士多次巡视并告知患者和家属注意避免牵拉尿管，并告知患者尿液经尿管引流至尿袋 300ml。患者在医生陪同下前往超声科行泌尿系统超声检查，检查结果示：输尿管结石。安返病房后遵医嘱给予患者盐酸消旋山莨菪碱 10mg 肌内注射，回病房后患者仍烦躁、频繁下床使用坐便器。护士多次叮嘱患者和家属注意防止尿管脱出，15 分钟后当护士再次查看患者时发现尿管已经脱出，即刻报告医生。医生床旁查看患者，尿道无损伤、无红肿等症状，生命体征平稳，患者能自行排尿，腹痛症状较前有所好转，遵医嘱继续观察患者病情变化。

3. 本案例原因分析

（1）患者疼痛明显、躁动不安，对导尿管脱出的风险认知不足。

（2）患者因病情需要外出检查，在外出检查过程中可能会牵拉尿管导致其脱出。

（3）尿管材质存在问题，水囊注水处为封闭状态，导致水囊注水受阻，不能按常规正常注水固定尿管。

（4）护理人员操作流程有待改进（放置尿管前应先检查其完好性）。

（5）护理人员对水囊注水受阻的处理方法欠妥（针头注水应选择注水囊处注入，而不是经"Y"形管口注水）。

（6）护理人员对患者及其家属宣教不到位，缺乏针对性。

（7）护理人员虽有风险防范意识，但经验不足，对高危患者评估不全面，措施落实不到位。

【应急处理流程】

患者尿管脱出→护士立即查看患者生命体征→通知医生→与医生共同查看尿道有无损伤→密切观察患者自行排尿情况→嘱患者多饮水→告知患者及家属出现不适及时呼叫→详细记录护理记录单→加强巡视、观察病情→查看脱落尿管（水囊处已无水），分析尿管脱出原因→填写上报《护理不良事件报告单》。

【原因分析】

临床工作中留置导尿管后气囊会注入一定量的气体或液体固定导尿管，防止导管滑脱，但是患者因治疗及护理需要，在床上主动或被动翻身活动时，留置导尿管极易受到外力牵拉而脱出；另外，因为尿管质量出现问题也可能导致其意外脱出。尿管意外脱出易造成对尿道黏膜的损伤，出现血尿，甚至造成泌尿系感染，给再次放置尿管带来困难，增加患者的痛苦。

1. 患者自身因素

（1）年龄因素：老年人对留置尿管的重要意义认识不足，导致患者自行拔管的危险性增加。有些伴前列腺增生的老年患者，留置尿管后疼痛和不适感较强烈，加上意识障碍、配合能力丧失，意外拔管的风险增大。

（2）疾病因素：①由异物感、不舒适、疼痛引起焦虑不安，导致患者意外拔管；②夜间迷走神经兴奋，心率、呼吸频率减慢，肺泡通气不足，二氧化碳潴留，血氧饱和度较清醒时低，易出现头痛、烦躁、幻觉等精神障碍，大部分患者在睡眠状态拔管；③狂躁和谵妄的患者由于其频繁更换体位而意外拔管。

（3）药物因素：由于留置导尿管后，前端的球囊对于尿道黏膜的压迫，以及尿道口被尿管持续扩张刺激，留置尿管的患者疼痛和不适感很强。患者会感觉难以忍受而加重患者的躁动和谵妄，再加上医生慎重使用镇静剂，导致患者镇静效果不佳，自行拔除尿管的风险增高。

2. 护理人员因素

（1）护理人员对尿管脱出潜在的风险防范意识不强，对脱管高风险患者缺乏全面、针对性的评估；护理人员缺乏尿管滑脱相关知识培训，对高风险患者及家属缺乏有针对性的健康宣教,导致安全防范措施不到位,导致留置尿管滑脱。

(2)临床操作经验不足,在实际工作时易紧张;给气囊注水过程中不能很好地固定尿管或者注水量不足或过多;未按操作流程在放置尿管前检查用物,测试水囊有无漏液,出现异常情况处理不得当等。

(3)缺乏正确评估及有效沟通,多数患者起病急,在留置管道前无法进行病情及心理的准确评估,意识模糊患者无法进行有效的健康指导,无法告知其留置尿管的必要性,无法取得患者的配合。在患者出现抵触情绪时,也无法进行有效的沟通来缓解患者的不安情绪。

(4)缺乏规范的导管固定方法。

3. 环境因素 病房光线过强或过暗,过于潮湿或过于干燥,病房人员过多,嘈杂等均会引起患者的躁动不安而拔管。

4. 尿管材料质量问题 除患者和护理人员因素外,使用质量不合格或者过保质期的导尿管也可引起尿管滑脱;如果让患者使用了质量不合格的导尿管,会大大增加留置导尿管滑脱的概率,增加患者痛苦和医疗费用,因此,进行操作前对物品进行检查非常重要。

【防范措施】

1. 认真筛查高危脱管患者 对烦躁、存在导尿管脱出风险的患者进行护理干预,加强护理巡视,有针对性地进行健康宣教,以减少住院患者尿管意外脱出的发生率。

2. 患者方面对策

(1)对精神状态不佳或意识障碍的患者,应根据患者实际情况进行评估,对意识缺失或精神失控的患者,要加强看护,增加巡视次数,进行护理操作时,如果患者不予配合,可以使用镇静剂或进行有效约束。

(2)对于意识清醒的患者要加强心理护理干预,与患者进行有效沟通,消除患者的紧张情绪,让患者逐渐适应留置尿管所带来的不适感。对于特别敏感的患者,在不影响尿管固定的情况下,可以适当减少气囊内液体,以便让患者更好地适应,同时加强看护,防止脱管。

3. 护理人员改进措施

(1)规范护理操作,在放置尿管前应测试气囊是否通畅、有无漏液;由于气囊型导尿管具有气囊这一特殊结构,在不同的注液量情况下,气囊形状、大小有所差异。吴显和等研究发现注水量为 5~10ml 时,气囊呈不规则圆形,尿管完全偏离气囊中心,气囊不能均匀覆盖膀胱颈处,与尿道内口嵌合差,导致气囊受力不均匀,在受到外力牵拉时,气囊易改变形状滑出,导致尿管脱落;当注水量为

15～30ml 时，气囊充盈呈正圆形，尿管接近或完全位于气囊中心，使气囊能均匀覆盖膀胱颈处，与尿道内口嵌合好且受力均匀，可有效避免尿管脱落，建议注水量以 15ml 为宜；长期留置尿管患者，按常规每月更换一次导尿管，每周更换抗反流尿袋，每日使用消毒液对尿道口进行消毒；需行膀胱冲洗的患者，操作者在行膀胱冲洗时将冲洗针头的穿刺点尽量靠近尿管接引流管处，如太接近"Y"形管口，则有可能刺破气囊注水管道，引起漏水、漏气而致尿管脱出，并且尽量使用密闭性强的器械，严格按照无菌规范操作；确保留置尿管通畅。定期检查留置尿管的使用情况，对阻塞不能解除的尿管，要立即更换导尿管；对有膀胱痉挛的患者，应积极镇痛，可以采用硬膜外持续镇痛泵减少膀胱痉挛；对膀胱松弛的患者，要减少导尿间隔时间；及时清理尿袋内的尿液；如果出现本案例情况，水囊注水困难，采取注射器针头注入时，部位应选取注水囊处注入而不是在"Y"形管口处注入，导致注入的空气或水渗漏，使导尿管脱落。

（2）妥善固定导管，一般情况下，将导尿管的尿袋固定在病床两侧或下方，目的是避免尿管的牵拉，但是对于意识模糊的患者来说，这种简单的固定方法并不适宜，因为患者极易将导管拉出。下面介绍两种不同的固定方法：①在患者病服裤子的裆部剪一个 3cm 长的缝隙，并将导尿管由缝隙中穿出，然后平行置于两腿之间，直接将尿袋固定在床尾，这样既能保护患者的隐私，也便于观察尿管有无脱出，还能使患者不易用手牵拉导尿管；②对于意识障碍、躁动的患者，在固定尿管时，可将尿管沿左腿或右腿部内侧穿行，并将尿袋固定于一边的床沿下。尿管不能只用传统的胶布固定于一侧腿内侧，还需要使用纱布绷带或弹力绷带缠绕固定，这样可以使尿管固定的更加牢固且不易因患者的活动而发生移位脱出。

（3）对护理人员组织管道脱出相关知识的培训，在提高护理技能的同时，不断地增强防范意识。对于临床经验不足的护理人员，要加强留置尿管护理操作技能的培训，同时加强对患者的巡视，定时检查尿管在位情况，发现问题及时给予处理，认真做好床旁交接班，以降低管道脱出的发生率。

（4）对于留置尿管可能存在本身质量问题的对策：如果让患者使用了质量不合格的留置尿管，则会明显增加留置尿管滑脱的概率，要在操作前对留置尿管进行检查，常用方法：①插管前要对生产日期和保质期、灭菌期进行检查，过期的坚决不予使用；②插管前检查气囊密封性和回缩性；③对气囊是否可以均匀膨胀进行检查。

4. 其他方面改进措施　保持病室适宜的温、湿度，减少人员流动，集中探视时间，并限制探视人数，确保患者有一个安静的休息环境。

（安春鸽　王斐）

输液泵未按照规定时间泵完

输液泵是利用机械拖动液体进入血管系统的一种电子机械装置，按需要以恒定的速度在规定的时间内输注定量的液体。输液泵能严格控制输液量和输液速度，使输注液体均匀准确输入，现已成为代替传统输液方式的主要手段。虽然使用输液泵能减少很多临床负担，但是仍存在控制误差。

【举例】

1. 患者一般情况 患者，男性，56岁，诊断：急性胰腺炎，为进一步治疗收入消化内科。患者入院后给予留置胃管、禁食、抑酸、抗炎、静脉补液治疗，同时给予醋酸奥曲肽注射液入0.9%氯化钠500ml中泵入，抑制胰液分泌治疗。

2. 事件发生经过 患者使用输液泵长期泵入醋酸奥曲肽注射液治疗，每12小时更换一次。患者当日上午10：00更换液体后给予持续泵入，晚间22：00护士准备更改新液体时发现只泵入了300ml，有剩余200ml液体未泵入。

3. 本案例原因分析

（1）电池未定期检测更换。对输液泵电池容量进行检测，发现输液泵电池容量低于标准值，导致流程不准。

（2）护士责任心不强，交接班不严谨。在巡视病房过程中未能及时发现液体泵入速度缓慢，在交接班过程中，未能对患者泵入液体进行全面评估。

（3）患者及家属过度依赖医护人员，不能对自身治疗起到监督作用。

【处理流程】

护理发现输液泵未按规定时间泵完→查看管路通畅性，是否存在泵入管路打折现象，了解穿刺血管情况→观察患者病情及生命体征变化，必要时协助医生采取急救措施→查找原因，排除故障后继续使用，若为仪器故障，给予更换新的输液泵，保证液体正常泵入→故障仪器及时联系器械科维修。

【原因分析】

1. 仪器原因 检测泵压力，其范围0.12MPa，回拨压差小于0.02 MPa，若压力不正常可导致泵入时间出现偏差。仪器出厂校验前使用的是纯0.9%氯化钠溶液，科室使用时0.9%氯化钠溶液中加入了患者治疗用药，导致仪器灵敏度、精准度降低。

2. 输液器原因

（1）检查输液器装卡存在异常，如有问题则需卸下来重新进行安装。

（2）输液器的精准度与规定不一致。

3. 仪器未能定期维护

（1）电池未定期检测更换，电池使用频率高，电池容量随使用次数而减小，电池不足容易导致流速不准。

（2）未定期进行仪器检验，不能及时发现仪器存在问题，导致出现安全隐患。

4. 护士原因　护士未能严格落实巡视制度，在巡视病房过程中不能及时发现问题。对自己分管患者病情及治疗的了解不够充分，未能提前预见泵入中液体存在问题。

5. 患者因素

（1）患者及家属在院治疗期间，过度依赖医护人员，治疗参与感差，未能起到监督、提示作用。

（2）部分患者治疗期间存在配合度差的特点，私自调节输液速度，导致泵入速度偏差。同时床上活动、下床行走不能妥善固定导管，引起管路打折、弯曲，影响泵入速度。

【防范措施】

1. 护理人员做好风险评估　责任护士熟知分管患者使用输液泵的情况，了解患者病情及用药意义，对使用输液泵可能发生的问题提前做好防范措施。

2. 认真执行告知制度　向患者及家属讲解泵入药物的重要性，告知输液泵的基本参数设定，取得家属及患者的积极配合，能第一时间发现问题，及时呼叫医护人员。

3. 组织相关内容培训　定期组织护理人员进行输液泵使用培训，加强对仪器使用的了解，了解仪器故障的处理。

4. 定期检测输液泵性能　每年定期对仪器进行检测，做好校验工作，做好记录，确保仪器使用期间的安全性与准确性。

5. 严格落实规章制度　护理人员工作中严格落实巡视制度、交接班制度。细心谨慎，能及时发现护理工作中的问题及时纠正。

6. 强化患者及家属教育　根据患者及家属文化程度采取相应的宣教方式，使患者了解使用输液泵泵入药物的重要性，在治疗过程中能正确维护仪器，保持泵入管路通畅。

肠内营养恒温器故障

肠内营养是危重患者营养支持的重要途径。在进行肠内营养的支持过程中，通过恒温器自动控温，可将温度控制在 38 ~ 40℃，这样的营养液温度接近人体的温度。温度过烫可能灼伤胃肠道黏膜，过冷则刺激胃肠道，引起痉挛、腹痛或腹泻。当恒温器出现故障时，则严重威胁患者生命安全。

【举例】

1. 患者一般情况 患者，男性，70岁，诊断：重症胰腺炎，为进一步治疗收入消化内科。患者入院后给予禁食、抑酸、抗炎、静脉补液治疗，在病情稳定后给予留置鼻空肠营养管，使用肠内营养泵，持续泵入方式进行肠内营养支持。为保证营养液泵入温度适宜，给予外加恒温器。

2. 事件发生经过 下午14：00护士交接班时，巡视病房，观察患者鼻空肠营养管固定良好，肠内营养泵入顺利，用手触摸恒温器下方营养液温度适宜。15：00护士在病房做治疗时忽然听到"嘭"的一声，立刻赶至病房，发现肠内营养上的恒温器炸裂。

3. 本案例原因分析

（1）恒温器材质存在质量问题：恒温器外壳是塑料材质，同时使用时间过长，导致恒温器温度过高，引发爆炸。

（2）护理人员缺乏责任心：巡视病房过程中，没有查看恒温加热器的使用状态。

（3）护理人员缺乏风险意识：没有考虑到使用电子仪器设备时存在的危险性。

【处理流程】

恒温器发生炸裂→立即查看有无引起火灾及人员伤亡→观察患者病情及生命体征变化，必要时协助医生采取急救措施→更换新的恒温器，保证患者治疗顺利进行→分析查找原因→填写上报《护理不良事件上报单》。

【原因分析】

1. 仪器设备因素 塑料材质恒温器质量存在问题。

2. 使用时间长 患者长期肠内营养支持，恒温器24小时使用不间断，缩短使用寿命。

3. 医疗设备不完善 医院部分肠内营养泵没有自带恒温功能，需要在使用期间患者家属自行购买恒温器，使用前没有进行医疗设备安全质检，容易发生安全隐患。

4. 护理人员因素

（1）护理人员缺乏医疗设备安全隐患意识，没有提前意识到危险性，提前做好防范措施。

（2）护理人员缺乏责任心，护理工作缺乏细致谨慎意识，在巡视、查看患者时，没有检查恒温器。

5. 家属因素 部分家属考虑到医疗费用的问题，没有到正规的医疗器械店购买医疗用品，缺乏医疗用品使用安全意识。

【防范措施】

1. 医疗设备配置完善 加大医疗设备的投入，完善临床医疗仪器设备，注重仪器设备的配套产品，确保仪器设备使用安全。

2. 加强仪器设备使用检测 医疗设备作为患者治疗的重要手段之一，其安全性不言而喻，要加强对医疗设备的检测与维护，如治疗需要患者家属自行购买，指导患者家属到正规的医疗器械机构购买，购买后在使用前，要对其质量及安全性进行检测。

3. 加强护理人员医疗设备使用安全管理 医疗器械用品大多为电子产品，此类产品在使用过程中都存在用电等安全隐患。责任护士要熟知使用医疗仪器的患者，加强巡视，做好防护措施，及时发现问题及时解决。

4. 加强护理人员责任心建设 培养护理人员细心、谨慎的工作态度。将护理工作延伸到细微处。

5. 认真执行告知制度 对于使用仪器设备的患者及家属，要充分地告知，使用的目的、方法及使用过程中的注意事项，取得患者及家属的配合。

6. 加强护理人员应急能力培训 医疗设备发生问题，往往危险性强，对患者的安全隐患大。科室要定期组织学习由于医疗设备引起的安全问题的应急处理，提高医护人员的应急处置能力，在发生问题时能从容处置将危害性降到最低。

（陈婕 郭康洁）

案例三十四 医疗器械故障

单独或者组合用于人体的仪器、器具、材料或其他物品统称为医疗器械。医疗设备不良事件，是指获得批准上市的、合格的医疗器械在正常使用情况下发生的导致人体伤害的任何与医疗器械预期效果无关的有害事件。任何医疗器械在生命周期内，都会出现一定概率的风险，且成因复杂，既有设备本身的因素，如设计缺陷、生产质量不达标等；也有使用因素，如操作者操作不规范、管理不当、患者个体差异等；还有监管因素，如法规不完善、维护不及时、不正确。有些风险是难以用医疗器械生产标准进行控制的，需要在安全寿命周期内进行风险管理。任何一个医疗器械都是医院的"生命线"，任何一个设备出现问题都会影响到医疗工作的正常运行。

近几年来，医疗器械不良事件发生率逐渐增长，造成医疗资源浪费，导致患者机体功能损伤或永久性伤害，严重者可危及患者的生命安全。

【举例】

案例1

1. 患者一般情况　患者，男性，25岁，体重90kg，因外伤导致右腿胫腓骨粉碎性骨折平车推入骨科。诊断：右腿胫腓骨粉碎性骨折。入院后一级护理，普食，生命体征正常，精神状态欠佳，疼痛7级。定于入院后第二日行胫腓骨钢板螺钉内固定术，术前禁食、水。

2. 事件发生经过　术日8：00患者被推入手术室，入手术室后监测患者生命体征正常。手术室护士进行静脉留置针穿刺，扎止血带选择血管后在右手手背选择静脉进行静脉留置针穿刺，穿刺血管充盈不佳，用18号静脉留置针穿刺见回血后，推动静脉留置针套管，推动套管有阻力，将针芯拔出，见回血，但液体输注不畅，将针芯再次插入留置针针管内与套管一起退针，未完全退出继续进针穿刺，穿刺后拔出针芯，未见回血又将针芯置入，继续进针，见回血增多，推动套管，有阻力，将套管针及针芯一同拔出，准备重新进行穿刺。拔出套管针后发现套管断裂，部分缺失。护士立即报告医生，并测量患者生命体征正常，固定患者右手防止活动，按压静脉近心端，医生检查患者右手部皮肤、血管情况，立即经超声检查确定留置针套管断裂的位置及深度，请外科医生经皮下取出断端，确认无残留，并处理好伤口。医生每天进行换药，观察伤口情况。患者出院，右手背部伤口痊愈，未留下明显疤痕。

3. 本案例原因分析

（1）患者手术前禁食、禁水，血容量不足，导致手背部血管不充盈。

（2）患者使用的静脉留置针质量欠佳。

（3）留置针型号选择不准确。

（4）穿刺方法不得当，违反操作原则。

案例2

1. 患者一般情况　患儿，男，出生1天，体重2400g，其母妊娠36周自然分娩，早产儿。由门诊收住儿科，诊断：早产。入院后一级护理，生命体征正常，精神状态可，完善各项检查，遵医嘱使用婴儿培养箱恒温培养。

2. 事件发生经过 10：00 护士给患儿测量体温，发现患儿体温为 37.9℃。护士查找患儿发热原因，发现恒温培养箱内温度偏高，测量温度，恒温培养箱内温度为 39℃，明显高于设定值 35℃，但恒温培养箱报警系统未报警，导致患儿体温升高。立即给予患儿更换恒温培养箱，报告医生，给予物理降温。物理降温后患儿体温降至 36.3℃。严密观察患儿体温变化，并将恒温培养箱报修。

3. 本案例原因分析

（1）婴儿恒温培养箱温度失控，电压值、温度传感器失灵。

（2）由于报警系统故障，恒温培养箱的温度在超出正常范围时未发出声光报警。

（3）设备没有定期进行维护、检修。

【应急处理流程】

发生医疗仪器故障/医疗材料故障→报告医生→及时处理给患者带来的损伤→加强对患者的巡视，密切观察病情变化→检测和维修医疗器械→报告护士长→填写《护理不良事件报告单》→上报护理部→及时记录《护理记录单》→做好交接班。

【原因分析】

对医疗仪器设备不良事件的监测和原因分析是目前世界各国对上市后医疗器械风险管理的主要方法和手段之一。通过对不良事件发生的原因进行分析，将促进企业改进产品设计，提高产品的性能和功效，使患者得到安全、有效的治疗，促进产品的合理使用和整个医疗器械、材料工业的健康发展。

引起不良事件的因素分为设备故障因素、使用者因素及环境因素。

1. 医疗器械因素 医疗器械自身的缺陷一方面由于设计人员受到科技水平、实验条件、生产供应等限制，使很多医疗器械存在设计与临床应用时有不匹配的缺陷；另一方面，由于制作医疗器械的很多材料属于工业材料，致使医疗器械面临着微生物污染、放射性及化学性物质残留等各种考验。此外，医疗器械生产工艺、装配过程、储运等各个方面存在不可控因素，均可能对医疗器械产生不良事件，留下不安全隐患。

医疗器械自身的因素主要包括以下几个方面：设备的使用说明书、标签和包装标识；系统集成中的容错设计；显示器和控制器等；器械的硬件、软件。

（1）医疗器械说明书、标签和包装标识等内容的清晰、准确与否对使用者的操作是否会引起损害有直接的影响。错误或者不完善的说明书可以导致错误地使

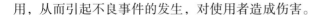

用，从而引起不良事件的发生，对使用者造成伤害。

（2）容错技术是指在一定程度上容忍故障的技术，也称为故障掩盖技术。容错主要依靠冗余技术来实现，它以增加资源的办法换取可靠性。由于资源的不同，冗余技术分为硬件冗余、软件冗余、时间冗余和信息冗余。容错设计的目的就是尽可能保证在错误使用或者部分故障时器材仍可能完成任务。过高的容错设计虽然可以减少因错误使用或者器材故障导致的损害发生概率，但同时也会浪费资源。

（3）控制器和显示器设计的好坏可以明显地减少或增加操作者出现错误的可能性，以及出现错误时操作者处理等。

（4）器械的软件和硬件是器械固有的组成部分，其中任何一方面出现问题都可能导致系统的功能错误或系统崩溃，从而导致不良事件的发生。

2. 使用者的因素　使用者的因素包括操作者的因素和患者的因素。

（1）操作者因素

①年龄：年龄最能预测事故发生概率，年长者由于遇事相对沉稳，使用器材的经验相对丰富，引起事故相对较少。

②听觉、视觉、触觉的敏感度：敏感度越高，采取控制风险的时间就越早，损害的发生概率就越低。

③认知能力、记忆能力及使用经验：有经验操作者发生不良事件的可能性小。

④操作违规：操作者缺乏安全意识，未按照操作规程进行操作，医疗器械具有不同的适应证及禁忌证，如果忽视医疗器械的选择及使用要求，会给患者造成伤害。

⑤安全防范意识不强：操作者对存在的风险认识、评估不足会增加不良事件发生的可能，操作者未掌握设备的安全性能，认为医疗器械是经过检验合格的产品，在使用过程中绝对安全，而对使用过程中存在风险认识不足。

（2）患者因素：患者的年龄、性别、文化程度，以及所患疾病都是发生不良事件的重要影响因素。

3. 环境因素

（1）照明：环境的明暗可以直接影响使用者的难易、准确程度，直接影响操作安全。

（2）噪音及振动：环境噪音和振动可以引起人的烦躁，还可以掩盖某些声音报警信号。

（3）温度与湿度：过冷或过热均可以直接损害使用的质量和效率。

（4）社会环境：使用者是否经过安全生产的专业培训。

4. 设备管理不良　现有条件下，很多医疗机构配备的设备维修人员不足，医疗器械的保养维修成为难题，贵重的设备尚能按时维修，但使用后无人保养，出现故障得不到专业的维修，导致设备性能差、安全系数低而出现安全隐患。

【防范措施】

1. 加强对医疗器械的监控　建立医疗器械临床验收标准，对列入国家计量检测目录的产品，在使用前应进行检测；列入放射防护管理范围的设备应进行放射评价，保证安全使用。加强进口设备的管理，不要迷信国际品牌，要及时向检验检疫部门报检，从而消除事故隐患，保证医疗安全。进口医疗器械的销售同样要受国家药品监督管理局的监控。

2. 建立医疗器械不良事件相应的应急预案　医院设备科应指派专职人员承担本单位医疗器械不良事件监测工作，对医疗器械不良事件进行上报、记录、建档保存。

3. 完善医疗器械安全审核　规范采购程序，严格进行医疗器械资格审查，如医疗器械注册证、生产许可证、经营许可证、进口产品的3C认证、代理授权书、检测证书等有效证件。采购前应充分了解该产品的使用情况，有无不良记录等，严把质量关，杜绝"三无"产品、有质量问题的产品进入医院。

4. 建立健全的库房验收制度　核对产品名称、型号、规格、生产企业、数量、批号、材料标志、灭菌日期、失效期等。对一些标签或产品说明书存在错误或缺陷的设备拒绝入库。

5. 提高医护人员安全意识　对使用医疗器械的医护人员进行培训及管理，提高其安全防范意识，使其充分认识到产生医疗器械不良事件的严重危害性。医院组织全体医护人员开展新器械、新技术使用前的规范化培训，做好对医疗器械临床运用过程中的质量控制和操作规范化的培训。

6. 提高医护人员的应对能力　在循证医学和举证倒置的法律要求下，医疗器械虽然成为临床诊疗工作不可缺少的部分，但由于医院对医疗器械管理不完善，医护人员对医疗器械不良事件和相关法规的认知缺乏，当不良事件发生时，由于医院所能完成的举证相当有限，缺少完整的技术资料，引发的问题也往往由医院自行解决。因此医院管理者和医护人员要提高对医疗器械不良事件的认识，在使用高风险医疗器械时要像使用药品一样，注意缺陷和不良反应，尤其是对风险较大的产品，让患者有知情权，了解使用风险，并建立追访制度，全面了解医疗器械使用后的疗效，及时记录并报告，开展不良事件风险的临床研究，不断淘汰和完善医疗器械，防止或减轻伤害事故的发生。

7. 建立召回法规与举报制度　完善的法规制度是保障公众使用医疗器械安全的重要前提，也是监督的必要手段。实施召回的目的是为了不断提高产品的安全性和有效性，最大程度地保障患者的利益，是对公众（使用医疗器械）安全负责任的一种表现。企业通过这种诚信行为来确保消费者使用的医疗器械更加安全、有效。为此，制定有关医疗器械召回的相关法规，对保护患者和医护人员的合法权益是十分必要的。实行有奖举报能够调动全社会共同关注医疗器械质量的积极性，能够降低医疗器械不良事件的风险范围，提高预警能力，减轻危害。

（吴鸿雁　王会接）

案例三十五　院内转运

院内转运（intrahospital transport，IHT）是指在同一医疗单位不同医疗区域之间的转运。危重患者的院内转运，依据转运前后科室性质的不同，大体分为三大类：普通病房危重患者转至 ICU，急诊科危重患者转至 ICU、手术室或检查室，以及 ICU 患者外出检查或特殊治疗等。根据不良事件的轻重程度，即生理指标的改变程度和有无危及生命，分为轻微和严重不良事件。

由于不良事件种类、转运类型、样本群体、样本量、患者病情严重程度、设备、转运人员的差异，致使各研究结果中不良事件的发生率差异较大，但总体呈高发生率态势，发生率高达 46.2% ~ 79.8%。学者们报道的院内转运不良事件，多与病情、设备、转运人员相关。其中设备相关不良事件的发生率为 10.4% ~ 45.9%，主要是机械通气、监测设备和输液泵等发生故障，最常表现为电池电量不足、通气和报警故障等。与转运人员相关的不良事件，包括管道意外滑脱或堵塞、转运前准备不全、未与接收科室有效沟通、转运中应急处理不当等。

转运仪器——呼吸机低电量

【举例】

1. 患者一般情况　患者，女性，74 岁，诊断：重症肺炎，为进一步诊治收入呼吸与危重症医学科。患者经口气管插管，距门齿27cm，接呼吸机辅助呼吸，甲级心电监护，给予抗感染、化痰、补液治疗，患者意识清楚。入院第二日，心电监护示：T 波倒置，急查心梗五项，结果示：心肌梗死，联系心内科导管室，心内科急会诊后同意为患者行检查治疗，准备转运患者至心内科导管室。

2. 事件发生经过　主治医师 2 人，轮转进修医生 2 人，主管护师 1 人、护士 1 人，准备好必要的急救药品、物品（一次性吸痰管 10 根，简易呼吸器，有蓄电池的呼吸机，有蓄电池的监护仪，有蓄电池的电动负压吸引器）。转运过程中患者使用呼吸机辅助呼吸，心电监护，维持常规液路。转运途中，呼吸机出现低电

· 171 ·

量报警，患者即刻出现紧张、焦躁情绪，呼吸急促，心电监护示：心率加快，血氧饱和度降至86%，呼吸频率22～31次/分，主治医师即刻安抚患者，同时另一名主治医师查看呼吸机运行情况，护士即刻给予患者经气管插管和口、鼻吸痰，主管护师即刻打开氧气筒连接简易呼吸器，连接气管插管给予简易呼吸器辅助呼吸，同时鼓励安慰患者，患者生命体征逐渐恢复正常，医护人员轮流给予患者简易呼吸器辅助呼吸，直至顺利进入导管室，连接电源，接呼吸机辅助呼吸。顺利完成检查、治疗后，持续简易呼吸器辅助呼吸下转CCU继续治疗。

3. 本案例原因分析

（1）转运前评估不充分：因患者突发病情变化，医护人员在确认转运后所用准备时间不足，未全面对各类仪器进行细致检查和评估，尤其对老旧的转运呼吸机未来得及做全面评估。

（2）医护人员对仪器性能掌握不充分：在转运途中，医护人员知晓转运呼吸机老旧，但运行良好，未充分重视仪器老旧问题，在转运途中未重点查看仪器运行情况，对呼吸机故障未提前发现，直至呼吸机发出低电量报警，患者出现焦虑、恐惧、呼吸加深加快。

（3）蓄电池超出使用寿命：转运前医护人员曾查看机器运行良好，蓄电池处于备用状态。但转运途中却突然出现蓄电量不足，低电量报警，无法正常工作。蓄电池已经超出使用寿命，同时已经找不到备用蓄电池。

（4）仪器设备老旧：该转运呼吸机已经多次请医工科维修，但因仪器老旧，现市场无法找到所需更换的配件，而科室申请的转运呼吸机未到位的情况下，只能继续使用该转运呼吸机。

（5）仪器设备维护不及时：未及时请医工科对设备进行检测维护，尤其对老旧设备的维护和监测，出现异常无法及时发现。

【应急处理流程】

呼吸机出现低电量报警→主治医师立即评估患者情况→另一名主治医师评估呼吸机是否正常运行→护士即刻遵医嘱给予吸痰处理→主管护师即刻打开氧气筒连接简易呼吸器给予简易呼吸器辅助呼吸→鼓励、安慰患者→密切监测生命体征→陪伴患者完成检查、治疗→简易呼吸器辅助呼吸下转至CCU继续治疗→填写《护理不良事件报告单》上报。

【原因分析】

1. 转运前评估不充分

（1）转运前主治医师应对患者病情做充分评估，了解患者目前病情，是否能耐受转运途中的颠簸，充分评估转运途中可能出现的危险，做好各项风险的防范、处理措施。

（2）充分评估患者转运途中所用各类仪器的性能，对各类仪器运行情况，有无蓄电池及备用蓄电池，是否都处于完好、备用状态等进行全面掌控。评估使用老旧设备的利弊，如果利大于弊，并且对患者不会造成伤害，才能使用。

（3）转运前确定好跟随人员，根据患者病情及所需携带的仪器来评估所需医护人员，实际参与转运的医护人员，应该等于、最好多于评估需要人员。转运前划分好职责，以免出现紧急情况时大家不知所措的尴尬局面。患者的主治医师为最高决策者。

2. 医护人员缺乏预见性

（1）患者经口气管插管，转运途中需使用呼吸机辅助呼吸，因此医护人员在转运途中应重点关注呼吸机运行情况，并能及时发现问题、解决问题，尤其对呼吸故障要有一定的预见性。关注其他生命指标的同时，一定不能忽视生命通道的观察护理。

（2）医护人员明明知道转运呼吸机设备老旧，就更应该在转运途中关注呼吸机运行，警惕呼吸机故障。如果呼吸机报警系统异常，医护人员不能及时发现呼吸机故障，后果不堪设想。

3. 仪器设备老旧

（1）转运前开机调试运行良好，处于备用状态，接通患者气道后，运行仍旧良好。但转运过程中却突然出现低电量报警，呼吸机无法正常运行，老旧设备运行情况不稳定。

（2）蓄电池使用寿命过长，且无备用蓄电池，无法正确评估蓄电池使用情况，增加了转运途中的危险性。

（3）目前科室设备处于申请中，在新的仪器设备未到位的情况下，科室仍需要使用仅有的这台转运呼吸机对患者进行转运，这对医护人员提出了更高的要求，观察患者生命体征的同时，转运呼吸机及各类转运仪器也是医护人员所需关注的重中之重。

4. 仪器设备检测、维护不及时　未及时请医工科给予检测维护，仅仅依靠每年统一的设备维护远远不够，尤其对老旧设备，科室应加强对老旧仪器性能的测定，为患者的转运安全多增加一份保障。

【防范措施】

（1）护理人员应做好风险评估

①护理人员在转运前应充分评估患者病情，对患者耐受情况进行全面分析，

并与主治医师进行核实。

②护理人员对转运途中所能出现的各类风险进行评估，并进行分类、梳理，制定详尽可行的应急处理措施。

③护士长对参与转运的人员进行全面评估，确定转运所需人员，并进行安排，同时划分各类人员职责。

④参与转运的护理人员对转运仪器设备的性能、使用状态要进行评估，并全面掌握，对存在的不确定性因素采取有效的、可替代的护理预防措施。

（2）加强对科室各类仪器的维护：由专人负责各类仪器的维护和保养，对因老旧无法进行维修的仪器做好标注，并向医工科报备，申请相应的新设备。对此类仪器尽量做到不使用，确实无替代需要使用时，一定要做好相应的应急处理方案。

（3）认真执行告知制度：转运前向患者及家属充分告知转运途中存在的不安全因素，并向患者及家属告知医护人员会全力保障转运途中安全，尽量减轻患者焦虑不安情绪。转运途中，注重对患者的观察，清醒患者可视情况给予沟通交流，转移其注意力，缓解患者焦虑、紧张情绪。

（4）加强护理人员风险意识教育：加强临床护士对各类仪器的风险意识教育，提高其对仪器性能的识别能力，尽可能避免使用老旧设备；无其他备用物品，需要使用时，做好紧急处理预案。

①备简易呼吸器：呼吸机出现故障，即刻接通氧气通路，给予简易呼吸器辅助呼吸，并密切监测患者生命体征变化。

②注重患者的心理护理：清醒患者做好安抚工作，让患者感知到医护人员都在他身边为他进行有效的治疗、护理措施，尽量减轻患者的焦虑、恐惧心理，引导患者将注意力转移到配合治疗护理上来。

③保持气道通畅：即刻给予吸痰，保持呼吸道通畅。如遇患者气道痉挛，遵医嘱给予缓解气道痉挛的药物气管滴入或静脉壶入。

（5）转运过程中配备足够强大的转运医护人员：危重症患者转运，患者主治医师和1名助手医师必须随同，护理人员必须配备1名及以上急救处理经验丰富的主管护师和1名责任护士陪同。转运过程中人员分工明确，各司其职，确保患者转运途中安全。

给药中断——堵管

【举例】

1. 患者一般情况　患者，男性，56岁，诊断：呼吸衰竭，心力衰竭，食管癌，为进一步诊治收入呼吸与危重症医学科。入院后医嘱给予甲级心电监护、抗生素、化痰、补液等治疗。患者因食管癌晚期，已经10余天未进食，浑身疼痛，躁动不安，入院后心率、血氧、血压均低于正常，给予无创呼吸机辅助呼吸，持续泵入盐酸多巴胺，补液等治疗后患者生命体征于2日后逐渐恢复正常。考虑完全胃肠外营养会进一步加重患者心脏负担，请消化科会诊后，决定前往胃镜室放置空肠管。

2. 事件发生经过 因患者目前无法脱离降压药物，转运途中需携带有蓄电池的注射泵，有蓄电池的监护仪，有蓄电池的无创呼吸机，氧气筒和必要的急救药品、物品。患者意识清楚，因疼痛转运过程中始终处于躁动不安状态，并频繁翻身。当转运至检查配楼一层时，注射泵发出报警提示，即刻查看注射泵显示堵管，随行护士即刻查看患者静脉液路，发现因患者频繁更换体位，静脉置管部位已经出现回血，并延长至三通部位。主管护师立刻查看患者穿刺部位，关闭液体及泵入药物侧，并迅速接肝素钠预充式封管液给予回抽，有回血后，更换预充式封管液给予脉冲式冲管处理，排除液体末端有血液部分的液体，连接三通，连接注射泵管，遵医嘱快速泵入2ml后，调至所需泵速、滴速。操作期间患者血压下降至82/43mmHg，液路顺畅后，逐渐恢复正常，并顺利到达胃镜室完成空肠管的放置。

3. 本案例原因分析

（1）患者对自身静脉液路的重要性认识不到位：因身体疼痛不适，频繁更换体位，对护士曾经反复交代的静脉液路的重要性及穿刺部位维护的注意事项完全忘记，导致静脉置管部位出现大量回血而不自知。

（2）医护人员关注度不够：转运过程中，忙于推病床前行，同时注重关注生命体征和各类仪器的运行情况，却忽略了维持患者生命通路的液体通道，疏于对输液侧肢体观察护理，导致患者出现回血而未及时发现处理，出现了堵管的不良后果。

（3）护士缺乏预见性：患者烦躁、不安，频繁更换体位以求减轻疼痛，而输液侧肢体在患者频繁更换体位的过程中，势必会因输液侧肢体受压而容易产生回血，频繁且毫无顾忌地翻身亦可能导致留置针受牵拉而脱落，医护人员却未提前预知、查看。

【应急处理流程】

患者出现静脉液路堵管→护士立即查看患者静脉液路→发现大量回血瘀滞→立即断开输液通路和泵入通路→连接肝素钠预冲注射液→回抽出回血→更换预充式封管液脉冲式冲管→排除输液器及泵管处有血液混合的液体→遵医嘱快速泵入

2ml→调至所需滴速、泵速→密切观测患者生命体征变化→安抚患者及家属→填写《护理不良事件报告单》上报。

【原因分析】

1. 患者因素

（1）患者对自身静脉液体通路的维持不够重视 不认为是其救命通路，当身体出现不适时，丝毫不顾及自己的静脉液路，频繁更换体位，导致穿刺部位因压力增大而出现大量回血。

（2）患者入科后呈消瘦状态，血管弹性差，又需要持续输入升压药物，对血管刺激大，多次与患者和家属谈论使用中心静脉导管，患者及家属均强烈拒绝使用。使用外周静脉留置针持续泵入升压药物，对患者血管的损伤风险极大。

2. 医护人员因素

（1）缺乏对患者静脉通路的查看意识 转运途中充满了不确定因素，医护人员目的便是尽快将患者平安转运至检查室，因此医护人员只注重观测患者生命体征及呼吸机等各项仪器指标，而忽略了对患者重要的静脉液体通路，出现回血未及时发现，以至于出现回血瘀滞导致堵管。

（2）护士缺乏预见性 面对患者躁动不安，频繁更换体位，护士应提前预知到患者输液侧肢体因受压和蛮力，极易出现回血现象。护士仅仅想着已经为患者妥善固定了留置针，不会出现脱管，而忽略了回血凝固堵管的可能性。

3. 环境因素

（1）转运途中充满了危险因素 科室自检查配楼需要经过露天停车场，医护人员在转运途中，既要保证患者生命体征和各类仪器的正常，还要注意病床运行的路途安全，并确保患者不被风吹日晒。

（2）途中还需兼顾车辆及其他患者或家属不与转运病床发生不必要的碰撞，所需考虑问题众多，而忽略了静脉液路的观察护理。

【防范措施】

1. 护理人员做好风险评估

（1）对患者生命体征做好全面评估，对患者药液中断的后果进行预测，并详细制定出现此类不良事件的处理措施。

（2）对患者血管进行评估，多次向患者讲解留置中心静脉导管对患者的重要性，同时告知患者使用外周静脉留置针对患者血管的刺激和伤害，尽量争取患者和家属的同意使用中心静脉置管。

（3）对需要持续药液维持的患者，一定要保持液路的通畅，评估转运途中可能出现的阻断液路通畅的各种可能，将这些可能扼杀在摇篮中，防止静脉液路的脱管和堵管。

2. 认真执行告知制度 告知患者和家属，维持有效液体通路的重要性，得到患者和家属的认同，增强患者和家属对静脉液路的敬畏，使患者和家属增加堵管、脱管防范意识。

3. 加强护理人员风险意识教育 加强临床护士对静脉液路堵管的风险意识教育，提高其对堵管的识别能力，尽可能避免静脉液路堵管发生。

（1）输液侧肢体禁止采取高压力动作：对躁动不安患者，增加宣教次数，同时转运途中注意多次查看，发现有回血时及时给予相应处理，并及时对患者发出警告。

（2）牢固固定静脉留置针：留置针贴膜发现掀起及时更换，并将留置针用防水胶布固定 1～2 圈。必要时留置两处静脉留置针，防止因意外脱管或堵管造成患者中断用药。留置针尽量穿刺于易于固定的部位，必要时留置中心静脉导管，并妥善、牢固固定，定期维护。

（3）正确冲封管：为避免堵管，在连接液路前后，均应采取肝素钠预充式封管液脉冲式封管。

4. 提升护理人员专业技能 定期组织护理人员进行中心静脉置管、静脉留置针相关知识培训，对堵管发生的相关危险因素进行全面评估及分析，根据评估分析结果对患者及家属进行健康教育，提高护理人员及患者家属的风险防范意识。

（1）将每次的床旁交接当作学习的机会，对患者静脉留置针或中心静脉置管等静脉通路进行查看和评估，同时提出自己的见解，既是对患者的健康宣教，也是对同事的促进和督导。

（2）可以定期聘请静疗培训小组老师为大家集中授课，查缺补漏，将自己的知识融会贯通，同时及时接受新知识、学习新业务。

呼吸、输液通道的意外断开

【举例】

1. 患者一般情况 患者，女性，82 岁，诊断：呼吸衰竭，心力衰竭，为进一步诊治收入呼吸与危重症医学科。入院后医嘱给予甲级心电监护、抗生素、化痰、补液等治疗。入院第三日患者二氧化碳分压持续升高，给予气管镜下经鼻气管插管，呼吸机辅助呼吸，静脉补液治疗，由普通病房转至呼吸监护病房。

2. 事件发生经过 简易呼吸器辅助呼吸下转运至重症监护病房，在穿越病房门时，因门距较窄，使得给予患者简易呼吸器辅助呼吸的护士无法跟进，导致气管插管与简易呼吸器外力断开，输液管路也因外力牵扯意外与液体袋断开。已经进入监护病房的护士立即查看患者气管插管在位情况，同时主治医师给予听诊，确定气管插管在位良好，连接简易呼吸器，继续给予简易呼吸器辅助呼吸。同时另一名护士立刻卡住掉落的输液器，迅速对液体袋进行消毒处理，更换输液器，连接液路顺畅。待患者转至重症监护病床后，接呼吸机辅助呼吸，查看液路静脉滴注顺畅。

3. 本案例原因分析

（1）忙乱导致意外风险：紧急情况下进行转运，医护人员目的很明确：迅速将患者平安转入监护室，但却过分注重转运速度，在通过较窄的病房门时，也未及时减速慢行，导致给予辅助呼吸的护士尚未跟进便着急推患者进入了监护病房，从而使得简易呼吸器与气管插管意外断开，同时液体也因外力和输液器意外断开。

（2）医护人员配合不默契：当通过门等较窄区域时，前后两人未做衔接，床头进入人员未提前接下简易呼吸器，给予持续呼吸器辅助呼吸，而给予人工通气的护士因道路狭窄无法正常随病床进入病房，但手中的简易呼吸器却未及时放手。

（3）医护人员对环境评估不到位：未随环境变化改变转运速度，并且未对病床上的各类管路进行梳理。转运途中，应尽量保持各类管路均在病床四周空间范围内，超出病床范围的，在转运途中，很容易出现异物牵绊而脱落。

【应急处理流程】

出现呼吸管路断开→护士立即查看气管插管是否意外脱出→同时随诊医生听诊，确定插管在位→立即连接简易呼吸器辅助呼吸→安抚患者及家属→填写《护理不良事件报告单》上报。

出现液体意外断开→即刻卡住掉落的输液器，防止液体顺输液器滴落→消毒液体袋→更换输液器→连接液路，遵医嘱调至所需滴速→安抚患者及家属→填写《护理不良事件报告单》上报。

【原因分析】

1. 环境因素

（1）转运途中进入重症监护室时，因床比较宽大，同时与患者病床随行的还有氧气筒等医疗仪器设备，床周围还有医护人员，紧急通道变得狭窄，无法满足人员和病床同时并排进入。

（2）转运途中充满了不确定因素，其他患者和家属的出入，也会对转运的安全性造成威胁，因此在转运前或转运时，应有专人负责为转运病床开路，提前扫清一切障碍，并对特殊情况及时做出提醒，避免忙乱中出现意外。

2. 医护人员配合不默契

（1）急于转运患者，而未提前进行分工安排。在紧急情况下慌了手脚，未及时将自己手中简易呼吸器放开。

（2）转运途中只顾紧盯各类仪器和生命体征，在途经狭窄地段时未放慢速度统筹安排经过狭窄门口的先后顺序，导致后面进行人工通气的护士无法跟进，出现了简易呼吸器与呼吸管路断开的情况。

（3）紧急转运途中，大家都在关注病床运行和各类仪器，无人关注患者的静脉通路。

3. 医护人员缺乏预见性

（1）缺乏紧急转运途中风险的预见性：经普通病房转运至监护室的途中，会有其他患者和家属的进进出出，给转运和进出的患者和家属都会带来安全隐患。

（2）缺乏风险防范意识：未提前对转运人员进行分工和职责明确。在紧急通行过程中，进行重要护理操作的护理人员也未预知风险，未对快速、强行进入监护室进行制止。

4. 科室对转运风险预案演练不到位

（1）随着人们生活水平的提高，对护理工作的要求也是越来越高，护理工作也由以前单一的疾病护理发展到身心并护，而护理人力资源的紧缺，导致科室护理人员完成护理工作后已是筋疲力尽，再加之每周还要参加科室培训及各类学习，真正留给护理人员休息的时间很少。

（2）科室领导体谅护士，不想占用护士过多的休息时间，对应急预案的演练只能依靠早交班前 10 分钟进行。大多护理人员思想重视程度不高，认为这些都是抢救常识，与平时抢救工作区别不大，不需要频繁演练。

【防范措施】

（1）护理人员做好风险评估：对紧急转运患者一定要提前做好风险评估，包括对环境的评估，和对患者可能发生意外风险的评估。

（2）职责分工，默契配合：转运前，由在场领导或组长给予合理分工，并做好衔接，对持续性抢救措施，做好轮换，同时加强配合默契度，对患者的治疗护理不能出现断层。

（3）加强护理人员风险意识教育：加强临床护士对各类管路意外断开的培训和演练，尽可能避免各类管路意外断开的发生。

①提高全体护理人员思想认识：患者安全无小事，转运途中充满了不确定

性，必须从思想上高度重视，对患者转运途中各类风险全面知晓，熟练掌握各类风险的处理措施。

②妥善固定：各类管路固定一定要牢固、妥善，随时查看，发现松动、胶布卷起等迹象及时更换固定胶布。

③加强风险防范措施：多积累此方面的知识，尽量在转运途中预知风险并规避风险，同时加强相互之间的协作配合。

（4）提升护理人员专业技能：定期组织护理人员进行转运途中各类管路意外断开相关知识培训，对管路意外断开发生的相关危险因素进行全面评估及分析，提高护理人员的风险防范意识。

①制定一份计划，科室按照计划，每天对不同的应急预案进行演练，以促进大家对应急预案的熟悉掌握。

②护士长每天利用早交班时间对在班护士进行随机抽查，以督促大家对当日应急预案的掌握。

（安春鸽　王斐）

案例三十六　手术室各类不良事件

外科手术超声切割止血刀—刀头断裂

超声切割止血刀通过超声频率发生器使金属刀头以 55.5kHz 的超声频率进行机械振荡，使组织内的水分子汽化、蛋白质氢键断裂、细胞崩解、组织被切开或凝固，达到止血作用。它被广泛应用于腹腔镜手术中，但同时也有安装、使用及维护过程中违规操作造成超声刀损坏的情况。其中超声刀刀头夹取过多组织持续激发 10 秒以上造成刀头损伤较大，在激发时接触到金属或骨骼等坚硬的物体，导致刀头断裂损坏，可能导致组织器官的损伤，并且具有刀头断端遗留体腔的危险，影响手术进展。造成物品轻点不清，延长手术时间，给患者增加不必要的经济负担。

【举例】

1. 患者一般情况　患者，男性，58 岁，诊断：胃癌，收入普通外科。入院后根据患者手术指征讨论行腹腔镜下胃癌根治性切除择期手术治疗。术前一日洗手护士根据手术需求将手术用物准备齐全，包括敷料包、器械包、缝线、腹腔镜设备及电外科设备（超声刀）等。

2. 事情发生经过　术日手术正常有序进行，在手术进行1个多小时后发现超声刀出现报警，无法正常使用，这时术者将超声刀从腹腔内取出，洗手护士根据报警出现的错误代码，将超声刀拆卸重新安装，自检合格后继续使用。手术进行3个小时后，超声刀再次出现报警无法使用。洗手护士依照上次出现的情况，再次重新安装超声刀，打开刀头自检合格后递给术者，将超声刀置入腹腔内使用时，发现刀头断裂，丢失一叶。立即告知医生停止手术及时寻找，同时上报护士长，详细汇报超声刀刀头断裂、丢失过程。医生在腹腔镜辅助下于腹腔内大范围查找，洗手护士在无菌台面及手术切口周围仔细查看，巡回护士查找手术环境区域内的地面、台面等各个角落。最终在护士工作台的车下找到断裂的刀头，经匹配确保完整后，立即更换新刀头，手术继续进行。

3. 本案例原因分析

（1）医生术中操作过程中，使用方法错误，造成出现错误代码。

（2）洗手护士在安装、拆卸过程中，存在暴力操作行为或者不小心掉落，导致刀头变形。

（3）测试过程中触摸刀头，刀头未张开，闭合空激发。

（4）洗手护士未及时去除刀头上附着的焦痂及组织，损伤非工作刀面的硅胶垫，影响效率。

（5）洗手护士未做到进入腹腔前检查器械的完整性。

【应急处理流程】

超声刀刀头断裂→护士立即告知术者停止手术并及时寻找→上报护士长→分散区域查找→医生查看腹腔，洗手护士查找无菌台及切口周围，巡回护士查看手术区和周围环境→麻醉医生关注患者生命体征→认真查看每一个角落，直至找到为止→术后填写不良事件登记→分析事件发生原因并制定处理措施。

【原因分析】

1. 违规使用　重复使用复消超声刀，复消后其寿命缩短，影响使用效果。

2. 医生使用因素

（1）非直视下操作：超声刀作为能量工具，直视下操作是其最基本的使用原则。腹腔镜手术与开腹手术不同，其术野的暴露需要主刀、助手与持镜手的密切配合。在诸多由于配合不娴熟以及持镜手经验缺乏导致目标观察不确切的情况下，主刀医生若盲目操作，使用不当，加之术野暴露不充分，无论是锐性切割还是钝性游离，均易导致组织器官的出血和损伤，若发现不及时，则会酿成严重后患。

（2）激发时接触金属或骨骼：超声刀是通过刀头的高频振动来工作的，如果在激发时接触到金属或骨骼等坚硬的物体，会导致刀头断裂或损坏，也可能会导致组织器官的损伤。

（3）长时间持续激发：持续激发 10 秒以上对刀头损伤较大，也可使组织烧焦碳化。

（4）夹持少量组织空激发：超声刀激发时若无钳夹组织或夹持组织量很少，会导致工作刀面和非工作刀面的大面积摩擦，对刀头的损耗很大。

（5）长时间带焦痂工作：长时间使用超声刀后，刀面会附着有少量的组织焦痂，影响超声刀对组织的切割效率，导致切割速度慢、止血效果差。

3. 护理管理因素

（1）安装暴力，未使用扭力扳手将其卡紧。

（2）测试过程中，刀头未张开，闭合空激发。

（3）分离组织后，洗手护士未及时用湿纱布擦拭刀头上附着的焦痂及组织，未将刀头放入水中震荡清洗，或震荡清洗时触碰金属盆壁，造成刀头断裂或损伤非工作刀面的硅胶垫，影响切割止血效果。

（4）器械在进入腹腔前未查看其完整性。

【防范措施】

1. 严格执行超声刀 为一次性消耗品的规定，严禁重复复消使用。

2. 监督医生使用

（1）合理的功率选择：功率越高，切割越快，但止血较差。对于 2mm 以下的血管，可用超声刀慢档凝，再原位快档切断；对 2～3mm 血管如直肠上动脉，可先慢档凝，再隔一个刀位切断。虽然 FDA 认证超声刀可以闭合 5mm 的血管，但为安全起见，3～5mm 的血管，先用止血夹夹闭再凝固切断。

（2）恰当的切割容量：由于超声刀力矩较长，夹持力较弱，夹持大块组织可能造成超声刀损坏，另外可能造成血管凝固不全。钳夹大块组织或钳夹组织后过度扭转、牵拉刀柄，都可能造成超声刀的损坏。不仅如此，大块钳夹组织激发，切割速度慢、易出血、产雾多，无法做到精细解剖。因此，用超声刀头前 2/3 夹持。

（3）合适的组织张力：需要锐性游离的组织（如薄层腹膜和系膜等），可快速切割，快档击发，用刀头前端轻含组织，或刀背切割，适当增加张力，切割速度快如电刀，并且切缘整齐；处理血管时，避免张力过大，造成凝固的血管牵拉撕扯而出血。

（4）恰当的握持力度：握持力度的大小也能决定切割、止血的效果。握持力度越大，切割越快，但止血较差。

（5）准确的用力方向：垂直切割才能使切面面积最小，尤其是对血管的处理，比如直径 5mm 的血管 45°切断的话，切面直径将变成 7mm。

（6）准确的组织平面：找到正确的解剖平面，结合剪、切、拨等刀法，超声刀便游刃于组织平面之间。

3. 做好相应管理

（1）完善培训：对全体手术室护士进行设备及耗材的维护保养培训，定期回顾及考核，确保可能接触设备的人员都熟悉超声刀的安装、检测、使用、维护、保养及常见故障的排除，从而保证术中使用顺利。初次使用超声刀的术者，建议进行台前培训，叮嘱护士关注医师的手术习惯，并及时反馈。

（2）制作专用使用记录表，登记使用时间、手术名称、使用者、相关的巡回与洗手护士、刀头种类及产品批号、刀头使用次数、主机使用次数及状况，这些资料可清晰反映医师使用习惯及超声刀的维护保养，为设备管理提供参考资料。

（3）严格督查器械护士在术中使用器械过程中进行器械完整性检查。布巾钳是外科手术铺单时固定敷料的手术器械，在临床工作中也经常被外科医生巧妙利用，如使用布巾钳前端的尖部夹住颈椎椎体以起到复位、固定作用。由于椎体骨质较硬，使用布巾钳夹取较硬的骨质，有损坏器械的危险，容易破坏器械完整性，导致残余尖端遗留于伤口内，术后给患者带来危害。

【举例】

1. 患者一般情况　患者，女性，45 岁，诊断：颈椎椎管狭窄，收入骨科。入院后根据患者手术指征讨论行颈椎前路椎板减压内固定择期手术治疗。术前一日洗手护士根据手术需求备齐手术用物，包括敷料包、器械包、缝线等。

2. 事情发生经过　患者在全身麻醉下进行颈椎前路手术，手术开始前，洗手护士与巡回护士清点所有手术用物。根据术中需求，主刀医生为方便固定椎体，使用布巾钳夹持固定椎体，并植入螺丝钉进行固定，手术进展顺利。在反复 X 光透视调整螺钉位置过程中，X 线片中发现 2－3 椎体周围有长约 0.5cm 的异物，主刀医生根据 X 线透视为指引依据，最终将异物取出，发现是布巾钳前端的尖部断裂残端，洗手护士这时仔细查看用过的布巾钳前端发现确实有缺损。将破损的 0.5cm 与前端对合，确认布巾钳完整性。

3. 本案例原因分析

（1）手术医生利用布巾钳代替固定椎体的器械使用，造成器械缺失。

（2）洗手护士未及时阻止医生将布巾钳夹持锥体，造成隐患。

（3）洗手护士在使用器械前后未能做到及时查看器械完整性。

【应急处理流程】

透视发现切口有异物→分析异物→取出异物→查找使用过的器械→将残端与缺失的器械对合确保器械完整性→上报护士长→术后认真书写护理缺陷过程→术后讨论并采取有效措施防止此类事件发生。

【原因分析】

1. 医生违规操作 未根据器械的性能及用途正确使用器械。

2. 洗手护士认知能力有限 术中使用过程中，护士未能考虑到会出现布巾钳前端断裂现象。

3. 洗手护士对台上器械管理欠缺 未能做到所有器械使用前后认真查看完整性。

4. 巡回护士术中观察不到位 台下巡回护士除了关注患者基本病情外，未能及时关注台上护士的规范操作。

【防范措施】

1. 护理人员做好风险评估 洗手护士需提前 15~30 分钟刷手上台，与巡回护士逐项清点所有用物，认真核对所有器械的完整性，对尖锐器械及各类螺丝、小帽等仔细清点、及时记录。

2. 加强洗手护士职责 无菌器械台上所有物品，不能让医生随意拿取，必须经过洗手护士。对手术所需器械的性能做到正确使用，在能力范围内监督医生有效使用器械完成手术。对台上所用物品做到及时查看确保完整性。

3. 提升手术室护士专业技能 定期组织各个专科相关知识培训，提高手术配合，能熟练掌握手术医生的操作动向，提高手术风险意识。

4. 加强巡回护士职责 及时观察台上洗手护士操作，对操作有误及时提出制止，防止不良差错事件发生。

脑棉片丢失

脑棉片是神经外科手术中唯一进入颅内的敷料类物品。脑棉片起着止血、暴露和保护脑组织的作用。因颅腔内特殊的解剖结构和重要的神经血管组织，脑棉片的作用不可替代，在临床上广泛应用。脑棉片体积小，用量大，且都用于深部组织，一旦遗留在体内或脑内，可造成严重感染，重者持续发热、昏迷，甚至死亡。

【举例】

1. 患者一般情况 患者，男性，65 岁，诊断：颅底巨大脑膜瘤，收入神经外科。患者高血压 10 年余，未规律服药，患者在家中起床上厕所时摔倒在地，患者呼之不应。急诊 CT 示右侧基底节区高密度影，中线移位，需立即急诊手术。

2. 事件发生经过 术前开放静脉通路，备好吸引器。协助麻醉医生进行麻醉，洗手护士物品准备完毕后，刷手上台，物品清点完毕，手术顺利进行。7 小时后手术完毕，准备缝合硬脑膜，洗手护士发起点数指令与巡回护士一起核查手术所用器械、纱布、缝针及脑棉片。在清点用过的脑棉时发现 1 块小脑棉的棉片与线体分离，仅剩下线体及一小部分脑棉，立即报告医生停止操作，所有人一起参与寻找缺失的部分脑棉，包括手术切口、手术区域内、吸引器袋内。同时立即报告护士长，将 1000ml 吸引器袋内的液体使用纱布一层层过滤，在过滤到一半时发现有一个绿豆大小的棉制品，拿镊子轻轻将卷曲的脑棉片展开，与缺损的脑棉仔细对接，又拿来一个完整小脑棉进行对比，确定脑棉完整性，医生继续缝合硬脑膜。

3. 本案例原因分析

（1）在使用小脑棉时，一定监督医生禁用吸引器头进行操作，避免脑棉被吸入吸引器桶内，造成清点不清。

（2）部分习惯不好的手术医生在用完脑棉后未能及时交还洗手护士，随手乱放，造成脑棉丢失。

（3）一些经验不足的洗手护士不注意观察手术术野、关注手术进展，不能及时发现脑棉的去向。

（4）回收脑棉后管理不善，未及时将用过的脑棉打开铺平，按序摆放，核对清点，妥善保管，导致发现不及时，增加查找难度。

【应急处理流程】

手术结束前清点物品发现脑棉片有缺损→告知医生停止操作→上报护士长→分散区域查找→医生通过显微镜查看术野→洗手护士查看器械台等手术无菌区域→巡回护士查看吸引器袋内→术后填写不良事件登记→分析事件发生原因及处理措施。

【原因分析】

（1）颅脑手术时间较长，人员比较疲惫。脑内使用脑棉片体积较小，脑棉吸血后容易与脑组织混淆，不易分辨，容易出现脑棉片丢失的情况。

（2）在手术中使用量非常大，往往需要几十片甚至几百片，清点时间过长，不易及时发现脑棉丢失。

（3）脑棉所需型号种类繁多，分为大脑棉、小脑棉、显微脑棉，且目前市场上没有合适大小的成品，需要洗手护士手工裁剪，增加了回收管理、清点的难度。

（4）医生操作不规范，术中未能配合相应的吸引器吸头，导致脑棉被吸入吸引器桶内。

【防范措施】

（1）统一脑棉裁剪标准：洗手护士提前 20 分钟上台，根据手术类别提前裁剪好相应规格、大小的棉片备用。神经外科手术中常用的脑棉型号为 2cm×8.5cm，2cm×3cm，1.5cm×2cm，1cm×3cm，1cm×1cm，开始手术前，洗手护士按照以上规格，每种型号裁剪 5 块。如需添加脑棉，必须同种型号 5 块成倍地添加。不可随意裁剪其他型号，裁剪后及时告知巡回护士核对并记录。

（2）统一脑棉裁剪方式：采用回字形裁剪方法，即裁剪后的棉片角料为一个整体，且妥善保存角料以备清点。剪下的脑棉废料必须与台上使用的脑棉片可以拼成一整块 2cm×8.5cm 的完整脑棉片，台上裁剪的脑棉废料放置指定区域，不可与台上其他垃圾混放、不可丢弃。

（3）脑棉归类固定放置：用一块治疗巾扇形折叠 5 层放置在防水纸上。洗手护士将使用过的脑棉用纱巾将多余的水、血液吸干，用镊子将脑棉平整展开，检查脑棉、脑棉线是否完整，是否多块粘贴在一起。然后将脑棉压在治疗巾扇形层内，多余脑棉线压在治疗巾内。同种型号脑棉放在同一层治疗巾内，每行放置 20块脑棉。放满一块治疗巾为 100 块脑棉，以此类推。

（4）洗手护士密切关注手术进展，时刻观察术野，监督医生操作，对台上脑棉的数量做到心中有数，多和主刀医生或者手术助手进行沟通，了解棉片的去向。

（5）对于经验不足的护士洗手上台时，巡回护士要做好监督指导工作，洗手护士和巡回护士密切配合地完成手术任务，保障患者安全。

腹腔镜手术使用穿刺器胶圈丢失

腹腔镜手术具有创伤小、痛苦小、术后恢复快的特点，随着医疗快速发展，腹腔镜手术已经逐步替代了传统手术。腹腔镜器械种类繁多，且包含各种螺丝、小帽、垫片、胶圈等细小配件。临床使用时常有螺丝松动、小帽缺损、垫片丢失的风险，如不慎在术中丢失并未能及时发现，会引发感染，严重影响手术效果，给患者带来不必要的伤害，严重者可能危及生命。

【举例】

1. 患者一般情况　患者，女性，65岁，诊断：宫颈癌，为进一步诊治收入妇科。入院后给予灌肠、抗炎、补液等治疗，并严格遵守禁食、水时间，等待第二天手术。

2. 事件发生经过　患者在全身麻醉下进行腹腔镜全子宫切除手术，手术开始前，洗手护士与巡回护士只清点了腔镜器械数目和穿刺器外部的螺丝、小帽，并未打开穿刺器多功能阀清点内部零件。在缝合皮肤之前，洗手护士与巡回护士共同清点金属腔镜器械后，洗手护士随手拆卸穿刺器时，发现其中一个10mm的穿刺器少了多功能阀内部的胶圈，立即报告外科医生，上报护士长，多方共同寻找手术台上下，仔细检查患者腹腔内，均未发现。最终联系放射科给患者拍X线腹部平片，显示在患者肠系膜下有一小点阴影，取出后确认正是10mm穿刺器多功能阀内部胶圈，致使手术延长了1小时多。

3. 本案例原因分析

（1）腔镜手术物品清点项目不全，导致手术物品清点不清晰，记录不及时。

（2）手术中所使用的10mm的穿刺器，并非一次性物品。长期的洗消会对器械本身造成损害，胶圈的破损、腐蚀都会影响使用效果。而手术过程中，手术医生根据手术需要进行器械的交换，或是在使用过程中暴力使用，造成胶圈滑落丢失。

（3）腹腔镜手术所使用的穿刺器作为建立手术通道的唯一路径，并在手术没有结束之前不能随时取下检查，在手术过程中易出现器械零件丢失，不能及时发现。

（4）洗手护士对腔镜器械认识不全，对手术操作过程观察不仔细，导致器械零件遗失未及时发现。

【应急处理流程】

手术结束前发现穿刺器胶圈丢失→巡回护士上报护士长→洗手护士立即告知手术医生停止操作→洗手护士寻找器械车及手术台上→巡回护士寻找手术区域地面及各个角落→手术医生检查腹腔内→联系放射科拍片→发现并确定胶圈位置→手术医生根据X线腹部平片，找到丢失胶圈→填写护理缺陷登记本→填写《护理不良事件报告单》上报。

【原因分析】

（1）穿刺器老化因素：可能是穿刺器自身质量问题。洗手护士需术前一天准备好所需物品，而本案例中使用的穿刺器是重复消毒使用，穿刺器本身的小帽、胶圈都属于硅胶材质，经过高温高压消毒灭菌，其韧性、完整度易发生破损。

（2）医生使用因素：腹腔镜手术使用的所有器械必须通过穿刺器建立的通道到达腹腔，手术医生根据需要选择所需的器械，术中不断地更换器械，且不能按要求在每次更换器械时按压多功能阀，极易造成穿刺器胶圈的破损，或是手术医生暴力使用，导致穿刺器胶圈断裂或松动。

（3）洗手护士因素：洗手护士的职责是配合外科医生顺利完成手术，保证患者的安全。手术台的所有物品洗手护士都应保证其完整性，在配合手术医生的前提下，传递器械应动作轻柔或是主动正确地按压穿刺器多功能阀，以防止手术医生暴力通过穿刺器，避免损伤器械，同时紧密观察术野，及时发现特殊情况，防患于未然。

（4）物品清点不清因素：随着医疗水平的提高，腹腔镜手术已成为大多数手术的首选治疗方式。连台手术对于洗手护士时间紧，不能完全达到提前 15～30 分钟上台，导致手术开始，腔镜器械清点不及时或清点不清。

【防范措施】

1. 护理人员做好风险评估　洗手护士需 15～30 分钟提前洗手上台，与巡回护士共同清点，检查器械的完整性，发现器械零件的丢失、缺损及时上报并记录。必须坚持即刻记录原则，以防止习惯性记忆造成清点不清。

2. 规范腔镜器械清点方法　定期组织腔镜器械的清点培训，并以现场教学、录制视频等形式，让每一位手术室护士掌握清点流程及清点时机。认真学习每一件腔镜器械的特点，充分了解其零件构造，确定规范必须清点的项目。做到不遗漏、不偷懒、不趋于表面化，把制度规范落到实处。

3. 规范腔镜器械清点表　针对腔镜手术特点，结合现实手术配合时存在的问题，建立规范的腔镜器械术前、术中、术后清点表，以保证手术过程中腔镜器械清点及时性、准确性和连贯性。

4. 器械专人维护　组织专人进行腔镜器械的清洗、检查、维护等，有效地对器械进行评估分析，保证手术人员在使用过程中的完整性，确保手术患者安全。

5. 提升手术室护士专业技能　定期组织各个专科相关知识培训，提高手术配合，能熟练掌握手术医生的操作动向，提高手术风险意识。

6. 护理管理层面　针对手术室护士人员较多，手术科室众多，手术难易度不同，应设立专科小组，固定专科手术，熟练掌握其手术步骤、过程。

7. 经验分享　针对事件的发生经过，组织进行差错分析、经验分享等座谈的形式，避免此类事件再次发生。

肌瘤粉碎器胶圈丢失

随着腹腔镜技术的普及，越来越多的子宫肌瘤剔除术及全子宫切除术可以通过腹腔镜完成。腹腔镜手术中，切除的良性标本需要通过穿刺器取出，当标本体积明显大于穿刺器孔道时，就需要将标本粉碎后取出。肌瘤粉碎器包括穿刺器、转换器、子宫抓钳、肌瘤钻、引导棒、子宫量棒。手术过程中若举宫器零件丢失，不慎遗留患者体内，会导致继发感染、疼痛等问题，严重影响手术效果。

【举例】

1. 患者一般情况　患者，女性，68岁，诊断：子宫肌瘤，为进一步诊治收入妇科。入院后医嘱给予灌肠、抗炎、补液等治疗，并禁食、水，麻醉医生、手术室护士常规术前访视，告知注意事项等，等待第二天手术。

2. 事件发生经过　患者在全身麻醉下进行腹腔镜子宫肌瘤切除手术。手术开始前，洗手护士与巡回护士只清点了肌瘤粉碎器数目，忽略了内部胶圈等零件。在手术结束前，洗手护士与巡回护士清点无误后，医生关闭体腔，患者等待苏醒。洗手护士去清洗肌瘤粉碎器时发现，其中一个穿刺器内少了一个胶圈，立即告知巡回护士、手术医生，寻找手术台上下，均未发现，告知麻醉医生延迟患者苏醒，再次行腹腔镜检查，并联系给患者拍X线腹部平片，根据X线片显示，在腹腔结肠下方找到，取出后检查正是肌瘤粉碎器穿刺器内胶圈，致使手术延长了1小时。

3. 本案例原因分析

（1）巡回护士及洗手护士对器械认识不全，疏忽大意，缺乏经验，导致器械丢失。

（2）腹腔镜手术使用肌瘤粉碎器，属于单独补充包，补充包内未建立清晰的数目、零件卡片，造成洗手护士和巡回护士对器械的清点不清、记录不及时。

（3）手术中所使用的肌瘤粉碎器，并非一次性物品。长期的洗消会对器械本身造成损害，胶圈的破损、腐蚀都会影响使用效果。

【应急处理流程】

患者出室之前发现胶圈丢失→巡回护士管理手术间人员的进出→立即告知手术医生→告知麻醉医生延迟患者苏醒，加深麻醉深度→洗手护士准备敷料、器械，刷手上台→共同清点手术台所有敷料、器械→手术医生仔细检查腹腔内→联系放射科行X线拍片→发现异物阴影→确定位置→手术医生根据X线腹部平片，找到丢失胶圈→再次清点→填写护理缺陷登记本→填写《护理不良事件报告单》

上报。

【原因分析】

（1）器械老化因素：可能是子宫肌瘤器自身质量问题。子宫肌瘤粉碎器是重复消毒使用，肌瘤粉碎器专用穿刺器内的胶圈都属于硅胶材质，经过高温高压消毒灭菌，其韧性、完整度易发生破损，使用时胶圈容易掉落，造成安全隐患。

（2）手术护士因素：洗手护士及巡回护士思想麻痹，未严格按照清点原则进行清点，忽略器械配件、内部胶圈，未检查器械完整性。

（3）安全意识不足：使用子宫肌瘤粉碎器经验不足，未能正确认识其潜在风险，没有重点关注，忽略其重要性，因此导致安全隐患，延长手术时间，影响患者术后康复。

【防范措施】

1. 护理人员做好风险评估　洗手护士与巡回护士认真执行清点原则，检查器械的完整性，及时发现器械零件的丢失、缺损，及时更换器械并记录。

2. 建立统一器械清点表　针对手术需要单独打开的补充器械，建立术前、术中、术后清点表，保证手术过程中，器械的完整性，延长器械的使用寿命。

3. 器械的维护　组织专人进行腔镜器械的清洗、检查、维护等，有效地对器械进行评估分析，保证手术人员在使用过程中的完整性，确保手术患者安全顺利返回病房。

4. 提升手术室护士专业素质　定期组织各专科相关知识培训，提高手术风险意识，培养护士自律性，坚持原则至上。

5. 经验分享　针对事件的发生经过，组织进行差错分析、经验分享等座谈的形式，各专科设立风险评估小组，做预见性分析并告知全体护士。

腹腔镜手术一次性穿刺器卡针事件

穿刺器是腹腔镜手术提供器械通道的专用器械。一次性使用的穿刺器被广泛应用于临床，但同时也有安全隐患等问题发生，其中穿刺器丢针是最严重的问题，分为遗留体内和遗留体外，而遗留患者体内，会导致继发感染、疼痛等问题，随着腹腔脏器的蠕动进入体内任何脏器，若不能及时取出，可危及患者生命。

【举例】

1. 患者一般情况　患者，女性，6个月，诊断：右侧重复肾，为进一步诊治收入儿童泌尿外科。患儿孕6月于产前检查时发现右侧重复肾，生后5天复查超声：右侧重复肾伴积水，上极扩张 2.2cm，下极肾盂扩张 0.9cm。入院后医嘱给予灌肠、抗炎、补液等治疗，并禁食、水，麻醉医生、手术室护士常规术前访视，告知注意事项等。等待第二天手术。

2. 事件发生经过　患儿在全身麻醉下进行机器人辅助腹腔镜重复肾切除手术，手术开始前，洗手护士与巡回护士共同清点所有物品。患儿腹腔空间较小，手术过程中所用的缝合线都需要经穿刺器送入腹腔，缝针弧度远大于穿刺器直径，因此洗手护士需提前把针瓣直备用，手术开始 2 小时左右，洗手护士递给医生夹有 5-0 可吸收缝线的针持，医生通过一次性穿刺器传递至腹腔进行缝合。大约 10 分钟，缝合完毕，需要穿过一次性穿刺器取出残余针线，取出时感觉有一定阻力，并没有在目镜的直视下取出，而是使用暴力将其拽出，洗手护士接过持针器，发现只有残线并没有缝针，立即告知巡回护士、手术医生，寻找手术台上下，均未发现，手术医生仔细检查腹腔内部未果，高度怀疑从腹腔取出针线时，由于暴力操作可能卡在一次性穿刺器里面，为了不耽误手术进程，手术医生选择更换穿刺器，并由巡回护士在台下拆分检查，经过 10 分钟左右查找，发现针卡在一次性穿刺器密封圈后面，取出核对确认为丢失的 5-0 可吸收缝针，致使手术延长了 30 分钟。

3. 本案例原因分析

（1）洗手护士在准备缝线时，预见性不强，存在麻痹思想，专业技能不到位。

（2）手术医生术中传递过程中，存在暴力操作，造成针线的丢失。

（3）出针出现卡顿时，未及时配合目镜进行直视下操作，导致不能确定缝针是否掉落腹腔，增加寻找难度及查找时间。

（4）术中使用的一次性的穿刺器直径为 5mm，针的弧度偏大，进出密封圈时容易嵌顿，容易造成丢针事件发生。

（5）洗手护士对于新事物新器械认知不足，未能及时考虑到缝针卡顿于密封圈内，增加寻找时间。

【应急处理流程】

手术过程中发现缝针丢失→巡回护士管理手术间人员的进出→上报护士长→手术护士立即告知手术医生停止下一步操作→洗手护士寻找手术台上→巡回护士寻找手术台下以及手术间的任何一角→手术医生检查腹腔内→更换一次性穿刺器→仔细检查穿刺器密封圈处→找到丢失针线→填写护理缺陷登记本→填写《护理不良事件报告单》上报。

【原因分析】

1. 洗手护士对手术过程认识度不高 针对手术过程中使用的缝线需达到的角度、用途及方法，洗手护士对此认识不到位，造成传递或取出时不能顺利通过，缝针卡在穿刺器内部。

2. 医生暴力操作 医生在操作过程中存在暴力操作，在受到一定阻力时，没有及时与术者说明原因，并使用目镜辅助，而是使用暴力取出，也是造成卡针的原因。

3. 穿刺器因素 一次性穿刺器本身密封圈属于硅胶材质且容量较大，卡顿缝针后不易发现，另外，手术中器械反复进出，容易使密封圈破损，肉眼无法观察，存在了一定的风险。

【防范措施】

1. 提前做好风险评估 洗手护士需提前 15～30 分钟刷手上台，与巡回护士进行物品清点，检查器械的完整性。清点结束洗手护士做好术中用物准备工作，以防止术中忙乱工作不到位，导致缝针角度不规范等事件发生，造成缝针卡顿；巡回护士遵守即刻记录原则，以防止记忆性思维。

2. 加强护士相关培训 针对手术物品清点、专科配合等定期组织培训，并以现场教学、录制视频等形式，让每一位手术室护士掌握清点时机及专科手术配合要点。

3. 提高医生风险意识 手术医生技术不熟练，经验少或重大抢救时，针对物品丢失风险程度低，认识度不足，为防止此类事件发生，可以组织共同学习，增强风险意识。

4. 增强洗手护士职责 在能力范围内指导医生有效使用器械完成手术，出现意外情况时，严禁医生暴力操作，对台上所用物品做到及时查看确保完整性。

5. 经验分享 针对事件的发生经过，组织进行差错分析、经验分享等，在以后工作中避免此类事件的发生。

6. 护理管理层面 针对手术室护士人员较多，手术科室众多，手术难易度不同，应设立专科小组，固定科室手术，熟练掌握其手术步骤、过程，提高手术效率。并且在每一种新器械引进时，设立风险评估小组，做预见性分析并告知全体护士。

咬骨钳前端缺损

在外科手术中，咬骨钳是一种常用手术器械。是用来咬取死骨或是修正骨残端的一种手术器械，咬骨钳前端质地较薄，采用刀刃设计，有器械老化、刀刃卷边、断裂等危险存在。如术中不慎断裂，有可能断于骨质内，增加查找难度，延长手术时间，影响手术效果，术后给患者带来不良危害。

【举例】

1. 患者一般情况 患者，男性，19岁，诊断：漏斗胸术后，收入胸外科。入院后根据患者手术指征讨论行漏斗胸矫治板取出术择期手术治疗。入院后医嘱给予抗炎、补液等治疗，并禁食、水，麻醉医生、手术室护士常规术前访视，告知注意事项等。等待第二天手术。

2. 事件发生经过 患者在全身麻醉下行漏斗胸矫治板取板手术，手术开始前，洗手护士与巡护护士共同唱点，确认其物品数量及完整性。在手术顺利进行大约1小时，术者使用鹰嘴咬骨钳咬切增生骨质后，递于洗手护士。洗手护士对使用过的器械进行擦拭检查时，发现前端有1mm缺损，报告巡回护士并及时提醒外科医生查找，同时上报护士长。巡护护士检查手术区域及吸引器桶等、洗手护士查找器械台等无菌手术台未果，手术医生在C臂透视下发现患者体内有1mm左右的阴影，高度怀疑为断裂残端，查找约20分钟后取出异物，再次C臂透视异物消失，手术继续进行。

3. 本案例原因分析

（1）手术医生在使用过程中，存在暴力操作或使用方法错误，造成器械断裂。

（2）洗手护士预见性不强，认为手术较小，存在麻痹思想，在使用器械前后未能仔细检查器械功能性是否完好，没有严格遵守制度。

（3）术中使用的鹰嘴咬骨钳为重复消毒使用的器械，本身存在器械老化、咬切面不平等问题，容易在使用过程中出现断裂等问题。

（4）手术器械未进行有效的检查及维护，咬合刀刃需定期检查、打磨处理，必要时更换器械。

【应急处理流程】

术中发现咬骨钳前端缺损→立即告知手术医生、巡回护士→上报护士长→多方共同寻找手术台上、下→C臂透视发现切口有异物→查看异物→取出异物→将残端与缺失的器械对合确保器械完整性→C臂透视，检查是否还有残余组织→术后认真书写事件过程→术后讨论填写《护理不良事件报告单》上报。

【原因分析】

1. 器械质量因素 可能是器械自身质量问题，长时间的重复使用，容易导致咬骨钳前端咬切面不平，在处理不同患者的骨质时，若用力不当，易发生损害。

2. 洗手护士认知能力有限 术中使用过程中，洗手护士未能考虑到咬骨钳前端破损现象出现，未能认真检查器械的功能性。

3. 清点不到位因素 洗手护士与巡回护士在手术开始前，只清点物品数量，而未确认其器械的完整性、功能性，未严格遵守制度。

4. 存在暴力使用因素 器械的老化、破损，导致手术医生在使用中可能需要借力或是使用蛮力处理增生的骨质。

5. 器械维护保养不到位 每次清洗完毕后要检查器械性能及完整性，及时维护，必要时更换器械。

【防范措施】

（1）手术护士做好风险评估：洗手护士需15～30分钟提前洗手上台，与巡回护士进行物品清点，检查器械的完整性，特别注意检查器械的功能性。

（2）加强手术室护士责任意识：手术室护士应坚守原则，坚持物质不灭定律，努力寻找，加强手术室护士责任意识。

（3）提高医生风险意识：手术医生对器械缺损风险程度认知低，为防止此类事件发生，寻找同类型案例，组织分享、学习，增强风险意识。

（4）增强洗手护士职责：在能力范围内指导医生有效使用器械完成手术，对台上所用物品做到及时查看确保完整性、功能性。

（5）器械定期检查维护：指定专人负责手术器械的检查、维护等问题，发现器械有腐蚀、缺损，及时更换，确保手术安全顺利进行。

（6）经验分享：针对事件的发生经过，组织进行差错分析、经验分享等座谈的形式，在以后工作中避免此类事件的发生。

截石位（妇科腔镜手术）－神经损伤

随着医疗技术的不断进步，妇产学科腔镜手术逐渐取代开腹手术，具有创伤小、出血少、术后恢复快的优点，被广泛应用于临床。其手术体位为膀胱截石位，为便于手术操作，需利用重力作用将盆腔器官推向上腹部，以期达到一定的操作空间，术中患者头低臀高倾斜角度较大，因此必须使用肩托固定患者双侧肩膀，以防止患者身体下滑。神经损伤是此类手术体位的并发症之一，主要分为腓总神经损伤和臂丛神经损伤。一旦发生，会对患者造成不同程度的伤害，严重的可能完全失去知觉，并且损伤不可逆，危害患者一生。

【举例】

1. 患者一般情况　患者，女性，36岁，48公斤，诊断：子宫内膜病变，为进一步诊治收入妇科病房。入院后遵医嘱给予抗炎、补液等治疗，经医生讨论后拟行经腹腔镜下全子宫切除术。术前一日禁食、水，麻醉医生、手术室护士常规术前访视，告知注意事项等。等待第二天手术。

2. 事件发生经过　早交班后巡回护士按照操作常规配合外科医生安置手术体位，并使用肩托固定，距患者肩膀10cm，并以软垫保护，以防止患者身体下滑。此项操作符合手术室护理操作实践指南标准。手术顺利进行，手术时长2.5小时，手术结束恢复体位后，巡回护士发现患者双侧肩膀均出现长2cm宽1.5cm的红白色压力性损伤，立即上报护士长，同时进行对症处理，30分钟后颜色稍缓解，随后安返病房。巡回护士随访发现患者左侧上肢活动受限，不能正常抬高，且伴有酸痛麻木。立即报告外科医生，安抚患者及家属，立即组织内外科会诊，确诊为与手术体位相关性臂丛神经损伤，后期积极为患者进行理疗，患者于术后5日逐渐恢复。

3. 本案例原因分析

（1）患者手术体位为膀胱截石位，为防止患者身体下滑，使用肩托固定患者双侧肩膀，因此上半身的重力全部集中在患者肩部，皮肤长时间受压导致压力性损伤及臂丛神经损伤。

（2）患者麻醉方式为全身麻醉，此时患者全身骨骼肌处于松弛、放松状态，机体代谢同时减慢，也是患者发生压力性损伤的高危因素之一。

（3）患者属于偏瘦体型，皮下脂肪较少，增加了患者发生压力性损伤的风险。

【应急处理流程】

患者出现压力性损伤→巡回护士立即评估损伤程度→对症处理→上报护士长→观察皮肤状态有无缓解→拍照留档→做好术后随访→请相关科室急会诊采取有效处理方法→安抚患者及家属→填写《护理不良事件报告单》上报。

【原因分析】

1. 患者自身因素　与患者自身有关。相关文献证实，患者营养状况、自身皮肤情况、分泌汗液情况均与发生皮肤压力性损伤息息相关。

2. 麻醉因素 全身麻醉状态下患者功能发生改变。

3. 护士认知不足 年轻护士经验缺乏，安置手术体位时一味听从外科医生，满足其一切需要，未能顾及患者的耐受力。相关专业知识匮乏，没有足够的风险意识。

4. 肩托本身存在弊端 由于肩托多为金属，质地较硬，且大小固定，不能随患者体型、体重来调整，患者为儿童时更为突出。患者肩部的受力点完全取决于自身肩膀的宽度，如患者瘦小时，受力点可能外移至肩峰，长时间压迫，导致臂丛神经损伤。

5. 管理因素

（1）巡回护士没有正确评估患者，制定相应的护理措施。

（2）护士没有做好监管外科医生的工作。

（3）培训工作有待加强。

【防范措施】

（1）提前做好风险评估：对手术患者进行术前压疮评估，包括患者的年龄、体重、手术体位、手术时长、术中体温、皮肤状态、精神状态、意识及患者的依从性，提高护理人员的风险防范意识，对可能发生压力性损伤的高危患者采取有效的预防措施。

（2）认真执行监督制度：巡回护士术前认真与医生沟通，上报医生患者的压力性损伤风险程度、护理措施及配合注意事项，患者头低脚高角度不可盲目加大，共同维护患者手术顺利进行。

（3）加强护理人员风险意识教育：加强巡回护士对压力性损伤的风险意识教育，提高其对高危患者的识别能力，尽可能避免发生此类情况。

（4）提升护理人员专业技能：定期组织护理人员进行手术体位相关知识培训，对手术体位相关性危险因素进行全面评估及分析，根据评估分析结果对患者进行针对性护理，降低压力性损伤发生率。

（5）勇于创新：在工作中不断探索，使用自制肩带的方式替代传统肩托固定，在保证患者身体不下滑的情况下尽力减少患者的手术并发症，为患者保驾护航。

（6）适当恢复体位：医生进行会阴部操作时，巡回护士可适当为患者恢复体位，缓解患者持续头低脚高的压力，以避免神经损伤的发生。

钬激光碎石手术 - 皮肤灼伤

近十年来泌尿外科微创技术发展迅速，更多的泌尿外科疾病都能通过腔内微创的方式治愈。钬激光是目前微创手术中最新的一种治疗手段，广泛应用在泌尿系结石手术中。钬激光为脉冲式激光，利用其产生的能量使光纤末端与结石之间水汽化，具有很好的临床疗效和安全性。目前没有负面报道。

【举例】

1. 患者一般情况 患者，女性，56岁，诊断：膀胱结石，为进一步诊治收入泌尿外科病房。入院后遵医嘱给予灌肠、抗炎、补液等治疗，经医生讨论后拟行经尿道膀胱激光碎石术。术前一日禁食、水，麻醉医生、手术室护士常规术前访视，告知注意事项等。等待第二天手术。

2. 事件发生经过 手术当日，手术护士检查无菌敷料及手术器械、设备无异常，电压稳定，符合激光手术功率。手术时长1.5小时，麻醉方式为全身麻醉，手术结束后巡回护士发现患者左前臂外侧出现一个直径3cm大小的电灼伤，经初步检查后发现术中使用的一次性无菌敷料上有一直径3cm左右的灼烧口，位置正是患者左侧且贴近术者方向，由此推断为术者在进行手术操作时，将钬激光光纤头放置在患者身上的无菌敷料上，钬激光将一次性敷料灼透后又接触患者皮肤，导致患者左前臂出现灼伤。立即上报护士长及科室主任，请烧伤科会诊，给予处理，消毒伤口，覆盖敷料返回病房。

3. 本案例原因分析

（1）手术医生防范意识欠缺，不重视手术操作以外的相关事项，忽视使用钬激光潜在的风险。

（2）护士对于钬激光的认知不足，风险预见性不强，存在麻痹思想，对于依从性较差的医生，防护措施不到位，未能相互提醒。

（3）手术护士的观察能力不够，在钬激光灼烧敷料时未能及时发现，进而发生患者皮肤灼伤。

（4）由于患者为全身麻醉，所以发生皮肤灼伤时，患者没有意识，未能警醒医护人员。

【应急处理流程】

发现患者皮肤灼伤→立即检查、评估灼伤情况→立即上报护士长及科室主任→请烧伤科紧急会诊→观察患者生命体征→遵医嘱对症处理→安抚患者及家属→填写《护理不良事件报告单》上报。

【原因分析】

1. 手术医生安全防范意识不足 手术医生仅关注手术操作，忽视术中对钬激光光纤的管理，没有按要求进行定位放置，而是随手将光纤头放在患者身上，继续埋头手术，钬激光暂时不用时也未能将设备关闭，这是事件发生的主要原因。

2. 巡回护士未能及时发现　此类手术没有洗手护士，巡回护士要做好监督，及时观察手术进程，发现安全隐患，确保手术顺利进行。

3. 患者上肢未覆盖被服　患者上肢外展，未使用被服覆盖，手术铺单时一次性无菌敷料直接接触患者皮肤，导致钬激光光纤头灼破一次性敷料后，直接灼伤患者皮肤。

4. 术中未严格设立钬激光光纤头放置区域　在手术操作中，暂时不用钬激光时，医生常规选择放置于患者胸腹部位置，遇到患者年龄较小、体重较轻，胸腹部区域有限，不适合作为放置区域，除了钬激光容易掉落污染，延误手术外，也存在掉落在患者上肢的风险。

【防范措施】

（1）加强培训：定期组织相关知识培训，邀请外科医生共同参与，提高医护人员对钬激光安全隐患的识别能力，以及提高护士手术配合度，能够熟练掌握手术医生的操作动向，整体提高手术风险意识。

（2）加强巡回护士职责：及时观察手术进程，对操作有误及时提出制止，及时查缺补漏，采取有效的护理预防措施，防止出现不良差错事件。

（3）患者裸露的肢体必须使用被服覆盖，也可利用手术用包布等覆盖肢体，做好保暖的同时，也杜绝了此类情况再次发生。

（4）设置钬激光光纤头指定放置区域，可设置独立无菌台，便于术中暂时不用钬激光又不能及时关闭时，作为放置钬激光光纤头的指定位置。

术中使用吻合器－纱巾残缺

随着医学飞速发展，各类吻合器广泛应用于食管、胃肠等各类手术当中，管型吻合器作为最常见的一种，用于各种腔道的吻合，向组织内击入两排环形交叉排列的缝钉，可同时完成肠腔的切割吻合。与传统手工吻合相比，其具有操作简便、迅速、缩短手术时间，同时准确、牢靠、保持良好的血运，有效降低吻合口瘘发生率等优点。具有很好的推广性，且临床疗效好。

【举例】

1. 患者一般情况　患者，男性，68 岁，诊断：直肠癌，为进一步诊治收入普通外科病房。入院后遵医嘱给予灌肠、抗炎、补液等治疗，经医生讨论后拟行直肠癌根治术。术前一日禁食、水，麻醉医生、手术室护士常规术前访视，告知注意事项等。等待第二天手术。

2. 事件发生经过　手术当日，外科医生、麻醉医生、手术护士准备充分，密切配合，手术顺利进行。术中常规使用管型吻合器，医生在操作时为防止手滑使用纱巾包裹肠腔，在激发吻合器时由于术野狭小，部位较深，无法直视，导致不慎将纱巾钉入吻合口，纱巾取出时，洗手护士及时发现纱巾残缺，大小为 0.3cm × 0.5cm，立即报告主刀医生及护士长，为避免患者感染及吻合口瘘，遂立即取出，重新吻合。取出残缺纱巾碎片，双人核对残缺纱巾完整性，反复确认切口内无残留，清点无误，冲洗腹腔、缝合切口，安返病房。

3. 本案例原因分析

（1）术野狭小、部位较深，手术医生无法直视吻合口，仅靠双手感知，准确性欠缺。

（2）不应使用纱巾包裹肠腔，人为地减少了手术操作空间。

（3）激发吻合器前应再次确认吻合口周围情况，检查肠腔是否扭转，周围是否有其他组织、异物。

【应急处理流程】

发现纱巾残缺→立即报告主刀医生→双人核对纱巾残缺大小→上报护士长→立即取出纱巾残缺碎片→双人核对残缺纱巾完整性→反复确认切口内无残留→重新吻合→大量温盐水冲洗腹腔→清点物品无误→填写《护理不良事件报告单》上报。

【原因分析】

1. 手术因素 经腹直肠癌根治术由于解剖位置的关系，具有手术野狭小且位置较深的特点。

2. 医生操作不规范 是指医生在操作时为防止手滑使用纱巾包裹肠腔，且激发吻合器前未能全面检查吻合口周围状况。

【防范措施】

1. 手术方式选择 尽量选择微创手术方式，使用腹腔镜可有效解决直肠癌手术空间狭小、术野不清的问题。在使用吻合器时，可以在镜头直视下检查吻合口周围组织及肠腔状态，确保使用安全。

2. 加强手术医生风险意识 组织不良事件分享会，警醒医生使用吻合器潜在的风险。

3. 洗手护士严格管理纱巾 术中洗手护士严格管理，不但要熟悉手术步骤，还必须时刻关注手术医生操作，一旦发现违规操作，立即制止。

（郝雪梅　侯艳君　王筱君）

附：各类高危人员评估表

住院患者跌倒危险因素评估表

科室：　　　　床号：　　　姓名：　　　性别：　　　　ID 号：

疾病诊断：　　　　　　入院时间：　　年　　月　　日

评估内容	评分		第一次	第二次
	0	1		
身体虚弱	否	是		
在家或住院有跌倒史	无	有		
意识状态/判断力受损	清醒或昏迷	有意识障碍		
行动能力/抬脚不高/拖着地走	稳定自主或完全无法移动	无法稳定移动		
睡眠状态	正常	睡眠紊乱或使用安眠药		
体位性低血压	无	有		
使用易导致嗜睡的药物	无	有		
排尿或排便需要他人协助	不需	需要		
心血管疾病导致的头晕、晕厥、心律不齐	无	有		
焦虑不安、做事慌张	无	有		
癫痫/躁动	无	有		
定向力障碍	无	有		
听力、视力丧失/视物模糊	无	有		
智力减退、反应差	无	有		
不良姿势、骨质疏松、肌肉无力	无	有		
衣裤鞋不合适	无	有		
年龄≥65 岁	无	有		
使用降糖药	无	有		
孕妇	无	妊娠		
儿童	无	年龄		
总分				
评估跌倒危险				
患者家属签名		评估护士签名		

备注：评估总分 1 分为跌倒低危患者；2～3 分为跌倒中危患者；4 分以上为跌倒高危患者，并在护理记录单上体现；评估跌倒危险分为高、中、低。

高危人群压疮评估表

科室：　　　　床号：　　　　患者姓名：　　　　性别：　　　　年龄：

住院号：　　　　　　诊断：　　　　　　　　　入院日期：

难免压疮发生评估

压疮发生危险因素基本条件评估（申请难免压疮必须符合以下条件 4 项或 4 项以上者，请在相应条目前打勾。）

□强迫体位，严格限制翻身　□生命体征不稳定　□营养缺乏白蛋白≤30g/L

□昏迷　GCS 评分　□高龄或≥75 岁　□骨盆骨折

□心力衰竭　□肾衰竭　□床旁血滤　□大、小便失禁

□呼吸衰竭　□呼吸机辅助　□截肢、偏瘫　□高度水肿

□代谢紊乱　□糖尿病　□药物：镇静剂/类固醇

□其他重要脏器衰竭

压疮发生危险因素量化评估（Braden 评分表）　　　评分：　　分

参数	感觉				潮湿				活动情况				行动能力				营养				摩擦力和剪切力		
结果	完全丧失	严重丧失	轻度损害	未受损害	持久潮湿	十分潮湿	偶尔潮湿	很少潮湿	卧床不起	局限于椅	辅助行动	活动受限	完全不能	严重限制	轻度限制	不受限制	严重不良	不良	中等	良好	有	潜在危险	无
分数	1	2	3	4	1	2	3	4	1	2	3	4	1	2	3	4	1	2	3	4	1	2	3

注：评分在 15～18 分提示轻度危险，13～14 分提示中度危险，10～12 分提示高度危险，9 分以下提示极度危险。18 分作为预测有压疮发生危险的诊断界值，评分≤18 分应采取预防压疮的措施。

压疮预防：

□避免压力和摩擦力　□保持皮肤清洁、干燥、清洗

□给予气垫床　□2 小时更换尿不湿一次

□给予减压用具，保护皮肤受压部位　□擦澡每周一次

□保持30°侧卧位　□擦浴每日一次

□2 小时更换一次体位，移动患者时采取抬举方式　□使用不沾水的喷雾剂

□坐椅时坐姿90°，原则上15 分钟运动一次　□使用透明贴

□保持床单和衣裤清洁、干燥、舒适，污染后及时更换　□坐姿不长于 1 小时，同时使用减压用具

□加强营养，采取适当的营养支持措施　□经口进食　□鼻饲

□其他

评估护士签字：　　　　　　护士长签字：　　　　　　　　报告日期：

家属签字：

转归情况报告：□好转　□治愈　□加重　□转至科室　□出院　□死亡　转归日期：

高危人群院内压疮发生/院外带入压疮报告表

科室		姓名		年龄		性别 □男□女		床号	

病案号	诊断		填表日期	

压疮属性	□院内□院外	发生日期	填表人	护士长

目前病情摘要：

压疮伤口评估：	压疮部位	大小 cm×cm	深度 cm×cm	压疮分期	潜行	分泌物	伤口颜色
						□无□少□中□多	□红□黄□黑
						□无□少□中□多	□红□黄□黑
						□无□少□中□多	□红□黄□黑
						□无□少□中□多	□红□黄□黑
						□无□少□中□多	□红□黄□黑
						□无□少□中□多	□红□黄□黑

院内发生原因：

压疮伤口处理及治疗对策：
□避免压力和摩擦力　□保持床单和衣裤清洁、干燥、舒适，污染后及时更换
□给予气垫床　□局部贴透明贴保持皮肤清洁、干燥，及时清洗
□给予减压用具，保护皮肤受压部位　□每日擦浴一次　□擦澡每周一次
□2小时更换一次体位，移动患者时采取抬举方式
□坐椅时坐姿90°，原则上15分钟运动一次　□创面氧气治疗　□局部创面贴溃疡贴
□坐姿不长于1小时，同时使用减压用具局部涂药　□局部湿性愈合敷料
□采取适当的营养支持措施：　□口入　□鼻饲　□静脉
□手术治疗：□清创　□皮瓣转移　□局部创面按外科换药处理
□物理治疗：□红外线照射　□氦氖激光照射　□纳米光波照射　□针灸□其他

护理专家会诊意见：

会诊专家签字：　　　　　　日期：　　　年　月　日

追踪确认	结案原因：□好转　□痊愈　□出院　□转至科室_____ □死亡
	结案日期：　年　月　日

家属签字	

备注：1. 报告表一式两份，一份科室保存，另一份在24小时内交于各分管片总护士长。
2. 必要时可由科室提出书面申请，由分管片总护士长组织全院护理专家会诊。
3. 压疮分7期：①1期压疮；②2期压疮；③3期压疮；④4期压疮；⑤不明确分期的压疮；⑥深部组织压疮；⑦压疮延伸。

压疮评估与报告流程

```
                        评估新入院患者
          ┌──────────────────┼──────────────────┐
  暂无压疮危险患者        压疮高危患者        带入或院内发生压疮
   ┌───────┴───────┐                      ┌───────┴───────┐
仍无压疮       病情          填写危险因素评估表     填写压疮    报护理部
发生危险       发生          ┌─────┼─────┐       护理相关   总护士长
患者           变化        科室   采取   进行      表格
                          自行   预防   健康                │
                          保存   措施   教育        总护士长24小时
                                                   之内访视患者
```

患者转归
┌────────┼────────┐
转科   无进展或加重
│   │
将压疮护理相关表格交至   申请护理会诊
转入科室，患者床旁交接

痊愈/死亡/出院

将压疮护理相关报
告表上交总护士长

烫伤危险因素评估表/告知书

科室：　　　　床号：　　　　姓名：　　　　性别：　　　　年龄：　　　　诊断：

入院时间：　　年　月　日　上报时间：　　年　月　日　并发症：

危险因素等级分级	内容	评估时间								
Ⅲ级（需要加热保温）	感觉功能减退									
	昏迷									
	截瘫									
Ⅱ级（需要加热保温）	年龄 <7 岁、>70 岁									
	血液循环障碍									
	麻醉未醒									
	产褥期									
	电疗									
	糖尿病足									
Ⅰ级	热水坐浴									
	取用热饮用水									
	热疗									
	洗澡									
	鼻饲患者									
评估者签名										
护士长签名										
预防措施	1. 禁用玻璃瓶热敷保暖，感觉迟钝、昏迷、截瘫患者不用热水袋等保温措施									
	2. 老人、婴幼儿、循环不良患者，热水袋热敷时不能直接贴于皮肤、灌水 1/3 满、水温低于 50℃。皮肤潮红、疼痛立即停止使用，并局部处理									
	3. 糖尿病患者泡脚水温 <40°、时间 <15 分钟									
	4. 热水袋外敷每半小时检查一次温度、热敷部位皮肤、有无漏水等									
	5. 高温治疗时，灯距、温度、时间等操作符合治疗要求，患者不要自己调整操作									
	6. 鼻饲温度 38～40℃									
	7. 无辨别使用能力的患者，在护士指导下使用病区设施									

知情告知：患者经烫伤危险因素评估，分值显示易发生，应采取相应措施。

患者/陪护意见：根据我/患者的病情，医院已详细告知需要采取预防措施，我已了解如不采取措施，将有可能发生不良后果。

患者/陪护签名：　　　年　月　日

住院患者脱管危险因素评估单／告知书

科室：　　　床号：　　　姓名：　　　性别：　　　诊断：

入院时间：　　年　　月　　日

上报时间：　　年　　月　　日　　并发症：

危险等级	内容	选择	评估时间									
Ⅲ级	有自行拔管倾向											
	曾有拔管现象											
	用力咳嗽、躁动											
	睡梦中无意识拔管可能											
Ⅱ级	分泌物多											
	呼吸机辅助呼吸											
	陪护人员依从性差											
	需要翻身、吸痰、叩背、活动、更衣											
	恶心、呕吐、打喷嚏、咳痰											
	带管期间需转运											
	长期带管											
	全麻清醒前躁动											
Ⅰ级	情绪紧张											
	化疗药											
	颜面部油脂多、胡须长、皮肤干痒											
评估者签名												
护士长签名												

预防措施	1. 专人陪护，握住患者手，安慰患者。陪护人员履行义务
	2. 患者躁动时，使用约束带。清醒患者告知脱管的危险性
	3. 鼓励患者留置胃管期间勤漱口，保持口腔清洁；活动时注意胃管的固定，防止牵拉和脱落；出现咽喉肿痛、胃部不适、恶心等情况及时通知护士及医师，给予必要处理
	4. 呼吸机辅助呼吸时，避免翻身活动时牵拉管道
	5. 作好患者清洁卫生，及时剃胡须、清洗面部，必要时使用寸带、胶布双重固定导管
	6. 鼻饲前吸痰，鼻饲时取斜坡卧位，鼻饲后30分钟不易搬动
	7. 带管期间更换体位时动作幅度要小，防止将引流管牵拉、滑脱。保持引流瓶/袋的密闭状态，防止打破引流瓶。患者下床活动时，同侧手提引流瓶固定绳子或用别针将引流袋固定在衣裤上，引流瓶或袋要低于引流出口部位，不能倾斜

知情告知：患者危险因素评估，有脱管的危险，应采取相应措施。

患者/陪护意见：根据我/患者的病情，医院已详细告知需要采取预防措施，我已了解如不采取措施，将有可能发生不良后果。

患者/家属/陪护签名：　　　年　　月　　日

外渗危险因素评估表／告知书

科室：　　　床号：　　　姓名：　　　性别：　　　年龄：　　　诊断：
入院时间：　　年　月　日　　上报时间：　　年　月　日　　并发症：

危险因素 等级分级	内容	评估时间									
Ⅲ	高渗药物										
	化疗药物										
	血管活性药										
Ⅱ	躁动										
	早产儿										
	碱性药物										
	高龄老年（80 岁以上）										
	脱水										
	液体量大（≥3500ml/24h）										
	静脉穿刺难度大										
	休克										
	输液时间长（24 小时持续）										
	阳离子溶液（钾、钙）										
	压力大（静推、加压输液）										
Ⅰ	血液/造影剂										
	糖尿病、动脉粥样硬化										
	输液部位选择不当										
	输液速度快（≥100d/min）										
	液体温度（≥15℃且≤35℃）										
	拒绝治疗倾向、意识不清										
评估者签名											
护士长签名											

	1. 正确选择静脉：高渗、化疗、长期输液、反复输血或血制品、缺乏血管通道患者选择中心静脉及 PICC；婴幼儿，意识障碍者，输液液量多、时间长者、病危患者必须使用静脉留置针，选择粗直的血管。外周输液：首选上肢远端，再次选择上次穿刺的近心端，避开静脉瓣及关节
预防措施	2. 注意药物浓度、速度和方法：持续输入多巴胺、间羟胺时建立两条静脉通路交替使用，刺激性大的药物采取给药后用 0.9% 氯化钠溶液或 5% ~ 10% 葡萄糖溶液冲洗。输液速度不可过快，避免加压输液
	3. 药液温度要适中：要求在 15 ~ 35℃，过高易烫伤血管，过凉易引起血管痉挛
	4. 加强看护：对儿童、意识障碍者要加强观察和看护，输入高危药物时出现局部疼痛有可能出现外渗的危险，按外渗处理
	5. 做好拔针后护理：输液完毕拧紧调节器除去胶布快速拔针，迅速用棉签沿血管方向按压穿刺点及上方 5 ~ 10 分钟，切忌在按压处来回揉动，防止皮下淤血和再次输液时发生渗漏
	6. 躁动患者应用约束带固定

知情告知：患者经危险因素评估，显示有液体外渗发生的可能，应采取相应措施。

患者/陪护意见：根据我/患者的病情，医院已详细告知需要采取预防措施，我已了解如不采取措施，将有可能发生不良后果。

患者/陪护签字： 年 月 日

住院患者误吸危险/窒息因素评估表/告知书

科室： 床号： 姓名： 性别： 年龄： 诊断：

入院时间： 年 月 日 上报时间： 年 月 日 并发症：

危险等级	内容	选项	评估时间									
Ⅲ级	有呛咳现象												
	消化道大出血												
	吞咽功能障碍												
	曾有误吸史												
Ⅱ级	剧烈呕吐												
	嗜睡												
	协助进食者												
	癫痫、躁动												
	3岁以下、70岁以上												
	管饲饮食者												
Ⅰ级	有呃逆现象												
	喉部喷洒麻醉药												
	剧烈咳嗽												
评估者签名													
护士长签名													
预防措施	1. 年龄在3岁以下、70岁以上须有专人陪护，并告知相关注意事项												
	2. 有呛咳、呃逆现象时，注意观察程度，嘱少进流质食物，严重者停止口入食物，给予鼻饲饮食												
	3. 吞咽障碍者，嘱进食时速度要慢、不要与人对话。协助喂食者，取半卧位，头偏向一侧，观察患者吞咽情况，确定口中无存留食物，再继续喂食												
	4. 易发生误吸者，床头备压舌板、吸引器，协助患者头偏向一侧，及时清理口鼻分泌物												
	5. 用麻醉药后，应暂禁食、水												
	6. 鼻饲前给予吸痰，鼻饲时取斜坡卧位，鼻饲后30分钟不宜搬动												
	7. 嗜睡者，唤醒患者后再进食。躁动者，禁止由口进食												

知情告知：患者经危险因素评估，显示误吸易发生，应采取相应措施。

患者/陪护意见：根据我/患者的病情，医院已详细告知需要采取预防措施，我已了解如不采取措施，将有可能发生不良后果。

患者/家属/陪护签名： 年 月 日

住院患者坠床危险因素评估单／告知书

科室：　　　　床号：　　　　姓名：　　　　性别：　　　　年龄：　　　　诊断：

入院时间：　　年　　月　　日　上报时间：　　年　　月　　日　并发症：

危险等级	内容	选项	评估时间							
Ⅲ级	麻痹、骨与关节异常、挛缩									
	行走不稳、下肢活动障碍、全身乏力、麻木感									
	借助轮椅、拐杖、步行器									
	躁动、痴呆									
	曾癫痫大发作病史									
	曾有坠床与跌倒现象									
Ⅱ级	卧床									
	9 岁以下、70 岁以上									
	协助如厕，夜尿，大、小便失禁									
	镇静药、麻醉药、降压利尿药、									
Ⅰ级	听力障碍、视力障碍									
	尿频、留置尿管、如厕距离远									
	泻药、化疗药									
评估者签名										
护士长签名										
预防措施	1. 睡眠时将床档提起，离床活动时有人陪护									
	2. 将眼镜、书籍放在随手易取之处，学会呼叫器的使用									
	3. 头晕，服用镇静安眠药，下床前先坐于床边，再由照顾者扶下床									
	4. 改变体位应遵循三部曲即平躺 30 秒、坐起 30 秒、站立 30 秒后再行走，避免突然改变体位，尤其是夜间									
	5. 患者躁动时适当使用约束带									

知情告知：患者经坠床危险因素评估，分值显示易发生，应采取相应措施。

患者/陪护意见：根据我/患者的病情，医院已详细告知需要采取预防措施，我已了解如不采取措施，将有可能发生不良后果。

患者/陪护签名：　　　年　　月　　日

住院患者走失风险评估表

科室　　　床号　　　姓名　　　性别　　　年龄　　　诊断
入院时间：　年　月　日　上报时间：　年　月　日　并发症：

项目		评估	分值	
基本资料	年龄	年龄≥60 岁		
		年龄 <60 岁		
	性别	男性		
		女性		
	文化程度	受过高等教育		
		未受过高等教育		
既往史	有无走失事件	有		
		无		
心理状况	有无意识障碍（谵妄）	有		
		无		
疾病史	心脑血管病变（脑出血、脑梗死、脑萎缩等）	有		
		无		
	术后认知功能障碍	有		
		无		
	定向力障碍（脑炎、肝性脑病、酒精性脑病）	有		
		无		
	记忆或认知功能障碍（智障、老年痴呆、癫痫等）	有		
		无		
	有精神行为异常（精神分裂、抑郁、脑炎、癫痫等）	有		
		无		

项目		评估		
药物影响认知	三环类抗抑郁药（丙咪嗪、阿米替林、多虑平、氯丙咪嗪等）	有		
		无		
	抗癫痫药物（苯巴比妥、苯妥英钠、卡马西平等）	有		
		无		
	组胺 H_2 受体拮抗剂（西咪替丁、雷尼替丁、法莫替丁等）	有		
		无		
	心脏药物（地高辛）	有		
		无		
	β - 受体拮抗剂（心得安、倍他乐克、康可等）	有		
		无		
备注：评估达 1 分以上，必须进行走失动态评估和干预，评分越高、走失风险越大。		总分		

参考文献

[1]江泉观,纪云晶,常元勋.环境化学毒物防治手册[M].北京:化学工业出版社,2004.

[2]曹新妹,翁素贞,徐一峰.实用精神科护理学[M].上海:上海科学技术出版社,2007.

[3]信春鹰.中华人民共和国精神法解读[M].北京:中国法制出版社,2012.

[4]陈香梅.血液净化标准操作规范:2010版[M].北京:人民军医出版社,2010.

[5]吴惠平,宋晨.临床护理异常事件案例分析与预防[M].北京:人民卫生出版社,2014.

[6]丁淑珍.护士长手册[M].2版.北京:人民卫生出版社,2013.

[7]张冬梅,胡小灵.手术室护士规范操作指南[M].北京:中国医药科技出版社,2016.

[8]曹敏,王炬.手术室腔镜使用与手术护理配合[M].北京:人民军医出版社,2015.

[9]郭莉,徐梅.手术室专科护理[M].北京:人民卫生出版社,2018.

[10]郭莉.手术室护理实践指南[M].北京:人民卫生出版社,2020.

[11]宋烽.实用手术体位护理[M].北京:人民军医出版社,2012.